医学生人文素养教育丛书

医学人文素养

主编 刘红霞

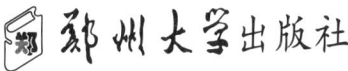

图书在版编目(CIP)数据

医学人文素养/刘红霞主编. — 郑州:郑州大学出版社,2021.2
(2025.1重印)
(医学生人文素养教育丛书)
ISBN 978-7-5645-7630-1

Ⅰ. ①医… Ⅱ. ①刘… Ⅲ. ①医学教育-人文素质教育-高等学校-教材 Ⅳ. ①R-05

中国版本图书馆 CIP 数据核字(2020)第 246144 号

医学人文素养

YIXUE RENWEN SUYANG

选题总策划	苗 萱	封面设计	苏永生
责任编辑	张 楠	版式设计	苏永生
责任校对	薛 晗 戚张珂	责任监制	朱亚君
出版发行	郑州大学出版社	地 址	郑州市大学路40号(450052)
出 版 人	卢纪富	网 址	http://www.zzup.cn
经 销	全国新华书店	发行电话	0371-66966070
印 刷	新乡市豫北印务有限公司		
开 本	787 mm×1 092 mm 1 / 16		
印 张	13.25	字 数	316 千字
版 次	2021 年 2 月第 1 版	印 次	2025 年 1 月第 6 次印刷
书 号	ISBN 978-7-5645-7630-1	定 价	49.00 元

本书如有印装质量问题,请与本社联系调换。

编委名单

主　编　刘红霞

副主编　徐耀琳　张红艳　韦　星
　　　　任　娟　李玲玲

编　委　（按姓氏笔画排序）
　　　　马静芳（安阳职业技术学院）
　　　　韦　星（河南省人民医院）
　　　　代辰媛（牡丹江医学院）
　　　　任　娟（郑州市华领医院）
　　　　刘红霞（安阳职业技术学院）
　　　　闫　悦（安阳职业技术学院）
　　　　李玲玲（鹤壁职业技术学院）
　　　　张　芳（安阳职业技术学院）
　　　　张红艳（安阳职业技术学院）
　　　　胡　勇（毕节医学高等专科学校）
　　　　徐　赞（安阳职业技术学院）
　　　　徐耀琳（安阳职业技术学院）
　　　　黄　巍（河南护理职业学院）
　　　　韩丽君（安阳职业技术学院）
　　　　霍玉洁（安阳职业技术学院）

前 言

随着现代社会政治、经济、科技、文化的快速发展,以及医学模式的转变与国人生活水平的提高,社会对医生的职业素养、服务态度期望值越来越高。人们对医疗的需求不仅仅满足于治愈疾病,对生命质量的关注意识也日益增强。医学生是未来医学人才的主力军,医学生的人文素养将直接影响未来社会的医疗服务水平和医患关系。只有加强医学人文素养教育,培养德艺双馨的医学人才,才能顺应社会发展的需要。本教材依据《医药卫生中长期人才发展规划(2011—2020年)》的精神,落实《国家中长期教育改革和发展规划纲要(2010—2020年)》,贯彻党的教育方针,坚持以人为本全面实施素质教育,促进教育改革发展的战略实施,适应新形势下我国的教育改革需求,推动医学院校教育教学改革,创新医学专业人才培养模式。加强医学人文学科建设,培养高素质的优秀医学人才,是当前医学教育改革的重要方向。近年来,有关医学人文方面的书籍逐渐增多,但适合于医学生人文素养教育的专用教材却很少。

《医学人文素养》包括绪论、医学人文素养概论、医学伦理学素养、医学心理学素养、医学语言素养、医事法律素养、医学人文素养评价等章节。简要解析了医学人文的基本概念,研究的主要内容。其内容涉及法律、伦理、人性化等方面,强调以人为中心,体现医学人文关怀,追求医学人文价值。同时以医学史及医学模式的变迁为引线,展现人类与疾病作斗争和维护健康的成就以及对真、善、美的人文精神的追求。正文中穿插"案例导入""名医故事""课堂互动""知识链接""课后思考"等环节,"课后思考"的案例解析,放入相应章节的PPT中,扫描二维码即可查看。教材以生命教育为主线,合理运用各种方法将高尚医德、人文情感渗透进教学每一个环节,使学生能够进一步领会相关的基本理论,树立"以患者为中心"的理念,发自内心地关爱患者、敬畏生命,培养学生综合运用医学人文相关知识观察问题、分析问题、解决问题的能力以及良好的职业道德和职业精神。教材对医患沟通的模式及医患沟通应遵循的原则进行讨论,举例说明医患沟通中的语言沟通和非语言沟通中常用的技巧,提高医务语言素养的途径及医务书面语的书写规范;阐述了医事法律素养的基本概念、研究内容和意义,节选了部分医学相关法律条文,并附有精心挑选的真实典型医患纠纷案例。用现实案例深刻理解各项法律规章制度,使读者融入法律氛围中,把法律内化为自己的法律情感、法律信仰。通过对学生实施有关法律、伦理和医学社会学等人文知识的教育,使其能从医学科学的双重属性、医学目的、医学模式的转变等高度上认识和分析现实问题,增强社会责任感。

《医学人文素养》以学生为主体、以案例为基础,遵循实用性、创新性、探索性原则,贴近学生、贴近临床、贴近社会,通过案例佐证医学人文相关内容及观点,增加可读性。采取多种形式、多种方法,将人文知识有机地融合到医学专业教育中,让医学生汲取人文精神的精髓,在内心深处积淀出对生命、健康以及死亡、疾病的正确观念,从更高层面理解行医之道。使其在将来的职业生涯中,摆脱"技术至上""物质至上"的观念束缚,树立"生命至上""健康至上"的价值观,把无形的人文素质转化成为无限的奋斗动力,把爱国情、强国志、报国行自觉融入以后的工作、学习之中。以实际行动自觉维护医学职业的真诚、高尚与荣耀,努力担当社会赋予的增进人类健康的崇高职责。

  本书编写过程中得到了各位编者工作单位的鼎力支持,得到了郑州大学出版社编辑的指导和帮助,参考了一些专家学者的文献。书中漫画插图由河南省安阳市文博源小学桂浩然绘图,安阳市第六人民医院马宏伟制作。谨在此一并表示诚挚的感谢!

  由于编者水平有限,加之编写时间仓促,虽竭尽全力,但难免有不足之处,恳请同行专家、广大师生和读者提出宝贵意见!

编者

2020 年 6 月

内容提要

《医学人文素养》为"医学生人文素养教育丛书"系列教材的一种,根据郑州大学出版社教材编写指导思想和原则要求,结合医学专业培养目标和本课程的教学目标、内容与任务要求编写而成。教材内容涵盖绪论、医学人文素养概论、医学伦理学素养、医学心理学素养、医学语言素养、医事法律素养、医学人文素养评价等。本教材贴近学生、贴近临床、贴近社会,内容翔实,图文并茂,教学配套资源PPT,扫描书中二维码即可查看,具有较强的实用性和可读性。

本教材可供高等院校医药卫生类专业教学使用,也可供医务工作者参考使用。

目 录

绪论 ·· 1
 一、医学人文解析 ·· 2
 二、医学人文与传统医学 ·· 4
 三、医学人文与生物医学 ·· 5
 四、医学人文与循证医学 ·· 6
 五、医学人文与精准医学 ·· 6
 六、医学人文与智慧医疗 ·· 6
 七、医学人文与人工智能 ·· 7

第一章　医学人文素养概论 ·· 10
 第一节　医学人文素养的概念与特点 ································ 11
  一、医学人文素养的概念 ·· 11
  二、医学人文素养的特点 ·· 11
 第二节　提高医学人文素养的意义与途径 ·························· 13
  一、提高医学人文素养的意义 ···································· 13
  二、提高医学人文素养的途径 ···································· 19
 第三节　提高医学人文素养的作用 ·································· 23
  一、提高医务人员的人格魅力 ···································· 23
  二、引领医学教科研创新发展 ···································· 25
  三、促进医疗质量的稳步提高 ···································· 27

第二章　医学伦理学素养 ·· 30
 第一节　医学伦理学概述 ·· 31
  一、医学伦理学的概念与内涵 ···································· 31
  二、现代医学伦理学的研究问题 ·································· 32
 第二节　医学伦理学实践 ·· 36
  一、医学伦理的现实困境 ·· 36

二、职业道德 ………………………………………………………… 38
　第三节　医学道德修养 ……………………………………………………… 40
　　一、医学道德修养的概念与层次 ……………………………………… 40
　　二、提高医学道德修养的作用 ………………………………………… 42
　　三、培养医学生医学道德修养的意义 ………………………………… 42
　　四、提高医学生医学道德修养的途径 ………………………………… 42

第三章　医学心理学素养 ………………………………………………………… 47
　第一节　医学心理学概述 …………………………………………………… 48
　　一、医学心理学的概念 ………………………………………………… 48
　　二、医学心理学的发展概况 …………………………………………… 48
　　三、医学模式的转变与医学心理学 …………………………………… 51
　　四、医学心理学的研究方法 …………………………………………… 53
　第二节　医学心理学素养研究内容 ………………………………………… 61
　　一、医患的心理需求及特点 …………………………………………… 61
　　二、医务人员的心理行为特征 ………………………………………… 64
　　三、医务人员的心理健康标准 ………………………………………… 66
　　四、医务人员的心理素质要求 ………………………………………… 67
　　五、加强医学心理学素养的意义和途径 ……………………………… 70
　第三节　医患沟通 …………………………………………………………… 71
　　一、医患沟通概述 ……………………………………………………… 71
　　二、医患沟通的原则 …………………………………………………… 74
　　三、医患沟通的类型 …………………………………………………… 77
　　四、医患沟通中的要素与技巧 ………………………………………… 78

第四章　医务语言素养 …………………………………………………………… 84
　第一节　医务语言素养概述 ………………………………………………… 85
　　一、概念 ………………………………………………………………… 85
　　二、提高医务语言素养的意义 ………………………………………… 85
　　三、提高医务语言素养的途径 ………………………………………… 87
　第二节　医务口语与书面语 ………………………………………………… 89
　　一、医务口语与书面语的概念 ………………………………………… 89
　　二、医务口语的特点与作用 …………………………………………… 90
　　三、医务书面语的特点与作用 ………………………………………… 91

四、医务口语表达的艺术 …………………………………………………………… 92
　　五、医务书面语的书写规范 ………………………………………………………… 97
第三节　医务体态语 ……………………………………………………………………… 98
　　一、医务体态语的内涵 ……………………………………………………………… 99
　　二、医务体态语的特征 ……………………………………………………………… 99
　　三、医务体态语的作用 …………………………………………………………… 100
　　四、患者特殊体态语的临床意义 ………………………………………………… 101

第五章　医事法律素养 …………………………………………………………………… 104
　第一节　医事法律素养概述 …………………………………………………………… 105
　　一、医事法概念 …………………………………………………………………… 105
　　二、医事法简史 …………………………………………………………………… 105
　　三、医事法律素养的概念 ………………………………………………………… 106
　　四、医事法律素养的研究内容 …………………………………………………… 106
　　五、培养医学生医事法律素养的意义 …………………………………………… 107
　　六、培养医学生医事法律素养的途径 …………………………………………… 108
　　七、培养医务人员医事法律素养的重要性 ……………………………………… 109
　第二节　医事法律基本常识 …………………………………………………………… 110
　　一、《中华人民共和国侵权责任法》(2009年12月26日全国人民代表大会
　　　　常务委员会颁布)节选与解读 ………………………………………………… 111
　　二、《中华人民共和国执业医师法》(1998年6月26日全国人民代表大会
　　　　常务委员会颁布)节选与解读 ………………………………………………… 113
　　三、《护士条例》(2008年1月31日国务院颁布)节选与解读 ………………… 118
　　四、《医疗事故处理条例》(2002年4月4日国务院颁布)节选与解读 ……… 121
　第三节　公共健康相关法律基本常识 ………………………………………………… 125
　　一、公共健康的概念 ……………………………………………………………… 125
　　二、公共卫生的概念 ……………………………………………………………… 125
　　三、公共健康与公共卫生的区别 ………………………………………………… 126
　　四、《突发公共卫生事件应急条例》(2003年5月9日国务院颁布)节选与
　　　　解读 ……………………………………………………………………………… 126
　　五、《中华人民共和国传染病防治法》(2013年6月29日全国人民代表
　　　　大会常务委员会颁布)节选与解读 …………………………………………… 129
　　六、《中华人民共和国职业病防治法》(2018年12月29日全国人民代表
　　　　大会常务委员会颁布)节选与解读 …………………………………………… 132

第四节 临床相关法律总论 ... 134
一、《中华人民共和国药品管理法》(2019年8月26日全国人民代表大会常务委员会颁布)节选与解读 ... 134
二、《中华人民共和国献血法》(1997年12月29日全国人民代表大会常务委员会颁布)节选与解读 ... 138
三、《放射诊疗管理规定》(2006年1月24日卫生部颁布)节选与解读 ... 141
四、医疗新技术面临的法律挑战 ... 144

第六章 医学人文素养评价 ... 146
第一节 医学人文素养评价概述 ... 147
一、概念 ... 147
二、医学人文素养评价的特点 ... 147
三、医学人文素养评价的方法 ... 148

第二节 医学人文素养评价的内容 ... 151
一、医学人文素养评价的内涵与意义 ... 151
二、医学人文素养评价的研究方法 ... 152
三、医学人文素养评价指标的设定标准与依据 ... 154
四、医学人文素养评价指标的设定方法 ... 157
五、医学人文素养评价体系的构建 ... 160

附录 ... 164
附录1 医疗文书书写规范 ... 164
一、《病历书写基本规范》(卫生部2010年颁布)节选 ... 164
二、处方书写规范 ... 170
三、常用检查检验申请单、报告单书写规范 ... 171
四、手术记录书写规范 ... 175

附录2 历代名医名家人文思想语录 ... 176
一、清朝以前时期 ... 176
二、近现代时期 ... 189

附录3 古今中外励志名言警句 ... 194

参考文献 ... 199

绪 论

知识目标

(1) 掌握医学人文的基本概念。
(2) 熟悉医学人文的主要内容。
(3) 了解中国医师宣言的内涵。

技能目标

具备应用医学人文知识观察问题、分析问题、解决问题的能力。

素质目标

具备"以患者为中心"的职业情感、良好的职业道德和职业精神。

链接1
绪论

案例导入

案例

1873年,25岁的特鲁多医生被确诊患了肺结核,在那个年代,结核病无药可治。满怀无奈与悲戚,他只身来到人烟稀少的撒拉纳克湖畔,做好了死亡的准备。远离城市的喧嚣,过着悠闲的日子,沉浸美好的回忆,偶尔去爬山打猎,日复一日、年复一年,出人意料的事情发生了!他发现自己的体力在逐渐恢复,返校后完成学业并获得博士学位!

1876年,特鲁多迁居到撒拉纳克湖畔,用朋友的资助创建了第一家专门的结核病疗养院。通过在自然清新的环境静养、细致周到的照料,辅助药物治疗肺结核。随后,他创建了美国第一个"结核病实验室",并成功分离出结核分枝杆菌。

1915年,特鲁多医生最终还是死于结核病,并被埋葬在撒拉纳克湖畔。百年来,世界各地数不胜数的医生前往拜谒这位同行。让他声名远扬的并不只是他在学术上的成就,还有刻在他墓碑上的话——To Cure Sometimes, To Relieve Often, To Comfort Always(有时是治愈;常常是帮助;总是去安慰)。

思考

这个案例对你有什么启迪?

一、医学人文解析

(一)医学与人文

医学在《科学技术辞典》里的定义是:医学是旨在保护和加强人类健康、预防和治疗疾病的科学知识体系和实践活动。医学是人类认识疾病的学科,研究对象是人,服务对象也是人,因此,医学具有科学与人文的双重属性。"人文"源自《周易》:"刚柔交错,天文也;文明以止,人文也。关乎天文,以察时变;关乎人文,以化成天下。"《新华字典》对"人文"的解释为:人文泛指人类社会各种文化现象。人文的核心是一种为人处世的基本的"道德""价值观"和"人生哲学",是先进的价值观及其规范,是人的文化。人文与医学相伴而生、相互融合、相互作用。其精髓能够深入人的灵魂、滋润人的心田,潜移默化影响人的思想,支配人的言行。正如杜治政教授所言:"人文是医学的灵魂,是医学的旗帜,是支撑医学发展的原动力,是医学发展的起点和归宿。"

(二)医学人文的概念

医学人文伴随医学的诞生、发展和进步,贯穿于医学理论和实践中,医学人文的概念具有多重含义。其一是指医学人文精神,即人类的终极关怀与人性的提升,如批评人类企图控制自然的骄傲自大,承认医学的限度,强调尊重人、敬畏生命;其二是指医学人文关怀,强调的是对待他人的善行,如医学研究、临床治疗中的伦理价值,良好的医患沟通能力;其三是指医学人文学科,即研究与探寻医学本质与价值的人文学科,如医学史、医学哲学、医学伦理学等。医学人文精神与医学人文关怀是观念层面和实践层面,而医学人文学科则介于二者之间,是从观念到实践,从知识到行动的桥梁。其内涵涉及法律、伦理、人性化等方面,强调以人为中心,体现医学人文关怀,追求医学人文价值。其精髓是价值感召、生存方式、职业情愫内化的人文精神;是敬畏生命、明德向善、仁爱平等的职业情怀。

(三)医学人文的内涵

1. 法律内涵

随着社会的发展,法律体系越来越健全,法律与医学的联系也越来越密切。在医学领域普及法律知识,提高医疗卫生系统整体法律水平,加强医务人员法制教育,使每一位医务人员增强法制观念,恪尽职守、遵纪守法、依法行医。

2. 伦理内涵

伦理在传统文化中包含"事例"和"人伦"两方面,其重要分支医学伦理学、生命伦理学与人类医疗行为和专业人员相伴而生,涉及理论、临床、研究、政策、文化等诸多方面。随着医疗科技的发展,越来越受到社会的关注。公元前四世纪的《希波克拉底誓言》是医学伦理学的最早文献,其核心伦理要素是医生的"能力和判断"应有利于患者,应保守患者的秘密。

3. 人性化内涵

医学的人文属性决定了医学的职责不等于医疗,医疗服务不等于医疗技术服务。在医疗活动中必须强调以人为本,坚持以患者为中心,尊重生命、维护健康,将医学科学精神与医学人文精神完美结合,为患者提供人性化的医疗服务,为深受病痛折磨、饱受精神痛楚困扰的患者,竭尽全力实施人文关怀,使医学成为真正意义上的"人学"。以人为本、服务于人是医学的最终价值目标。

名医故事

生命天使——林巧稚

林巧稚,女,北京协和医院妇产科主任,她一生朴实善良、热忱负责,始终用一颗母亲般悲悯的心灵接纳救助向她求诊的患者,在众多妇产科医生心中是一座丰碑。

林巧稚20岁时,北京协和医院招生,仅仅招25人,而全国报考协和医院的有500余人。林巧稚顺利经过一场又一场考试,最后一场是英文考试,她正在全力以赴答卷,突然从考场后面传来嘈杂的声音,监考老师匆匆忙忙走去,随着喧哗声音越来越大,林巧稚循声望去,原来,一位女生中暑被抬出考场,众多围观的人对此束手无策。此情此景,林巧稚顾不上多想,放下试卷就跑了过去。她首先疏散围观的人群,亲手解开女生旗袍的领扣,在她的前额敷上湿毛巾,亲自喂她喝水,把几粒人丹送入她口中,并辅助她服下。经过紧张而有序的一系列救治活动,女生终于醒了,但是,考试时间却到了,林巧稚最有把握考好的英语试卷却没有做完!她觉得自己必定落选无疑。

林巧稚回到家,向父母坦言相告实情,父亲很称道她的行为:"这样做是对的。但去助人,莫问结果。"1个月后,林巧稚收到了协和医学院的录取通知书。后来她才知道,监考老师专门为她给协和医学院写了一份报告。老师在报告中称赞她乐于助人,处理问题沉着、得当,表现出良好的品行。其中,特别肯定了她的外语对话能力,口齿清晰,应对从容。这份报告附在她未做完的试卷后面。协和校方看了报告,也看了她的考试成绩,她各科成绩都考得不错,于是决定录取她。

林巧稚始终信奉"医乃仁术"的古训,几十年如一日,坚守在工作岗位上,凭着爱心和高超医技,用温暖灵巧的双手,迎接了5万多个小生命来到人间,被誉为"万婴之母"。

(四)医学人文的任务

1. 阐释医学理论与实践的价值

医学理论和医疗实践都有其价值取向。美国著名医学人文学者佩里格里诺指出:"医学是最人文的科学,最经验的艺术,并且是最科学的人文。"医学科学和生物技术不足以表达医学的复杂本质,而人文学则可以帮助我们更好地理解医学的本质。医学本质上是关怀慈善的事业,是关乎如何理解生命、如何赋予人生命意义的"善行义举"。

2. 促使医学教育内容更新

在以往的医学教育中,一般重视认知能力而忽视情感能力的培养。但在对患者的感觉或情绪缺乏理解的情况下,医生往往无法将患者作为一个完整的人来理解,在对患者的情况了解不够透彻的情况下,极可能导致诊断和治疗时出现差错。医学人文可以培养医生的情感能力,从而激发医生观察和解读患者语言和行为的能力;增加对患者的同情心,将患者作为完整的人来理解。

3. 提高医学生和医务人员的人文素养

医学实践包括疾病诊断与治疗、疾病预防与公共卫生、卫生资源分配、医学科研等,都与人文学科具有密切的相关性。在我国社会经济快速发展和卫生事业改革的新形势下,对医务人员的人文素养要求进一步提高。构建以人为本的和谐社会,尊重人、尊重生命,成为有爱心和高尚职业道德的人类健康的守护者,是医务人员的神圣职责,也是医学人文性复归的客观要求。

4. 培养多维度思维能力

人文学科的特点包括反省、沉思、灵感和评判。医学人文可以培养个人的反思和创造能力,对于临床医生来说,在诊疗疾病的过程中,不仅需要具备生物医学的知识与技能,也应当了解患者的患病经历,认识到临床推理的不确定性。医学人文学也力图从知识上和实践上与当下医疗保健观念和卫生服务体制保持一种张力,制衡医学技术的过度使用,保证卫生保健服务的公平与公正。

二、医学人文与传统医学

中国传统医学是中华民族在长期的医疗、生活实践中,不断积累、反复总结而逐渐形成的具有独特理论风格的医学体系。它是中国各民族医学的统称,主要包括汉族(中)医学、藏族医学、蒙古族医学、维吾尔族医学等。在中国传统医学中,由于汉族人口最多,文字产生最早,历史文化较长,汉族医学在中国以致在世界上的影响最大。中国传统医学蕴含了2 000多年的传统文化与信仰体系,其基本理念"万物悉备,莫贵于人""人命至重,有贵千金",始终贯穿着一个永恒的主题:"以人为本"。神农尝百草开创了中医药,成就了药典巨著《神农本草经》。李时珍"远穷僻壤之产,险探麓之华"才有了《本草纲目》的旷世之作。三国时期的东吴名医董奉心怀慈悲,对贫苦患者关怀备至,治病既不收费,也不受礼,只要求患者在其门前空地上栽一棵杏树以作纪念,历经数载,杏树蔚然成林,独成一景,"杏林"成了医学人文关怀的千古佳话。唐代名医孙思邈,倡导做医生要有良好的道德品质,他在《备急千金要方》开篇大医习业、大医精诚中告诫学医的人们"十要"寓意深刻:要热爱祖国的医学;要对医术精益求精;要视患者如亲人;要不为名利行医;要不畏艰险赴救;要加强责任感,诊治无差错;要谨言慎行;要对患者一视同仁;要戒骄戒躁;要团结同道。要求医者在缓解患者病痛的同时,给予患者情感的关怀。传统医学强调人的自然属性,以"自然人"作为研究对象,强调人体与自然的和谐统一,强调医生对医疗技术的热爱和对患者的热爱相辅相成。

三、医学人文与生物医学

生物医学始于文艺复兴之后,建立在经典的西方医学基础之上,是将生物学手段当作保健、预防和治疗疾病的主要手段,其基本特征是把人看作单纯的生物或是一种生物机器,重视疾病的生物学因素,认为任何疾病都能用生物机制的紊乱来解释,都可以在器官、组织和生物大分子上找到形态、结构和生物指标的特定变化。生物医学模式的出现,对生物医学学科的发展起到了促进作用,提高了人类健康水平,但忽视了患者的心理、行为和社会性,过分强调人类的自然属性和生物学特点,患者与疾病被完全割裂,自然的"人"与社会的"人"、生理的"人"与有情感的"人"被完全割裂。医者更注重血、尿检验单上的数值,注重X射线、CT等影像学检查的图片,注重从中寻找疾病与痛苦的佐证。患者被简化为生命机器,医者根据大量的图片与数据判断是否正常,是否需要修理或更换零件。"以疾病为中心"的生物医学模式,导致医患之间"冷"多于"暖",充满人性的"人文关怀"纽带缺失,致使医患关系愈来愈紧张,伤医事件不断发生。

课堂互动

就医体验

如果你是患者,当你身受病痛的折磨去医院就诊,医生三言两语就打发你去做检查;当你手持血尿检验单及X射线、CT检查单、超声检查单在医院各个科室来回奔波,进行各种各样的检查;当你面对一张张检查报告单、一张张收费清单(绪图1),你是否曾经产生过以下的疑问?

思考

(1)医生为我所做的这一切都是最好的吗?
(2)所做的一切检查和治疗都是有效、合理的吗?

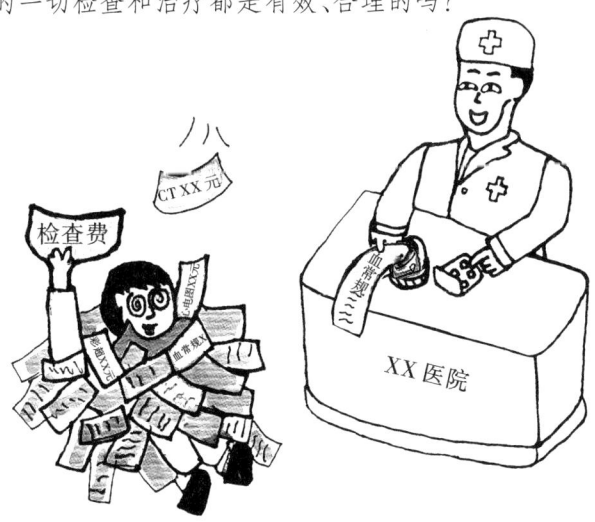

绪图1 滥开检查单

四、医学人文与循证医学

循证医学是医学领域20世纪80年代萌发、90年代形成,在临床医学实践中发展起来的一门新兴学科。它是指临床医生以获得患者准确的临床依据为前提,根据自己丰富的临床经验和娴熟的知识技能,分析患者的主要临床问题,应用最佳最新的科学证据,对患者做出正确的诊断治疗。具有遵循最佳科学证据、结合个人经验、尊重患者选择三大特征。其理论和方法依托于当今现代科学技术,倡导"以患者为中心",从整体、系统的角度认识人类健康和疾病。现代循证医学要求临床医师既要努力寻找和获取最佳的研究证据,又要结合个人的专业知识,包括疾病发生和演变的病理生理学理论,以及个人的临床工作经验,结合他人的意见和研究结果;既要遵循医疗实践的规律和需要,又要根据"患者至上"的原则,尊重患者的个人意愿和实际可能性。循证医学的核心思想是在医疗决策中将临床证据、个人经验与患者的实际状况和意愿三者相结合。

循证医学的兴起与发展,催生了生物-心理-社会医学模式。现代医学逐渐演变成人文社会科学和自然科学双重交叉的综合性学科。高素质的临床医生、临床最新最佳证据、临床流行病学的方法学基础及患者的参与,是新型医学模式的架构。其强调医学人文知识与先进的医疗技术、技能有机融合,使医生拥有满意的工作氛围,患者获得满意的医疗服务。循证医学注重考虑医患双方的心理、社会、人文环境因素的相互影响,充满人性关怀的医学人文精神,在现代医疗进程中越来越发挥着举足轻重的作用。

五、医学人文与精准医学

精准医学是在循证医学的基础上,考虑到每个人的基因、环境和生活方式等个体差异,在全面认识疾病状态的前提下,应用现代遗传技术、分子影像技术、生物信息技术,通过现代科学的手段和传统医学的融合创新,对整个医疗过程和临床实践进行最优化的诊治,制定具有个性化的疾病预防和治疗方案,能够让患者获得更为精确的诊断和有效的治疗。精准医学摒弃原有的"一刀切"的治疗方法,深入到最微小的分子和基因组信息,从分子生物学出发,重视生物因素、心理因素和社会因素的相互作用对人体健康的影响,医疗人员会根据患者微小的分子和基因组信息的细微不同来对诊疗手段进行适当的调整和改变,注重医学科学性与医学人文性的和谐统一,包含着丰富的人文价值取向且有极强的社会性、创新性内涵。"以人为本"的人文精神,在提高优质医疗服务、抑制过度医疗耗费、减轻患者经济负担、尽快辅助患者恢复健康等方面,都充分展示了其浓厚的人文色彩。

六、医学人文与智慧医疗

指在诊断、治疗、康复、支付、卫生管理等各环节,基于物联网、云计算等高科技技术,将医疗服务对象、手段、过程、管理等数字化,并利用最先进的物联网技术,建立一套智慧医疗信息网络平台体系,通过无线网络,便捷地联通各种诊疗仪器,使医务人员随时掌握每个患者的病案信息和最新诊疗报告,随时随地的快速制定诊疗方案;在医院任何一个地方,医护人员都可以登录距自己最近的系统查询医学影像资料和医嘱;患者的转诊信息及病历可以在任意一家医院通过医疗联网方式调阅,实现患者与医务人员、医疗机构、医疗设备之间的互动,为患者提供安全的就医环境以及人性化的医疗服务。随着医疗信息化的快速发展,这样的场景在不久的将来将日渐普及,智慧医疗正逐渐走入人们的生活。患者通过手机门诊、在线预约挂号、远程专家会诊、远程检查检验等(绪图2),享受"安全、便利、优质"的诊疗服务,能够有效地避免"看病难、看病贵、效率低、质量差"等医疗问题,大大地提高医疗水平,提升服务质量,和谐医患关系,预防医疗纠纷。

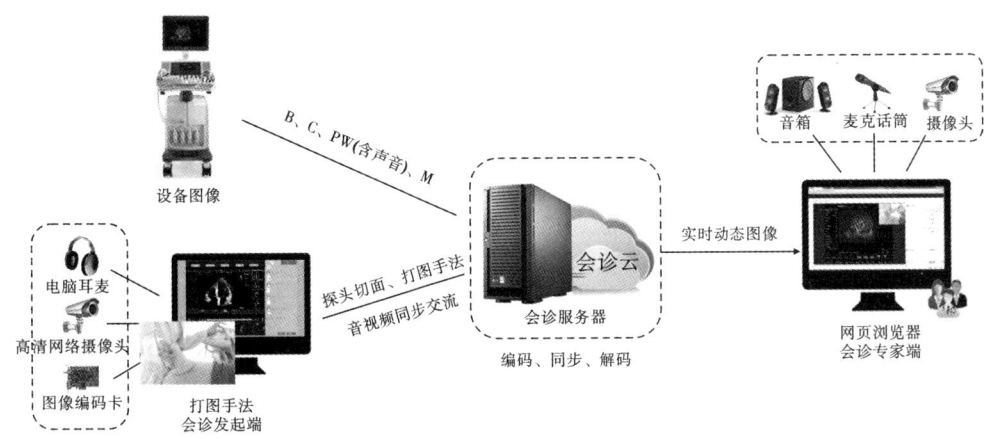

绪图2　远程超声会诊系统

七、医学人文与人工智能

人工智能(artificial intelligence,AI)是在计算机科学、控制论、信息论、神经心理学、哲学、语言学等多种学科研究的基础上发展起来的一门综合性很强的交叉学科。它是一门新思想、新观念、新理论、新技术不断出现的新兴学科及蓬勃发展的前沿学科。人工智能在医疗中的应用领域包括虚拟助手、医学影像、药物挖掘、营养学、生物技术、医院管理、健康管理、精神健康、可穿戴设备等。随着医学数字化、信息化不断发展进步,"AI+医学影像学"概念也已广泛应用于医疗实践,为人们带来了便捷的就医体验。"AI+医学影像学"是将日常工作中大量的图像资料通过人工智能系统处理,应用于医学影像,实现智能影像鉴别诊断、病理分型和智能多学科会诊。同时,它还可以减少患者接受的辐射剂量,提高医生的诊疗准确率,增强治疗效果。人工智能通过提供精准化、个性化的医疗,来颠覆医疗行业的痛点,如医疗资源分配不均、基层医院技术力量薄弱、误诊率高等问题。一方面可为患者提供更可靠的诊疗方案,另一方面,可节约医师的诊疗时间,为更多的患者提供优质诊疗服务。随着数据的积累和技术的进一步成熟,AI与医疗的结合将产生巨大的社会效益和经济效益,改变医疗资源紧缺的现状,在技术的驱动下迅速提高基层医生的诊疗水平,切实解决看病难的问题。

知识链接

中国医师宣言

健康是人全面发展的基础。作为健康的守护者,医师应遵循患者利益至上的基本原则,弘扬人道主义的职业精神,恪守预防为主和救死扶伤的社会责任。我们深知,医学知识和技术的局限性与人类生命的有限性是我们所面临的永久难题。我们应以人为本、敬畏生命、善待患者,自觉维护医学职业的真诚、高尚与荣耀,努力担当社会赋予的增进人类健康的崇高职责。为此,我们承诺:

1. 平等仁爱。坚守医乃仁术的宗旨和济世救人的使命。关爱患者,无论患者民族、性别、贫富、宗教信仰和社会地位如何,一视同仁。

2. 患者至上。尊重患者的权利,维护患者的利益。尊重患者及其家属在充分知情条件下对诊疗决策的决定权。

3. 真诚守信。诚实正直,实事求是,敢于担当救治风险。有效沟通,使患者知晓医疗风险,不因其他因素隐瞒或诱导患者,保守患者私密。

4. 精进审慎。积极创新,探索促进健康与防治疾病的理论和方法。宽厚包容,博采众长,发扬协作与团队精神。严格遵循临床诊疗规范,审慎行医,避免疏忽和草率。

5. 廉洁公正。保持清正廉洁,勿用非礼之心,不取不义之财。正确处理各种利益关系,努力消除不利于医疗公平的各种障碍。充分利用有限的医疗资源,为患者提供有效适宜的医疗保健服务。

6. 终生学习。持续追踪现代医学进展,不断更新医学知识和理念,努力提高医疗质量。保证医学知识的科学性和医疗技术应用的合理性,反对伪科学,积极向社会传播正确的健康知识。

守护健康、促进和谐,是中国医师担负的神圣使命。我们不仅收获职业的成功,还将收获职业的幸福。我们坚信,我们的承诺将铸就医学职业的崇高与至善,确保人类的尊严与安康。

本章小结

本章简要解析了医学人文的基本概念,研究的主要内容,涉及的法律、伦理、人性化三个层次,明确了医学人文的任务。以医学史及医学模式的变迁为主线,展现人类与疾病作斗争和维护健康的成就,以及对真、善、美的人文精神的追求。通过"案例导入""名医故事""课堂互动""知识链接""课后思考",使学生能够进一步领会相关的基本理论,从更高层面理解从医之道,树立"以患者为中心"的医疗理念。培养学生综合运用医学人文相关知识观察问题、分析问题、解决问题的能力,培养学生良好的职业道德和职业情感,促使其自觉维护医学职业的真诚、高尚与荣耀,努力担当社会赋予的增进人类健康的崇高职责。

课后思考

2009年8月,一个晚期肝癌的患者辗转多家医院均被拒收,心理压力很大,抱着一线希望去吴孟超院士的专家门诊看病。面对重病缠身的患者,吴孟超没有嫌弃,反而热情地拉着患者的手说:"生病不可怕,关键是要保持好心态。不用急,我给你开张住院证先住下来,咱们一起努力,争取让你早日康复。"患者离开后,助手不解地问:"吴老,这个患者不能手术,用药也没有太大意义,咱们的病床又紧张,干吗还把他收进来?""我也知道把他收进来做不了太多,可是他已经被多家医院拒之门外了,如果我们再不收他,他肯定会绝望,说不定会做出傻事来。"吴孟超看了一眼助手说,"我们既要看病,更要救人。"

思考

(1) 从这个案例中你得到了什么启示?

(2) 我们应该向吴孟超院士学习什么?

(刘红霞)

第一章 医学人文素养概论

知识目标

(1)掌握提高医学人文素养的途径。
(2)熟悉医学人文素养的内容与特点。
(3)了解医学人文素养的概念。

技能目标

(1)学会医学人文素养的基本含义和特点。
(2)具备理论与实践相结合的医学职业素养能力。

素质目标

具备适应社会和医疗行业发展的医学人文素养。

案例导入

案例

某医院内科病房,一位70岁脑卒中及右侧偏瘫的患者,并发肺炎被插气管内管以随时抽痰,患者无法讲话,情绪时有躁动,会自拔鼻胃管和气管内管,医护人员只好把他能活动的右手绑在床架上,只留一点活动的空间。这位老年患者刚好在右大腿下方长了个癣,虽然涂药治疗,但还是奇痒难忍,而他的右手只能抓到患癣部位的上半部而已,正急得没办法。一位年轻医生在替另一位患者换完药后,看这位老人痒得难受,便戴上手套,替老人抓了一会儿痒,老人舒服得连声感谢。

思考

这位医生哪些做法值得赞扬?让你得到什么启示?

第一节 医学人文素养的概念与特点

链接1-1
医学人文素养的
概念与特点

一、医学人文素养的概念

(一)医学人文素养的概念

人文素养建立在人文科学知识之上,通过对人类优秀文化的吸收、受人类优秀文化熏陶综合体现出来的精神风貌和内在气质,是维系社会生存与发展的重要因素。医学人文素养是人文素养的一个分支,其内涵的集中体现是对患者的价值,即对患者的生命与健康、权利与需求、人格与尊严的关心、关怀和尊重。从内容看,医学人文素养是一种更加强调"尊重人性"和"职业道德性"的特定状态下的人文素养。

(二)医学人文素养的层次

1. 人文知识层面

主要是对医学领域、医学服务的相关人文学科群的掌握,包括哲学、历史、法律、宗教、伦理、文学、艺术和行为科学,其中以医学与人文科学相交叉的边缘学科为核心内容,如医学伦理学、医学心理学、医学哲学、医学法学、心身医学、社会医学、人文社会科学及行为科学等。医学生更需要有扎实的理论知识基础并不断更新自己各方面的知识储备。

2. 人文能力层面

主要包括口头表达能力、文字表达能力、动手能力、人际关系协调能力、批判性思维能力、心理承受能力、审美能力及分析、解决问题的能力。使医学生将所掌握的人文知识与实际工作相结合,是适应实际工作的需要和要求。医学生未来的职业是医务工作者,其沟通能力至关重要,良好的沟通不仅有助于帮助患者减轻病痛,而且是缓解医患关系紧张的调节剂。

3. 人文精神层面

包括社会责任感、价值取向、道德情操、人格素养、生活情趣、言行举止以及全心全意为人民健康服务的意识、对生命的尊重和敬畏感、对"医乃仁术"的体验和追求等。要正确认识社会、心理、环境等因素在医疗过程中的作用,自觉抵制错误思想文化的渗透和侵蚀,保持严谨的科学作风、态度和不断追求的上进心,其中培养人文精神是人文素养的本质和根本目的。正如我国著名哲学家、教育家涂又光先生所说:"人文知识是知道,人文精神是体道。前者是知,后者是行。人文知识,体之行之,才成为人文精神,说之写之,就成了人文知识。"医学生的人文精神是其个人三观的体现,决定着医学生面对紧急情况时的行为抉择。

二、医学人文素养的特点

医学人文素养既包含人文素养的共性,又因关注视角独特而有着鲜明的特点。其特点主要是通过环境和教育的作用,在实践活动和精神活动中形成并"内化"为个性品质,具有相对稳定的和独特功能的品质。在医疗实践活动中,医学生将大学期间所学的知识运用到临床,并和患者、医务工作者进行磨合、升华、内化、外化,其医学人文素养具有以下特性。

1. 基本性

基本性是人文素养最基本的特性。医学生如果缺少人文素养,或者人文素养低下,将会导致人文素养缺失,导致的各种不良现象发生,如对患者服务态度问题,医德医风问题等。医学生的考核中应加入医学人文素养考核,医学生只有具备较高的人文素养,才是一个完整的"人"。

2. 稳定性

人文素养是先天和后天共同作用的结果,是人经过"内化""外化"反复多次转化而形成的稳定品质。人文素养一旦形成,不会因为一时一事的变化而改变。因此,可以利用学习期、实践期,对医学生进行有计划、有目标的人文素养教育,使其终身受用。

3. 社会性

医学的直接服务对象是活生生的人,具有自然和社会双重属性,人存在于社会中,人的健康状况、疾病与人赖以生存的社会环境有着直接和间接的联系。医学对健康和疾病的认识必须建立在对人与社会联系的基础之上,所以医生不仅要了解健康与疾病问题,更要了解患者、了解社会。所谓"见病不见人"是为医者大忌。正确了解疾病、人、社会之间的关系是医学艺术性和社会性的体现,更是医学人性化和人本化的根本所在。

4. 潜在性

潜在性是人文素养最根本的特点,是知识和经验的内化。其外在表现形式包括行为方式(人际交往、遵纪守法、勤劳敬业)、思维品质(处理信息、解决问题时体现出的敏捷性和创造性)、精神境界(价值观念、人文关怀及审美追求)。医学生的人文素养,在某种特定环境下,会通过情绪、行为、态度体现出来。

名医故事

跨界网红"漫画师"

大连市妇产医院麻醉科副主任医师杨芳,跨界成为网红"漫画师"。

麻醉师在手术当中起到的作用可是至关重要的,所承担的责任并不比主刀医生的小。为了让人们走出认知误区,杨芳把有关麻醉的小常识通过漫画的形式呈现给大家。杨医生打小就酷爱画画,虽然考入了医科大学,但是一直没有放弃对画画的热爱。为了能让科普漫画更加深入人心,从业20多年的杨芳再次拿起画笔,利用闲暇时间,哪怕是刚走出手术室,也要一笔一笔地将严肃的麻醉学知识通过轻松幽默的漫画形式表现出来。杨主任以通俗易懂的方式传递作为医者的内心,并缓解患者的紧张情绪,得到准妈妈和家属们的一致好评。

第二节 提高医学人文素养的意义与途径

链接1-2
提高医学人文素养的意义与途径

一、提高医学人文素养的意义

(一) 医学学科发展的内在要求

医学起源于人类关怀的需要,古人"医乃仁术"的经典命题,如今依然是对"医学"的精辟诠释。"医亦人学"则是对"医学"内涵真谛的概括。"救人一命,胜造七级浮屠",治病救人被认为是施仁、爱人的理想途径。"医者意也,医者艺也",明确指出医学是一门哲理思辨、观念理性的技艺。"夫医者须上知天文,下知地理,中知人事""下医医病,中医医人,大医医国",更是对自然科学和人文社会科学联系的高度概括,充分显示了古代中国医学的本质,特别是对医学人文本质的深刻理解。西方医学的奠基者希波克拉底深刻地阐述了医学的人本思想,他强调医术是"一切艺术中最美好、最高尚的艺术",医生"应当具有最优秀哲学家的一切品质",而且提出"医生是艺术的仆人"的观点。历史上中外名医名家们的真知灼见,不仅贯穿了弘扬医学人文精神的主题,也促使医学始终朝着以人为本、重视生命和社会价值的方向上发展,为后人留下了跨时代的、永恒的医学人文精髓。医学学科的发展与人文相伴而行,从传统医学到生物医学、循证医学、精准医学直至未来医学,其研究对象、研究工具、研究目的,越来越凸显出人性的光辉。

1. 研究对象的人文性

作为医学研究对象的人是生物-心理-社会因素的统一体,医学如果离开了以人为本,离开了人的社会联系,就不可能成为真正意义上的医学。医学上说的"视、触、叩、听"需要医生直面患者,作为医务工作者耐心听取患者的主诉,了解患者的需求,接触异性时注意男女有别,可以请家属在场;面对年长者,叩诊时注意力度,听诊时注意手和听诊器的温度;面对儿童时,交谈用温和的语气、易懂的语句。面对的群体不同,应对方法就不同,需要医学生们不断观察与学习。医务人员的行为不仅关系到医护人员的形象,医院的名声,医疗市场秩序,而且关乎国计民生,所以医学比其他任何科学都强调人文关怀。医学的目的往往不仅仅是救人于疾病中,更是心灵与精神的救治。

2. 研究工具的人文性

人文社会科学是认识人的健康和疾病的重要工具,也是医学人文性的直接依据。首先,医学作为一门应用学科依赖于人文社会科学,它们为医疗卫生活动、医学研究、医学人才培养提供方法和途径。其次,人文社科的思维方式是医学研究的重要方法和手段。人们开始改变以往重分析、重局部、重静态、重外因的偏向,把分析与综合、局部与整体、静态与动态、内因与外因、生理与心理、机体与环境、逻辑方法与非逻辑方法结合起来,用综合的方法来了解、诊疗疾病。例如,现在医学治疗中运用透析机进行个体化的透析,对于营养状态较好、活动量大、体重大的患者采用大面积透析器透析,而对于皮肤瘙痒严重、失眠、贫血难以纠正等中分子毒素蓄积较多的患者采用透析膜孔径大的透析器,或进行血液透析滤过及灌流,从而大大降低了透析并发症的发生。

3. 研究目的人文性

医学是人学,医学的起点和终点都是人。国际项目研究在1996年《医学目的:确定新的优先战略》的报告中提出了现代医学的4个目的:①预防疾病和损伤,促进和维持健康;②解除由疾病引起的疼痛和疾苦;③治疗、照护疾病和无法治愈的患者;④避免早死但追求安详死亡。前两点明显体现出自然生物要求,而后两点更多地体现了医学的人文要求,蕴含着丰富的人文精神。例如,我们经历过的抗击"新型冠状病毒肺炎"的战役,在数万的感染者中,年龄、社会地位参差不齐,但是在医生面前只有生命的可贵,不考虑利益的差别。在2020年抗击冠状病毒疫情时,有的国家决定放弃年龄较高的患者,而我国在面临危机时不放弃任何一位患者,在这样的价值导向下,万众一心,取得抗疫的阶段性胜利,稳定了民心,稳定了社会秩序。

(二)医学模式转化的必然需求

医学模式是人类在不同的历史时期所形成的对健康和疾病的总观点,它包括一定时期内医学发展的基本观点、理论框架、思维方式和发展规范,反映着人们用什么观点和方法研究处理健康与疾病问题,决定着人们对人的生命、生理、病理、治疗、预防等问题的基本观点,勾画出医学科学和医药卫生工作的总特征。在医学发展的不同历史时期所形成的医学模式也是不同的。这种不同既反映出当时医学的发展状况,同时也折射出不同时代的医学文化模式。

1. 古代医学模式

先后经历了神灵医学模式和自然哲学医学模式。神灵医学模式产生于奴隶社会早期,受生产力和认识水平的限制,健康被认为是神灵的恩赐,患病则是神灵的惩罚,因此当时对人体的生命和疾病的理解带有非物质色彩,通常采用医巫混杂的手段来解除病痛。神灵医学模式与其说是医学,更适合理解为人文社会学,只不过这种"人文社会学"是原始、粗糙,甚至是荒谬的而已。随着人类认识实践的深入,医学理论吸收了自然哲学的理论和认知方式,从整体上考察人体,把人体看作是一个有机整体,把疾病看作是心理、社会、环境诸多种致病因素作用于机体后的整体反应。如古希腊的希波克拉底的气质学说,以及中国中医理论都是一种整体的医学观。可见,在整个古代医学阶段,医学与人文处于原始融合的状态,医学的人文色彩始终处于主导地位。

2. 生物医学模式

16世纪后,随着近代科学技术的发展,人体解剖学、微生物学和免疫学的创立、射线的应用等为近代医学奠定了基础,形成了生物医学模式。在人类健康事业的发展过程中,生物医学模式做出了巨大的贡献,特别是在当时的传染病控制方面。但是,这种医学模式有一种片面的"自然科学至上"的观点,完全剥离了医学与人文的纽带,具有很大的局限性。在生物医学模式的指导下,医学逐渐走上了依赖实验技术,排斥人文的道路。在医学教育上则只是传授医学知识和技能,忽视人文精神的培育。这种"治病不治人"的负面影响在今天仍然是医学发展的阻力。

3. 生物-心理-社会医学模式

20世纪以来,社会因素、心理因素、文化因素对人类疾病和健康的影响愈发明显。人们的健康观念发生了根本性的改变。新的医学模式最显著的特点就是融入了更多人文因素,患者不再被看作是单一的生物体,而是具有生物属性、心理属性和社会属性的有机统一体,医疗工作被看作与社会环境密切联系的系统工作,医生要从政治、法律、科学文化、社会环境等方面考虑医疗与外界作用所产生的问题。这种医学模式更凸现医学的人文精神,对医生的知识结构和整体素养提出了新的要求,即不仅应具有较高的医学科学素养,而且应具有较高的人文素养。

(三) 医学人才培养的基本要求

1. 顺应医学高等教育改革

在2018年9月全国教育大会上,习近平总书记强调:要努力构建德智体美劳全面培养的教育体系,形成更高水平的人才培养体系,要把"立德树人"融入思想道德教育、文化知识教育、社会实践教育各环节,贯穿基础教育、职业教育、高等教育各领域。习近平总书记的讲话,为高校办学指明了正确的方向。全面实施素质教育,是落实《国家中长期教育改革和发展规划纲要(2010—2020年)》,贯彻党的教育方针,全面实施教育改革发展的战略主题。医学生未来的职业是以"救死扶伤"为天职,只有具备高尚的医德、敬畏生命的情感,才能对把健康乃至生命托付给医学的患者心怀仁爱。

2. 促使医学生全面成才

"人才"包括"人"与"才"两个方面。首先要"成人",然后在培育"技艺之才"。没有"成人",技艺之才就是空中楼阁。高等医学教育不光是要培养技术和专业技能专精的医务人才,同时还要使他们具备自主、自律、仁爱、公正、敬业、廉耻、诚信、互助、竞争、创新、进取等优秀的精神素养。缺少人文素养教育的医学注定要陷入畸形发展的泥潭,缺乏人文修养的医务人员注定是不合格的。如近些年在执业医师考试中,医学人文知识考核必不可少,包括医法、医规及医学人文综合等,以提高综合素养为目的,加强医学生的人文修养,是现代高等教育改革的必然要求,体现了医学教育人文性的永恒主题。医学生应当明白医学是怎样产生的,医疗实践是怎样组织和发展的,在医疗实践活动中和日常的社会活动中对自然、对社会、对别人、对自己应该有什么态度,知悉什么是正义,什么是邪恶,什么是高尚,什么是卑劣,应该捍卫什么,应该摈弃什么。总之,医学生要了解世界,了解自己,了解人对社会的责任,了解医学对社会的责任,了解自己的医疗行为对他人和社会的责任。

3. 担负神圣医学使命

有人说:医生是科学家,能够掌握关于人体和疾病的知识;医生又是技艺专家,能够给人提供可靠有效的治疗;医生也是艺术家,不仅能提供健康服务,而且能保证完美;医生还是一个慈善家,不仅能提供知识技艺,而且和蔼可亲,给人以关怀和爱护。世界卫生组织也提出了五星级医生要求,即未来的医生应是"保健的提供者、决策者、健康教育者或称为交际家、社区领导者、服务管理者"。只有医学与人文完美结合才能达到上述医学人才标准。为此,需要教育者和受教育者付出坚持不懈的努力。

加强医学生医学人文素养教育,提高其综合素养,有助于其形成正确的世界观、人生观、价值观,增强关心人、尊重人的意识,形成对救死扶伤的坚守和给人类生活带来幸福、尊严的责任感及使命感;有利于形成完备的知识基础,成为科学与人文兼具的"全能"医学生;有利于形成健康的生活方式,达到精神生活与物质生活并重;有利于养成良好的修养,同外界建立和谐关系,培养良好的人际沟通与合作能力;有利于丰富精神世界和内在情感,培养健康的心性。从而促使人文素养和科学技术良好的融合。例如,在一年一度的实践技能大赛中,医学影像技术专业适时地融入医学人文素养教育内容,在比赛前组织选手们宣读医学影像技术专业誓词(图1-1),比赛过程中加入人文关怀环节,评分标准中占据一定分值,让学生时时感受到人文关怀的重要性,领悟医学人文精神的真谛。引导学生树立"德、智、体、美、劳"全面发展的理念,深深感到,作为一名医学生,不仅要学习医学理论知识和实践技能,更要注重个人道德修养、努力提高自身人文素养,以"治病救人"为天职,担负神圣医学使命。

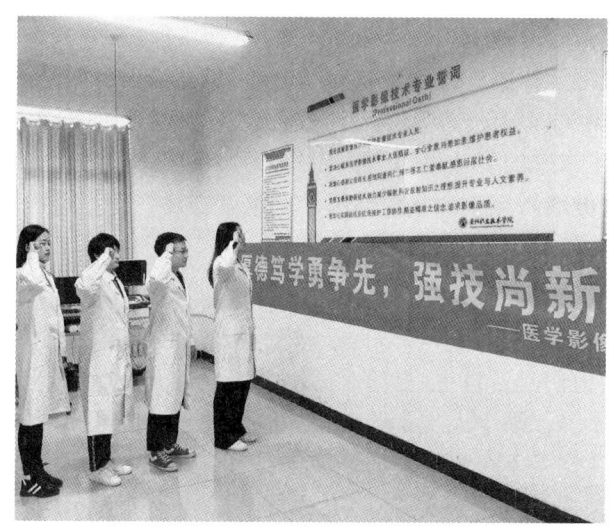

图1-1 参赛选手宣誓

(四)社会和医疗行业发展的现实要求

1. 经济发展、社会进步需要人文精神的推动

随着社会经济的发展,受物质和功利的诱惑,使人更多地关注"物",而忽略"人",忽略美德的修养、理性的崇高、个性的发展和精神的健康。在医学领域中,这导致了诸如缺乏同情心,接待患者不热情,解释病情不耐心,出言不逊,恶语伤人,给患者以不良刺激等;缺乏纪律观念,劳动纪律松弛,上班聊天干私活,脱岗溜号,迟到早退等;缺乏原则性,出具假报告、假证明,拿医疗原则做交易,谋求私利,以医谋私,利用采购药品器械之便,收取非法回扣;缺乏责任心,接受任务讲价钱,斤斤计较个人得失,吃请受礼,见利忘义,对患者不负责任等;缺乏法律意识,对相关的政策法规、条例了解甚少;医疗技术差,经常出现误诊、差错和纠纷等。当今频频发生的人道主义灾难和日益加重的生态危机,使人类开始反思自己的行为,其反思结果是对"人文"的关注。找回"人文传统"、呼吁"人文关怀"、提倡"人道主义"、倡导"人文价值"、推行"以人为本"等构成了时代的"流行元素",时代强烈呼唤着人文与科学两种文化的统一。这要求医学教育必须大力加强人文素质和人文精神的培养,完善医务人员知识结构和能力结构,从而克服市场经济带来的负面影响,还原医务工作应有的人道主义属性。

2. 人文素养是维系社会生存和发展的重要因素

在人文科学中包含着世界上最高境界的思想和语言,如果自然科学把握世界的认识方式是科学理性、工具理性和分析式理性,那么人文科学把握世界的认识方式是理解与审美式理性。与此同时,社会主义和谐社会的构建需要科学知识和科学精神的有力支撑,更需要人文知识和人文精神的深入滋养。构建和谐社会的最基本要求是保证每个公民得到基本生活保障、教育、医疗卫生等基础性公共服务。医疗是关系民生的大事,同时又是最体现人文精神的领域,直接关系到人的生命权和人的发展权。现代医学因其负载的人文价值,从而在构建和谐社会的实践中不断走向更高的境界,为人类的健康发展做出贡献。

3. 卫生事业的健康发展需要人文理念的指导

我国卫生事业是政府实行一定福利政策的公益事业。卫生事业的目标是保障全民健康以保护生产力,保证社会稳定和国家安全,保证全面建设小康、构建和谐社会,保证可持续发展。要实现这一目标,人文理念的指导不可或缺。目前,我国卫生医疗服务体系与人民日益增长的健康需求仍还存在以下问题。第一,卫生资源总量不足,配置不合理。第二,医疗保障体系不健全,覆盖面小。第三,医疗费用过高。存在医院治疗费用高、乱设收费项目、医生收取红包及药品回扣等现象,不仅加重了人们的经济负担,而且严重损害了医疗体制的公平性,威胁着社会的安全稳定。造成这些现象的原因很多,但是在引发卫生事业问题的各种因素中,医务人员素质及提供的医疗质量不高、技术"独断""以医谋私",均和医学人文精神缺失有关。坚持"以人为本、健康第一"的理念,树立良好的行业形象,凸显人文精神的魅力,树立"为人"的医学指向,努力促使卫生事业的健康发展。

4. 医疗服务水平的提高需要人文素养的渗透

医疗服务是医疗业务的重要组成部分,和人民群众的切身利益、就医体验休戚相关。医院是开展医疗活动的主要场所,是彰显医疗行业形象的窗口。中山一院就是我们学习的典范:110年来,在一代代人的医疗服务、教学、研究、管理和社会服务互动实践中,中山一院形成了富有延续性、包容性、成长性的义化生态,塑造了清晰的文化演进脉络,以及强大的自我更新能力和吸引力。"医病医身医心,救人救国救世"的医训沉淀为中山一院的内核基因。新型冠状病毒肺炎疫情暴发以后,中山一院挺在前头,书写了勇立潮头的新篇章,捐赠急需医疗物资,1 130名医护人员踊跃无偿献血……重症医学专家在工作中充分展现了"科学救治、严谨细致"的强大力量,为临床重症治疗提供实战依据;第一批医疗队对口支援的武汉汉口医院,起初不具备传染病医院的隔离条件,病房老旧、缺乏隔离防护、人手严重不足、危重症患者占比高。在诸多不利条件面前,中山医人临危不惧、勇往直前,展现了顽强的意志品质。"请放心,你们不出院,我们不撤离!"是医疗队队员查房时最常说的一句话,这不仅表达了使命所至,也为患者送上了定心丸。中山一院的精神灯塔百年闪耀,将继续引领中山医人努力前行,也必将温暖照亮更多世人!

5. 医患关系的和谐需要人文关怀的滋养

医患关系是医疗活动中,以医务人员为一方,以患者及家属为另一方,在医疗实践活动中形成和建立起来的一种特殊的人际关系。和谐的医患关系是提高医疗服务质量的必要条件,医患关系和谐可以使医疗技术得以有效转化和迅速提高,使医学事业得以健康发展。如果医患关系紧张、矛盾尖锐,患者不能很好配合治疗护理医务人员不能尽最大努力解除病痛,则会削弱人类与疾病作斗争的力量。同时,医患关系不和谐,一方面加剧了社会诚信危机,给构建和谐社会造成危害;另一方面医疗技能得不到提高,也将制约医学事业的进步。医患关系疏离的本质原因是医学的科学精神与人文精神的分离。当前,我国的医患关系不容乐观,虽然原因是多方面的,但与部分医务人员的人文素养水平不高有较大关系。从知识、能力和思想3个层面来看,在知识层面上,主要表现为人文知识面偏窄,知识结构不合理,对医生职业精神的含义及医生的义务缺乏全面的认识,对知识更新认识不足,热情不高,满足于现状等。在能力层面上,有些医务人员口头和文字表达能力、动手能力、心理承受能力、人际关系协调能力等较差,在综合素养上不太适应实际工作的要求。在思想层面上,有些医务人员抵制各种错误思想文化渗透和侵蚀的能力较差,缺乏严谨的科学作风和态度及上进心,低估社会、心理、环境等因素在医疗中的作用。

生活节奏的加快增加了现代人的精神紧张感,导致幸福感降低,已成为当代加剧医患矛盾的原因之一,就医的患者多了一份急躁,而每天忙碌的医生也是疲惫不堪。医生小张就常常遇到这样的患者,要求医生开速效药,药效不显著就要投诉,等待时间长就要大吵大闹,严重地影响了正常的诊疗工作。然而这位医生遇到这样急躁的患者时并不生气,他理解患者急迫解除病痛的心情,耐心劝说,安排患者坐在自己旁边监督自己工作,等轮到这位患者的号码时再为他诊疗,平息患者的怒气,让患者理解自己的难处,为其他患者营造良好的就医环境。这位小张医生的做法值得我们借鉴,体现出良好的人文素养与应变能力。再如:在医院实习的影像专业医学生们,在冷冰冰的影像检查器械面前,可以用温馨的提示和友好的态度对待接受检查的患者,你们的关怀可以使患者减轻精神上的压力,也有利于检查的顺利进行。因此,医学教育应将科学教育与人文教育并重,注入人文精神,让医学更关心人,体现出医学"为人"的目的。

课堂互动

敬畏生命

哈佛大学哲学系的爱默生大楼上,刻着这样一个问题:"什么人让你难忘?"哈佛校长鲁登斯坦给出的答案是:"理解人、同情人、尊重人的人"。这话意味深长。医学离痛苦最近,离脆弱最近,离无助最近,离死亡最近,因此,医学离真实最近,离渴望最近。无知者"无畏",有知者"敬畏"。

思考

敬畏生命,是否是人的一种伟大成熟?

二、提高医学人文素养的途径

医学人文素养是人文素养在"医学"上的具体化,是通过学习人文社会学科尤其是医学人文社会学科群课程教授及医学文化的熏陶,使医学生与医务人员成为既掌握医学技术又有医学人文素养、人文精神的"医学人"的过程,其核心是"人性素养"与"仁术素养"的统一。具体来说,提高医学生人文素质素养的基本途径主要包括五个方面。

(一)课堂教学

课堂教学是进行人文素养教育最基本、最经常的途径,通过人文课程学习、人文知识讲座、课程思政教学等,加强医学生人文素养教育,使其能够对人文素养的基本知识和要求有全面、理性和系统地掌握和了解,促使他们对医学价值的评价、学习方式及自身的正确认识。因此,我们必须充分发挥课堂主渠道作用,让医学的科学精神与人文精神融合。

1. 处理好人文课程与专业课程的关系

在人文素质素养中,还应正确看待和处理好医学院校所开设的诸课程之间的关系。首先,是"两课"学习与其他人文素养课程学习的关系。"两课"指我国现阶段在普通高校开设的马克思主义理论课和思想政治教育课,是高校思想政治教育的主渠道,能够帮助我们树立坚定的政治信念,科学的世界观、人生观和价值观,并养成强烈的爱国主义情感和社会责任感。但是"两课"的内容属于社会意识形态的一部分,并不是人文科学的全部内容,两者虽然具有互补关系,却不具有互换关系,因而不能相互代替,只能相互促进。思想品德素养是人文素养中不可分割的重要组成部分,离开思想品德素养,人文素养会迷失方向,同样,离开人文素养,孤立的进行思想品德素养也难以全面提高人的素养。此外,医学人文素养与医学专业课程学习也是相互渗透和联系的,我们除了努力学习关于医学的知识和技术外,应对现代医学中所包含的人文精神加以高度的关注,只有这样才是真正全面培养现代医学职业素养。

2. 促进人文素养教育与专业技能培养互融

医学人才的全面发展,除了身体素养外,就是指既要有扎实的医学专业知识、专业技能还要具备良好的人文素养、人文精神。只有从思想深处充分认识到高尚的医德、医学人文精神与临床实践互相融合的重要性,充分认识到学校不是"学店"或"职业技能训练场",才能真正将这种互融教育理念融入教学的各个环节。例如,医学影像检查技术是医学影像专业的核心课程,医学影像检查X射线摄影、CT扫查等均涉及X射线,如果在临床诊治过程中使用不当,就有可能对人体造成不必要的伤害,影响身体健康、产生医患纠纷。在教学过程中,要经常给学生强调放射防护意识,包括自身防护及患者防护;强调要严格把握X射线检查适应证,避免不合理应用或过度应用,特别是对孕妇、儿童的医学影像检查,应当尽量避免使用涉及X射线的检查,而选择无X射线的检查如磁共振成像、超声等。因此,专业课教学,肩负的责任不仅仅是传授医学知识、培养医疗技能,更多的是培养医学生面对生命的责任感、同情心及奉献精神,培养他们的人文关怀、人文技能。

(二)参加社会实践活动

医学具有的社会性、实践性和服务性特点,社会实践为学生提供了通过真实体验提

医学人文素养

高自身素养的良好机会。通过社会实践,学生能够在接触社会、体验生活中,校正自己的世界观、人生观和价值观。主要让医学生亲自了解社会改革和发展现状,了解医学发展状况和卫生国情。医学实践主要是围绕医学生在学习过程中遇到的主要问题,进行深入实践,并在社会调查、医疗服务、医学知识普及、预防保健等过程中,为社会服务,并解决一些实际问题和学习中遇到的难题;通过参加一些医学劳务型的社会服务活动,使医学生在医学服务中磨炼意志,学会坚强,唤起爱心,从而与社会要求趋于一致。社会实践活动是实施素养教育的一种良好形式,是提升学生综合素养的良好载体。例如,一些医学院校经常组织"大学生志愿者服务队",到农村、社区、敬老院进行医疗知识宣传及健康服务(图1-2),为老百姓量血压、查视力、测体重,提供医学知识咨询,如健康饮食、疾病预防等方面问题;组织"杏林天使-社区健康维护行动志愿队",利用课余时间到学校周边社区、养老院、各中小学校,开展护理技术帮扶、急救知识宣传等公益活动(图1-3)。通过理论指导与社会实践相结合,使学生接触社会、了解社会、服务社会,为人民健康生活提供力所能及的帮助,提高了医学生思想、政治、道德素养。通过医学实践与医疗服务相结合,使医学生树立高尚医德,学会沟通和人文关怀,培养提高医学生综合素养。调研结果显示:68.6%的学生和84.9%的教师认为参与社会实践活动对人文素养的影响很大。在活动中,学生可以充分发挥"主体作用",主动将理论与实践相结合,在实践中感受、"亲身经历"到生命的价值和神圣,理解疾病给患者带来的身心痛苦,感悟悬壶济世的"医者仁心"!培养了诚信品质、关爱精神、服务意识等,达到了医学与人文的统一。

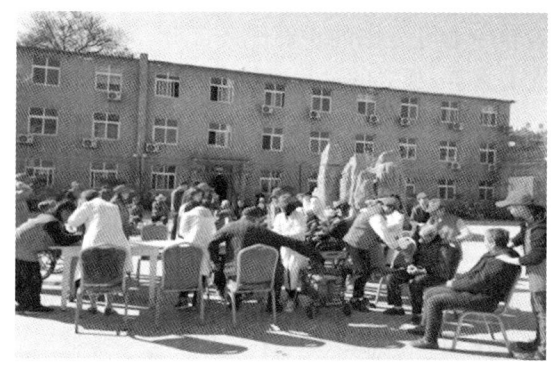

图1-2 志愿服务队进养老院

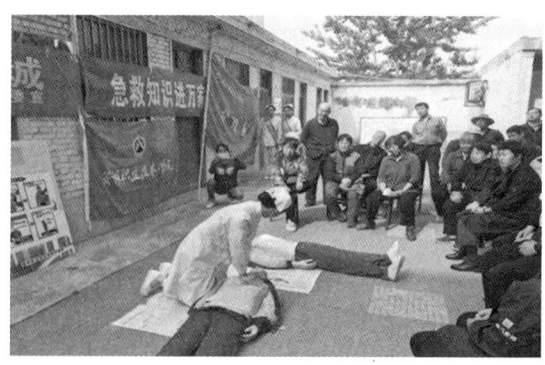

图1-3 急救知识宣传

2020年初，新型冠状病毒肺炎疫情肆虐，非常时期，涌现出很多优秀的大学生典范。例如，牡丹江医学院的代辰媛，自疫情阻击战打响以来，在坚持正常网上学习之余，放弃春节与家人团聚的机会，主动到河南省内黄县疫情防控定点医院参加志愿者服务。在留观站经常可以看到她身穿白色隔离服进行环境消杀、与留观站的护士一起为武汉返乡人员测体温、采集咽拭子的身影。面对新闻媒体的采访，她这样回答："习近平总书记说：'青年一代有理想、有本领、有担当，国家就有前途，民族就有希望。'作为一名青年志愿者，我要积极响应党和国家的号召，把初心落在行动上，把使命担在肩膀上。愿我们伟大的祖国繁荣昌盛，生生不息。祖国，我爱你！"（链接1-2-1）

链接1-2-1
视频

河南护理职业学院的赵翠翠，在新型冠状病毒肺炎暴发初期，积极响应共青团台前县委的号召，毫不犹豫投身到濮阳市台前县徐岭村一线防疫防控工作，每天无偿参与到本村卡点宣传教育、检测体温、出入登记、人员排查、数据上报等工作，用自己的方式为疫情防控贡献着自己的温暖和力量，为此，共青团台前县委向学校致以由衷的感谢。面对新型冠状病毒疫情，许多医学院校的学生们都时刻关注着疫情的进展，他们纷纷给学校发来请战书，要求协助当地有关部门参加疫情防控工作。"疫情是命令十万火急，防控是责任刻不容缓！""我要为这场没有硝烟的战争增砖添瓦！""我们要用实际行动践行新一代是有理想、有本领、有担当的青年！"疫情之下，他们用行动证明了当代大学生的责任与担当，诠释了新时代青年的理想信念与核心价值观（图1-4）。

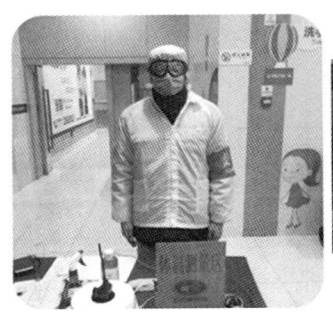 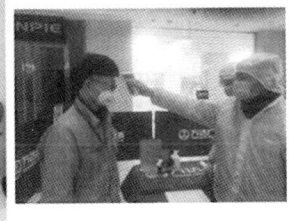

图1-4　抗疫志愿者

（三）艺术熏陶

艺术素养一方面可以帮助我们陶冶情操，培养博大的胸怀和高尚的品德，以及理解、思维和鉴赏美的能力；另一方面，这也是医学审美的要求。现代医学要求医务人员要有美的思想境界，在医疗过程中讲究语言美、行为美，医疗结果的形态美。因此，我们要通过多看一些优秀的文学作品，欣赏名曲、名乐、名画等来提高艺术欣赏力，拓展精神世界，形成良好的道德观念，培养博爱精神及同情心；拓宽理论视野，培养审美意识提高文化素养和心理素养，陶冶情操，以历史的眼光审视和认识世界。对医学生而言，还有助于从社会、文化的角度审视、诠释医学，深刻理解医学的目的、意义和价值。

（四）营造浓厚的人文氛围

注重营造浓厚的人文氛围，使其发挥潜移默化的育人功能，如新生入学时参观生命科学馆感受生命的奇妙和珍贵；通过开展道德讲堂、法律讲堂、主题讨论等各种形式的活动，拓展医学生医学人文素养教育的空间和渠道；每个专业都要在醒目的位置悬挂专业誓词（图1-5），让每一个学生都时刻感受到职业的神圣与责任，使学生们包围在浓厚的人文氛围中，在耳濡目染中受到感化。

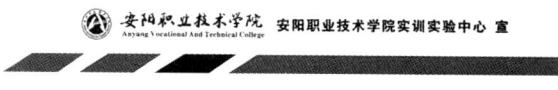

图1-5　专业誓词

（五）加强校园文化建设

习近平总书记曾在北京师范大学师生座谈会上强调：要更加注重以文化人、以文育人，广泛开展文明校园创建，开展形式多样、健康向上、格调高雅的校园文化活动，广泛开展各类社会实践。校园文化是学校通过医学人文素养教育环境，包括物质的、文化的或社会关系结构的，有意或无意中传递给医学生的非公开性医学人文素质教育经验。即大学的历史传统、人文精神、教育模式以及各种讲座、社团活动、文化氛围、课外阅读、校园环境、教师人格影响、诚信教育等。因此，全面提升校园文化环境建设，营造富有浓厚人文精神的校园文化显得尤为重要。校园内设施要着重突出中华优秀传统文化价值内涵，对大学生进行"以文化人、以德育人"的渗透式教育；倡导成立与传统文化领域相关的兴趣研究社团以及进行诗词歌赋、书法、绘画等方面的艺术节、知识竞赛、演讲比赛等活动，给医学生枯燥乏味的学习生活注入活力。校园文化作为医学人文素养教育的主要载体，既体现着医学人文素养教育范围内自然影响的属性，也体现着社会影响的属性。

课堂互动

感触

推荐观看《医生日记》这部纪录片，该片记录主角们从第一天进入哈佛大学医学院开始点点滴滴的成长,例如第一次见大体老师、第一次练习抽血、第一次与患者接触……直至结婚生子等。

思考

写一篇观后感,根据对你印象深刻的片段,谈谈如果换做你自己你会怎么做?

(六)实施自我教育

医学生人文素养的培养,关键在于内化,形成个体稳定的心理品质和素质。教育家苏霍姆林斯基指出:只有能够激发学生去进行自我教育的教育,才是真正的教育。因此,必须大力提倡学生充分发挥自身的主动性,开展自我教育,要在"内化"上下功夫。"内化"需要通过实践和感悟,把所学的知识融入自己的文化生命之中。在方法上,积极倡导自主式学习,让学生根据教学大纲和教学指导,借助教材和其他工具书、文献资料,结合临床,自主学习。特别要加强对选修课的自主学习。教学内容以学生自学为主,带教老师帮助学生巩固知识,以加深理解。教学组织形式由过去单一大班授课形式改革为以大班课、小组课、床边教学和病例讨论为主体,讲座、科研训练等为补充的形式。学生边当"医生"边学习,理论到实践或由实践到理论,充分利用临床条件自生学习,接触社会,提高人文素养。

第三节　提高医学人文素养的作用

一、提高医务人员的人格魅力

(一)全面提升个性品质

1. 思想方面

(1)职业操守　遵守职业规范,不损害、不侵犯患者的正当权益。

(2)敬业精神　把医疗工作视为自己一生追求的事业,追求事业是幸福的。

(3)价值追求　不把金钱、财富作为第一位或最主要的目标,把医疗事业看作是自我实现、自我确认、自我完善、自我肯定的方式。

(4)人文素养　尊敬、爱护、理解、同情和鼓励患者,用足够的耐心、细心及关心与患者沟通。

2. 业务方面

扎实的业务素养是成为一名合格医务工作者的基础。在与患者的不断沟通中,专业的答疑解惑能逐渐增加患者对医务工作者的信任,从而达成共识,形成和谐的诊治关系。

3. 情感方面

医务工作者所接触的患者,常常是身患疾病,或是身体上的,或是心理上的,他们都有共同的特征大都可能是身心疲惫、焦躁不安、疼痛难忍。因此我们作为医务工作者要自强和自律,平时积极进行自我正面的心理素养的建构,在诊疗活动中,应有明确的自我情绪管理意识和控制能力。例如,当患者对医务工作者的诊疗方案产生不理解、言行过激表现时,医务工作者要自我管控调节,给予患者更多的安慰与关怀,与患者形成良好的医患关系。

(二)塑造良好形象

1. 精神风貌

医学人文素养的提高,会使医务人员本能地展现出良好的精神风貌,"真诚、友善、宽厚和亲切"的形象,"爽朗、幽默、随和、友好、和蔼、亲切、豁达、聪明、温情、文雅、坦诚、率真"的性格,容易拉近医患之间的距离,获得患者的信任,形成良好的医患关系。

2. 职业形象

职业形象是医务人员的职业与个人形象的总和,主要源于医务人员的实践活动和沟通过程。它的宗旨和核心是患者至上,把自己的全部身心投入工作,以更好地服务患者,赢得患者的尊重与认可,增加患者的职业认同感,为顺利完成诊治打好基础。

(三)彰显人格魅力

1. 责任感

责任感是医务人员必备的素养。一个没有责任感的人,其表现必定是消极的。责任感是努力把工作做到最好,严谨处理工作中的每一个细节。例如,医学影像检查中偶有左右颠倒的事情发生,如果再加上临床医生责任心不强,就会导致手术无效或者失败。审阅医学影像检查图像时,按地图的看法就不会颠倒了,面对片子上北下南左东右西。对事业热情执着、自信自律,对患者友善自尊,是医务人员责任感的具体表现。

2. 事业心

医务人员的事业心表现为对工作热情,对技术精益求精,是一个人的内在素养在具体的医疗实践中的表现。优秀的医务人员几乎总能很自然地甚至好像是"下意识"地做到利于患者,而平庸的医务工作者则是因为工作而工作,以时间为节点,不斟酌最佳方案。

3. 吸引力

诊疗过程实质上就是医务工作者人格魅力散发的过程。人格魅力靠精神形象、性格形象、职业形象;靠思想素养、业务素养、心理素养;靠责任感、事业心、吸引力表现出来。医务人员的吸引力也代表着其各方面的综合素养,影响着整个医疗行业的发展,因此每一位医务工作者都应积极维护自身形象,提升吸引力。例如,抖音视频中很有名气的"鹤叔"——他是北京某医院小儿科皮肤专家,副主任医师,工作之余总结简单实用的皮肤小妙招供患者参考使用。他亲切友善、不图名利、自信自律,深受大家喜爱,吸引大量皮肤病患者关注。

> **名医故事**

大医有魂——著名医学专家华益慰

在半个世纪的军医生涯中,华益慰以高超的医术和崇高的医德享誉军旅内外。

1993年,42岁的克拉玛依油田工人刘树河被当地医院诊断为胃癌,靠朋友辗转介绍,他奔着华益慰来到了北京军区总医院。胃镜检查,必须马上手术。当时华益慰正在休假,刘树河的心悬了起来:那么有名的大专家,能为咱这个从新疆来的普通工人放弃休假吗?没想到,华益慰得知情况后随即赶到病房,微笑着拍了拍他的肩膀:"小伙子,别着急,马上给你做手术!"刘树河愣住了。

手术非常成功。这位曾经当过兵的汉子萌生了与华主任终生交友的愿望,他想让更多的油田人获得同样的幸运。从此,华益慰的名字传遍了大油田,他成了克拉玛依人的好朋友。

华益慰对待患者,无论是将军还是士兵,干部还是农民,都一律平等。

二、引领医学教科研创新发展

(一)重构教学内容

1. 开设人文课程

开设人文课程是培养提高医学生人文素养的主要途径。通过人文课程教育,丰富医学生的人文知识,形成人文知识与医学科学知识优势互补,培养学生乐观豁达的人生态度与高尚的医德情操,提高心理素养和创新创业能力等。完善提高医学生的综合素养,使其成为具有人文情怀的新型综合素养人才,塑造医学生圣洁的灵魂、高尚的医德,形成人性化的世界观、价值观。

2. 确定核心内容

根据医学发展对人才的需要而确定授课内容,做到少而精,重点突出。应重点传授医学史、医学心理学、医学伦理学、医学哲学等,可将其作为核心内容,并深挖专业课内涵,寻找人文与专业课程的切入点,促进医学与人文的融合。例如,在解剖学实训课教学中,面对人体骨骼、标本等教具,解剖教师在拿放、讲解的过程中,举手投足都要对教学标本表示尊重。在郑州大学出版社出版的《超声医学实训与考核》教材中,作者将人文教育纳入每节实训目标,将人文关怀融入实训过程及实训考核中,并占据一定分值。检查时要注意保护患者隐私;注意检查前的准备、操作的技巧、探头选择、患者体位、呼吸方式等,避免不必要的检查和长时间停留在同一部位扫查;注意和患者沟通,观察患者情绪变化,给予健康指导等。理论与实践、知识与情感有机融合,达到了医学与人文的统一,提高了医学生的个性品质。

3. 显性课程与隐性课程同向同行

医学院校开设的课程应是医学专业课程、自然科学、人文社会科学的综合体。隐性人文课程建设就是要通过无形的教育方式,在潜移默化、耳濡目染中提高学生的综合素质。如重视医学生的入校宣誓仪式教育,国内外医德典范、医德格言的文化碑廊建设等。营造浓厚的校园文化氛围,时时刻刻、无处不在地感受医学人文魅力的熏陶,激发学生热爱生活的情感,增强时代责任感与使命感。通过显性与隐性课程的建设,使医学人文教育能全面和谐发展。

(二)重构医学教学模式

应根据医学高校教育的指导思想,结合现代医学模式的发展需要,打破传统教学模式的旧思维,勇于创新,构建新型的探究式教育模式,是医学教学模式改革的发展趋势。充分发挥不同人文学科的功能与作用,做到目的明确、重点突出、结构合理、和谐发展。

1. 自编校本教材

组织校内临床、教学经验丰富的专家、教授,按照教学大纲的要求,结合自身临床经验,编撰试用教材。该教材须涵盖临床的常见病和多发病,并在试用后根据教师及学生反馈意见进行修改、补充。

2. 客观结构化临床模拟考试

学生在模拟的临床场景中按规定完成患有不同疾病的几个标准化患者考站,从整体表现、收集病史能力、常规及辅助检查能力、临床思维能力4个方面比较和评价两种教学模式的实施效果。

(三)完善医学学科建设

1. 培养学科带头人

加强医学学科建设的关键是人才队伍建设,特别是医学学科带头人队伍的培养工作。医学学科带头人不仅是医学专家,还应是该学科领域的战略家,有较强的学术组织管理能力、教学能力、科研能力和高尚的思想道德素养。这关系这学校综合实力和核心竞争力。

2. 完善医学科研基础设施建设

为学科发展提供平台。在国家政策和财政的扶持下,大力建设学科实验室、研究基地和技能培训中心等,为各学科提供科学研究和技术共享平台。

(四)提高师资队伍素养

1. 促进教师提升自身素养

医学人文素养的提高,促进了教师自身成长,促使其提高医学教学科研能力,及时发现教育教学中存在的问题,明确自己教研的努力方向,并朝着这个方向不断地追求和思考。"积累—总结—再积累—再总结"这是教师科研的必经之路。比如,利用网络资源创建新型医学教学结构,丰富课堂教学的手段,建设医学教学资源库,开展丰富多彩的医学学科教学活动,创建教师个人医学知识技能及医学人文素养教育知识主页等。不断学习充实自己,在"教学相长"中提高,在经验总结中成熟,在教学反思中创新,在教育科研中提升。

2. 培养教师团队协作精神

医学人文素养的提高,有助于培养教师团结协作的精神。医学教育成果并不是某门课程或某个个体独立操作生产的结果,它是教师们集体智慧的结晶,决定了教育的特殊性:协调、一致、同力、合作,所以任何一个教师个体的奋斗都是单薄的。只有共同合作,才能使受教育者沿着正确的轨道前行。而且,一名教师要想在复杂的教育教学过程中尽快得到成长,一方面需要不断参与教育教学实践,在实践中丰富自己、充实自己、提高自己;另一方面更需要与同事交流,相互学习,团结协作。

三、促进医疗质量的稳步提高

(一)提高医疗服务水平

医院是治病救人的场所,是生与死都密切相关的地方,它要求我们每一个医务人员必须严谨,不可有一丝的马虎和疏忽。医务人员人文素养的高低,直接关系到医疗服务水平。医学人文素养水平的提高,能使医务人员在医疗服务过程中,坚持"以人为本"的理念,换位思考,注意倾听患者的诉求,想患者之所想,急患者之所急。积极倡导"多同患者说一句话、多问患者一声好、多给患者一个微笑"等人性化的服务理念,为患者提供人性化的服务。高职医学院校作为医务人员的"出产地",更应该加强医学人文素养教育,培养医学生的"仁爱之心",为其以后在医疗工作中实施人性化服务打好良好基础。

(二)提升医疗技术质量

现代诊疗技术的快速发展,医疗设备的更新换代,为提高医疗质量提供了前提保证。但是,再先进的诊疗技术,再昂贵的仪器设备,没有人文素养的滋养,也会使医疗质量大打折扣。这要求医务人员对患者实施诊治时,首先要有广博的爱心、同情心,本着对患者负责的态度,对工作一丝不苟,用自己爱心、知识、技能借助现代科技仪器设备,通过各种检查来确定病因,针对性的实施人性化治疗。当代医学发展的方向,使原来由创伤较大的传统外科治疗的疾病逐渐向微创治疗演变,从而大大减轻了患者的痛苦和创伤。医务人员要充分考虑患者的感受,根据病情需要,采用现代科技手段,以减少患者的痛苦,提高患者的生存质量为前提,将患者生命安全放在首位,从而提高疾病的诊断正确率、治愈率或康复率,真正有效提高医疗技术质量。

(三)构建和谐医患关系

随着卫生事业改革的不断发展,在医患双方的关系上出现了新的矛盾,医务工作者受到患方的人身伤害时有发生。白衣天使的处境并不乐观,医患关系的紧张,不利于人民的健康幸福,不利于社会的安定,也会挫伤医务人员的积极性,不利于医学事业的发展。因此,改善医患关系刻不容缓。

建立良好医患关系从医患沟通开始。高校医学生要多与患者接触、多参与临床实践活动。医务人员的素养,医疗服务的质量,医疗设施的优劣等,都是群众看得见、摸得着的。患者到医院就诊,需要得到更多的帮助,得到更多的服务和尊重,因此,建立良好医患关系应该从医患沟通开始。加强交流与沟通是非常必要的。加强医患沟通,是塑造医

医学人文素养

务工作者良好形象的需要、患者及家属的需要、医务人员进行医疗工作的需要及医学科学发展的需要。

> **知识链接**

医学影像检查的人文关怀

1. 检查前的人文关怀

理想的影像图像是正确影像诊断的前提,而理想影像图像的获得与患者的配合密不可分。因此我们必须重视检查前的准备。部分患者也许是第一次检查,对检查过程不了解,心里紧张,尤其是做 MRI 检查时我们一定要和患者进行简单交流,讲解大概检查过程及有关注意事项,消除其紧张因素,也可以在等候室提供相关的检查视频让其有所了解,以顺利完成检查。一些特殊部位的检查如上腹部、盆腔、心脏等扫描,需要相应的准备,我们要向患者交代清楚,让其充分准备,在这个过程中一些患者也许还有许多疑问,我们一定要有耐心宽容患者,而不是训斥。

2. 检查过程中的人文关怀

不同影像设备其检查过程是不一样的。CT 作为现在最普及的一种检查方法,在实践中应用最广泛,然而 CT 检查对人体有辐射,因此在检查过程中,我们应对检查部位以外的身体做好防护。对于一些急诊骨折或出血患者,告诉家属搬动时要小心慎重,防止加重患者病情。MRI 检查具有多方面成像优势,但其噪声大且患者置于检查床中有一种幽闭感,检查时间相对长,一部分患者很难配合,此时我们应该慢慢引导,而不是指责。现在部分医院尝试给被检查者佩戴耳机播放音乐以消除患者的恐惧感,轻松完成检查。超声检查是一种无辐射检查,然而其检查时需要患者暴露相应检查部位,冬季检查时我们要注意室内温度,此外,检查过程中动作一定要轻柔,对于一些隐私部分检查,我们要保护患者隐私,如检查床旁可设置帘子。在检查过程中,检查医生还要对有疑问的患者做好病史询问,并进行登记方便诊断医生参考。

3. 报告书写及发放过程中人文关怀

作为一名基层影像科医务工作者,我们面对的一大部分患者来自偏远山村,他们急于在检查后尽快能取到结果,然而影像图像之多,信息量之大,我们必须花费长时间认真细致地看。面对这样一种矛盾,我们该如何解决。对于一些简单的片子,我们尽量争取当天发放,如有出血或其他需要急诊处理的情况,及时电话通知,争取最好的治疗时机。对于疑难片子我们应向患者做好解释工作,经全科医务人员共同探讨后发放。此外,要做好患者的回访工作,一方面体现了对患者的关心,另一方面我们也能进一步证实我们的结论正确与否,提高自身的诊断水平,这也体现循证医学发展对医学人文关怀内涵的丰富。

本章小结

本章简要介绍了医学人文素养的概念与特点,揭示了医学人文素养的价值内涵。阐述了提高医学人文素养的意义与途径,以及其在提高人才培养质量、引领医学教科研创新发展、促进医疗质量提升等方面的作用。医学教育要坚持树立以人为本的理念,加强医学生人文素养教育,使医学生知识与能力、知识与情感达到完美结合,引领医学生提升个性品质,达到培养适应社会发展需要的、高素质技术技能型人才的教育目的。

课后思考

(1) 2012年2月某地一位医生的微博上出现了以第一人称讲述的与濒死患者有关的故事。其中有例如"您就等我下班再死好不?"等。微博上还张贴该患者病历,将患者宣布临床死亡称为"亮点""今晚可以睡个好觉"等。

思考

看到这样的言论你会怎么劝阻这位医生?

(2) 某日,一名85岁女性患者以"急性心肌梗死"收入某医院心内科。该患者的4个子女聚集在她的床前不停地大声谈论什么。责任医生王某上前劝说家属离开,告知家属患者需要绝对安静休息,避免打扰。但是患者子女不理解,开始厉声斥责王医生不通人情世故。面对家属的指责,王医生仍旧非常耐心地解释心肌梗死患者的疾病特点,为什么不宜多陪护,同时请护理人员积极做好该患者的基础护理和专科护理。逐渐,患者子女开始理解王医生的良苦用心,对她的治疗越来越放心。

思考

你觉得王医生的举止体现了什么样的医学人文素养,谈谈你是如何培养自身医学人文素养的。

(张红艳 刘红霞)

第二章
医学伦理学素养

知识目标

(1) 掌握医学伦理学的内涵与提高医学道德修养的途径。
(2) 熟悉医学伦理与职业道德。
(3) 了解医学道德修养的作用。

技能目标

(1) 学会医学伦理学道德内涵以提高医学道德修养。
(2) 具备为"以患者为中心"的医学职业道德。

素质目标

具备理论与实践相结合的综合能力,灵活运用基本医学职业道德知识。

案例导入

案例

某医院收治一名Ⅱ度烧伤、面积达95%的8个月女婴,医护人员全力抢救,患儿得救了,但终身残疾。患儿父母决定放弃抚养,由医院处理。当时,医护人员出于人道主义,将患儿收治、喂养,至今仍在该院病房。于是,人们对医院当时该不该收留患儿展开了广泛讨论。

思考

(1) 医院的做法是否得当?
(2) 医疗生活中出现的令人费解的道德难题该如何解决?

第一节 医学伦理学概述

链接 2-1
医学伦理学概述

一、医学伦理学的概念与内涵

(一)概念

1. 医学伦理学

医学伦理学(medical ethics)是一门研究医学道德的科学,运用了伦理学的理论、原则和方法研究解决医学领域中人与人、人与社会、人与自然关系的道德问题的一门学科。它是医学的重要组成部分,也是伦理学一个分支,用于评价医务人员的医学实践活动是否符合人类社会伦理道德的要求,解决治疗实践和发展过程中出现的医学道德现象,它伴随着人类的医疗行为而生,讨论医患关系、医务人员之间关系,医务人员与社会的关系等。

2. 医德学

医德学是医学伦理学的最初形式,又称传统的医学伦理学。医德学实际上就是医生道德学,医学伦理学强调的是医生个体的道德自律。过去医学中的伦理关系比较单纯,基本上是医患关系,所以医德学的主要内容是医生的职业戒条和医生的职业美德——医学义务和医学美德。医德学的这些思想主要散载于历代医学典籍和体现在医家的身体力行之中。现阶段的医学伦理学处于医者自律阶段。

3. 现代医学伦理

以英国的托马斯·帕茨瓦尔(Thomas Percival)的《医学伦理学》(*Medical Ethics*)一书出版为标志,此时的医学已经超越经验医学阶段,确立了生物医学模式,使医学真正建立在科学的基础之上。实验医学的兴起使医学得到了突飞猛进的发展,医疗卫生发展成为具有集体性和社会性的事业。医学中的伦理关系不仅指医患关系,还包括医疗机构与医疗机构之间、相同专业医生之间、不同专业医生之间等复杂的关系。医患矛盾的突出,使医学伦理从强调医者的个体自律转变为医学的行业自律。帕茨瓦尔《医学伦理学》的意义主要是在医学行业中确立伦理道德规范——医学行业应该如此,才能更好在社会上生存。此阶段的医学伦理学进入了行业自律的崭新阶段。

(二)内涵

1. 医德理论

我国的医德理论以马克思主义伦理观为指导,继承我国优秀的医德精华,论证社会主义医德的先进性,摒弃落后、消极的医德影响,树立和发扬新时代社会主义医德新风尚。高职医学院校与医院等医疗卫生机构建可以建立德医风动态互通机制,结合临床中出现的医德问题动态的反映到学校,及时调整教学,更新内容采用更符合新时代要求的医学生医德教育内容与形式,提升医学生"学以致用"的能力,提升医学生"变通"的能力,把医德理论教育落实到实处。

2. 医德规范

主要包括社会主义医德根本原则规范和范畴,医务人员自觉地选择符合医德规范的医德行为。我国的医德规范是具有社会主义性质的,医德规范教育兼顾医德认知、医德情感与医德能力的全面培养,全面提升学生医德方面的知、情、意、行。

3. 医德实践

主要包括医疗实践中按照医德理论对自己和他人的医学实践活动进行道德评价,医德教育的正确途径与方法,提高医务人员的道德素养。与医德理论相比,医德实践更为重要,我国的医德实践应当是在社会主义医德理论指导下,按照社会主义医德规范要求进行的实践活动。

课堂互动

案例

《三国演义》中神医华佗共出场两次。

第一次是关云长手臂中毒箭,华佗不请自至,视之,曰:毒已至骨,需用刀刮骨。公曰:任汝医治。接着,一边是皮开肉绽,血流盈盆,刮骨悉悉有声,左右皆掩面失色;一边是关公虽汗流如注仍饮酒食肉,谈笑弈棋,神色如常。结果手到病除。关公赠金百两,华佗坚持不受,传为千古美谈。

第二次是曹操患头痛风疾,星夜请华佗入诊,佗曰:病根在脑袋,需先饮麻沸汤,然后用利斧劈开头颅,取出风涎,方可除根。操大怒,遂急令拿下,囚禁追拷,一代名医冤死狱中。杀了华佗后,曹操的病势愈重,无人能治,遂一命归西。

思考

(1) 华佗与关云长之间为什么能够达成和谐的医患关系?

(2) 华佗与曹操的沟通中,有没有不当之处?为什么?

(3) 该案例对当今和谐医患关系的构建有何启迪?

二、现代医学伦理学的研究问题

(一) 健康与疾病的概念界定问题

健康与疾病的概念在规定医疗范围和医务人员的义务中起着重要作用。世界卫生组织对健康的定义包括身体、精神和社会方面的完全良好。许多人认为这个定义过于宽泛,会使医疗卫生的范围过大,社会负担过大。狭义的健康定义仅包括身体和精神上的良好,或仅限于身体上的良好。另一个健康的定义是没有疾病,据此医疗范围限于消除和控制疾病。关于疾病,概括为自然主义和规范主义。自然主义强调疾病是偏离物种组织结构中的自然功能,与价值无关。规范主义强调疾病是对社会规范的偏离,与价值有关。例如,同性恋、双性恋等是否算"疾病",与社会规范和价值有关。

（二）生殖生育技术发展带来的问题

人工授精、代理母亲、体外授精、避孕、人工流产、绝育等给人类提供了非自然的生殖生育技术方式,引起一系列伦理学和法律问题。

一方面生殖技术使人把恋爱、性交和生殖生育分开,这是否会削弱家庭的神圣纽带？通过人工授精把第三者引入婚姻关系,是否会破坏家庭的基础？是否应该在法律上禁止代理母亲？代孕育成的孩子具有什么样的法律地位？体外受精中胚胎的伦理学和法律地位是什么？在人工生殖技术中,一个孩子可能既有提供遗传物质和发育环境的父母,也有养育他的父母,那么谁是他在伦理学上和法律上拥有义务和权利的双亲呢？这些问题的讨论往往要求在政策和法律上作出相应的决断。例如,一名38岁女子代孕7个月产下双胞胎男婴,结果雇主拒绝收货的新闻刷爆了网络。报道称,这名女子因为通过朋友介绍辞了之前的工作而做了代孕,代孕期间做了4次受精移植手术才成功,而后不料早产,不仅佣金没拿齐,她所生下的早产儿未脱离危险期仍在治疗,甚至还垫付了3万元急救费,并因入院信息和实际不符无法顺利出院。等到再联系雇主的时候,所联系之前的号码竟然得到的答案是"没有这事,你打错了"。这样的事情在现代社会屡有发生。代孕母亲的佣金,肯定是得不到法律保护的。法律规定任何个人、组织都不能通过代孕来获得利益,如果代孕中牵扯到协定的工资、佣金等,不受法律保护。

另一方面避孕、人工流产和绝育等也是使恋爱、性交和生殖生育分开,是否会影响人口数量增长与性别比例失调？是否应该禁止在产前进行性别选择？对智力严重低下者及严重的精神病患者是否应该实行强制绝育,也是一个争论不休的问题。对人工流产的讨论也引起另一个问题:胎儿是不是人,以及人是从什么时开始划分的问题。有些国家规定不准在胎儿进入可存活期后实行人工流产,但如果由于某种原因要求流产是否允许？在晚期人工流产问题上,胎儿、母亲、家庭、社会、医务人员的价值或利益发生冲突时应该如何处理,至今仍是一个使医务人员感到为难的问题。例如,我国历史悠久,但是男尊女卑的传统依然存在,为了协调男女比例,我国人大已将非法鉴定胎儿性别纳入刑法中,但是仍不可避免的有这样的情况发生。

（三）遗传与优生相关问题

遗传学检查、遗传学筛选、产前检查、遗传咨询、基因治疗等技术有利于人们及早发现遗传性疾病,但这些技术引发这种检查和筛选是否应该强制进行,是否应该限制严重遗传病患者的婚育,遗传信息是否应该对婚育双方保密,遗传咨询服务是否应该免费,以及这些技术带来的利害得失如何权衡等医学伦理问题？是否可以运用遗传学技术减少遗传病患者的人数、改进人口质量？例如,患者叶某因头胎出生后出现肌无力症状就医,确诊为脊髓性肌萎缩症(spinal muscular atrophy,SMA)。SMA为典型常染色体隐性遗传病,因此,追证夫妻双方染色体均为SMA致病基因携带患者。夫妻双方考虑到SMA属于严重的遗传病之一,再次生育可能会重蹈覆辙。加之鉴于经济条件及计划生育政策,因此选择继续抚养患儿。社会中有一群类似叶某一样的特殊人群,他们患家族性遗传疾病或携带家族性遗传疾病基因,生育并非如此幸运,《异常情况的分类指导标准》中明确认为严重染色体疾病患者或基因携带者应禁止和限制生育,因此,明确的严重遗传病患者往往因生育限制而在择偶中不受青睐,致使不少患者因"同病相怜"进行婚配,故而导致其生育问题一直是临床及伦理讨论的焦点话题。

(四)死亡标准与安乐死相关问题

许多国家在法律上只认可全脑死亡概念。现在争论热烈的问题有:大脑皮质死亡但脑干仍然活着的持续性植物性状态者是否已经死亡?无脑儿是否能算是人?安乐死的伦理学问题是医学伦理学讨论得最活跃和争论得最激烈的问题之一。这里讲的死亡是人的死亡,所以死亡概念又与什么是人的概念密切联系。目前,自愿的被动安乐死,即根据临终患者的要求不给他治疗或撤除治疗,已被许多国家的法律所承认,无行为能力的患者也可由代理人作出决定。分歧较大的是主动安乐死问题,这主要是因为对结束患者生命的主动行动与不给、撤除治疗的被动行动之间是否有性质区别,尚存在不同意见。在主动安乐死的情况下,死亡的原因是疾病还是干预行为,以及采取干预行为的人是出于善意还是出于恶意,这也难以断定。安乐死也涉及对严重残疾新生儿的处理,即应根据哪些标准作出决定以及应该由谁来作出决定等问题。泰戈尔在诗中写道:"使生如夏花之绚烂,死如秋叶之静美"。在诗人看来,生命的结束就如其开始,是一种至美的境界。求生是人类的本能,谁也不愿意轻易放弃自己的生命。但是,如果一个生命只剩下痛苦,苟延残喘是否就等于尊重生命?有朝一日,艰难的生,还是安宁的死,是否将只是一个决定?例如,有人认为安乐死是侵犯人权,杀死无辜的人,安乐死可能对医务人员的道德责任感和医学的发展起消极作用。

(五)医患关系导致的问题

医患关系涉及医学伦理学许多基本问题,其中最重要的是患者的权利与医生的义务问题。历史上提出过很多种医患关系的伦理学模型。传统的医学伦理学家长主义模型,强调医务人员所做的一切必须有益于患者,而不管患者的愿望如何。随着西方民权运动的发展,自主模式更加强调尊重患者的意愿,现代人正在设法把两者统一起来。

例如,某患者,男,57岁,在北京一家普通的医保医院查到左肩胛下方有个一元硬币大小的肿瘤,经超声检查,医生怀疑是纤维瘤或脂肪瘤,接受医生建议花费高昂的手术费将肿瘤切除,术后患者家属得知此项手术花费超出三甲医院花费两倍多,于是向医院提出赔偿要求,被医院拒绝,最后通过法律手段解决,返还患者超出规定的手术费用。所谓医患矛盾指实践中医方与患方之间的分歧、争执或对抗,其含义较为广泛。我们根据冲突的表现形式和激化程度将其分为非纠纷性冲突与纠纷性冲突,后者是前者进一步激化的结果,又可称为医患纠纷;根据纠纷发生原因或场所的不同,医患纠纷可分为医疗纠纷与非医疗性纠纷,而在医疗纠纷中,又可根据医务人员有无过失,区分为有过失的医疗纠纷和无过失的医疗纠纷等。

(六)医疗卫生政策与资源分配问题

资源分配包括宏观资源分配和微观资源分配。医疗卫生资源的宏观分配指在国家能得到的全部资源中应该给卫生保健分配多少,分配给卫生保健的资源在医疗卫生各部门之间如何分配,例如,癌症研究应分多少、预防医学应分多少、高技术医学应分多少、养老医疗应分多少等。医疗卫生资源的宏观分配还须解决以下问题:政府与市场谁来负责调节医疗卫生事业,如果政府负责,则应将多少预算用于医疗卫生;如预算应集中于肾透析、器官移植、重症监护这些抢救医疗?还是集中于疾病的预防?哪些疾病应优先得到资源的分配?资源的微观分配指医务人员和医疗行政单位根据什么原则把卫生资源分配给患者,怎样分配才算公正合理。当涉及稀有资源时,应怎样分配资源?例如:有两个患者都需要肾移植,但只有一个肾可供移植时如何分配。省级医院与县乡级医院的医疗条件与设备悬殊如何协调。医疗卫生资源微观分配,首先要制定一些规则与程序来决定哪些人可以得到这些资源,即根据适应证、年龄、治疗成功的可能性;还是依据预期寿命和生命质量等主要医学标准进行初筛;然后再制定一些规则和程序从这范围中最后决定哪些人得到这些资源。这些规则和程序的规定常常要参照社会标准:患者的地位和作用、过去的成就、潜在的社会贡献等,但对社会标准,争议较多。例如:某医院负责抢救突发性爆炸事件,抢救室地方紧张,暂时只有一间抢救室可用,60多岁的老年患者有大面积烧伤,呼吸正常,但是暂时没有生命危险;而同时被送进医院的10多岁的儿童,因爆炸原因烧伤严重,呼吸困难,经医务人员商议,优先让儿童使用抢救室,却被老人家属投诉并上告法院要求赔偿,最后结果是法院驳回上诉,医院对于紧急救治优先治疗处理得当。

名医故事

抗击SARS的功臣——钟南山

2003年的SARS是中国人抹不掉的共同记忆,平时很少流泪的人,那个时候也会泪流满面,平时很少动心的人,那个时候也会怦然心动。在那充满疑虑、充满期待的日子里,有一个人让我们踏实、让我们感动,他就是抗击SARS的功臣——钟南山。

刚进入2020年,全国人民都加入了抗击新型冠状病毒肺炎的战争中,这又是一场没有硝烟的战争,钟南山夜以继日的奋战在一线,带领他的团队深入武汉,给全国人民吃了一颗"定心丸"。

他在谈及道德标准时说:"什么是道德标准的核心?简单一句话就是,无论做什么事情都要想到别人。"面对突如其来的SARS疫情和新型冠状病毒肺炎疫情,他冷静、无畏,以医生的妙手仁心挽救生命,以科学家实事求是的科学态度应对灾难。他以令人景仰的学术勇气、高尚的医德和深入的科学探索给予了人们战胜疫情的力量。

第二节 医学伦理学实践

链接2-2
医学伦理学实践

一、医学伦理的现实困境

（一）医学伦理困境的类型及含义

医务人员在进行伦理决策时,如果出现两种或多种相互矛盾的行为方案,而每种行为方案都有合理的医学伦理理由,使医务人员行为决策陷入两难困境。这种两难或多难问题,就是医学伦理困境。医学伦理困境不仅仅是"两难"选择,而且可能是三难以上的"多难"选择。医学伦理困境不同于一般困境,也不同于一般伦理困境。

根据发生的领域,医学伦理困境可分为医学科学研究与医疗卫生实践中的两类困境。医学科学研究困境主要是师资力量和学术导向问题,不注重精神层面的研究与发展;医疗卫生实践困境主要是对西方医学伦理学在学习、效仿过程中的消化不良,对本土医学伦理学传统思想和文化汲取不够。

根据医学伦理困境的性质可以分为具体的与抽象的医学伦理困境两类。具体困境主要是科学技术发展、观念变化、医疗法律制度的变化等;抽象困境主要是没有真正的哲学理论基础的支持。

（二）医学伦理困境的形成原因

1. 生命科学技术的迅猛发展

由于知识的增加,我们可以预测未来发生事件的能力提高,迫使我们必须做出道德决定,包括人工授精、试管婴儿、代孕技术、基因技术、器官移植、连体婴儿等。

2. 医学伦理理论的多样化与观念的急剧变化

一方面根据不同的医学伦理理论,会得出不同的结论;另一方面,根据不同的医学伦理原则,也会提出相反的观点。例如,器官移植可以拯救患者生命,甚至拯救一个家庭的幸福。然而,由于人体器官的需求增多,器官资源紧缺,滋生出不合法、不合规的器官买卖。因此器官移植的医学伦理理论讨论提出了很多不同的观点,对于多种观点我们要因情况而论,要符合社会需求与法律法规。随着社会的进步,人们的医学伦理观念发生了很大的变化,对于很多医学伦理问题的看法也发生了很大改变,甚至与过去的看法截然相反、相互矛盾,于是出现许多医学伦理难题。例如,古人常说身体发肤源于父母,死后也追求身体完整。然而当今社会医疗技术发达,器官移植可以拯救别人的生命,如眼角膜移植等,虽然与前人观念相悖,但是却顺应时代发展。

3. 忽视医学伦理学教学与实践教学的融合

在西方发达国家,医学伦理学早就纳入必修课程中,贯穿在医学教育整个阶段。在基础课学习阶段、临床实习前期、临床实习中都融入了不同阶段所需要的医学伦理学知识和临床技巧,大大提高了教育的系统性、整体性、实际性,教育效果良好。然而我国的医学伦理学基本安排没有形成统一的教学体系与评价标准。医学伦理学只是作为一门课程单独开设,在其他临床课程的教材与教学中,很少涉及医学伦理学的内容。学生只学习医学伦理学理论知识,犹如纸上谈兵,味同嚼蜡。

4. 医疗卫生体制的不完善

由于医疗卫生体制的不完善,医疗卫生实践中存在大量的医学伦理难题。例如,旧的医疗保障体制已经不适应新的形势,新的医疗保障制度又尚未建立,就发生了"见死不救"和"见死难救"的医学伦理难题。

5. 医学伦理文化的国际化和多元化

由于各个国家和地区的社会政治、经济、思想、文化、宗教信仰等的差异,医学伦理文化又不同程度地呈现出多元化,一个国家、地区、民族的人们认为合乎道德的医学行为不一定合乎另一国家、地区和民族人民的道德标准。例如,某些国家在超声检查过程中会直接告知孕妇胎儿的性别,这种做法是合规合法的;然而在我国是禁止鉴别胎儿性别的,这与习俗观念有关。

6. 卫生法制建设的相对滞后

从根本上,一个国家的法律与其主导伦理价值观是一致的,合法的一定是合乎道德的,合乎道德的不一定会得到法律的保护。但道德既有"保守"的一面——对传统道德的继承,又有"超前"的一面,对于一些新问题,道德首先确立"应该怎么做"(但并没有上升到法律这种国家意志)。于是在复杂的医疗卫生实践中,时常会发生矛盾和难题。

课堂互动

艰难的抉择

1962年,当时没有足够的人工肾为不同阶段的肾功能衰竭患者做肾透析。美国华盛顿州西雅图市的瑞典医院收治了30个需要肾透析的患者,但医院的条件只能为10个人提供服务。医院应该做出怎样的选择?或者说医院如何选择才是道德的?为此,该医院成立了两个委员会,试图解决这个问题。

一个是医疗委员会,负责挑选能够接受透析医疗的患者;另一个是非医疗委员会,主要由非医务人员组成,他们将在那些有资格接受透析医疗的人当中,决定谁将实际地得到治疗。医疗委员会把需要治疗的30个患者缩减到17人,要求非医疗委员会从中再删除7人,因为医疗条件只能为10个人做透析。非医疗委员会考虑了下列因素:年龄、性别、婚姻状况和赡养人数、收入,财产净值、情绪的稳定性、教育、职业、以往行为与未来潜能以及其他查询结果等。但很快发现,无论如何决定,都使委员会中善良的人们感到困难。

如果是你,会怎么选择?

二、职业道德

(一)职业道德的概念与特征

1. 概念

1999年颁布的《中华人民共和国职业分类大典》对职业道德的概念做了明确定义:医生的职业道德也就是通常所说的医德,是医务工作者必须遵守的职业道德,它同医务人员的职业生活紧密联系着,是在医务工作实践中形成的,并依靠社会舆论和良心指导的,用以调整医务人员与服务对象之间、医务人员之间以及与社会之间相互关系的行为规范的总和。

职业道德在医学人文素养中占基础性的地位。职业道德是与人们的职业活动紧密相关的符合职业特点要求的道德准则、道德情操与道德品质的总和。职业道德具有一定的社会作用,调节职业活动中的人与人的关系;维护职业活动中各方的利益;使人们认识自己对社会、对他人的道德责任;教育、激励人们,使人们有良好的道德素养。它既是对医务工作者在职业活动中的行为标准和要求,同时又是职业对社会所负的道德责任与义务。生命权与健康权是人民的基本权,医学生是我国医疗卫生事业的接班人,他们所从事的职业与人民的健康与生命息息相关,所以对医学生的职业道德也提出更加神圣与崇高的要求。

2. 特征

(1)稳定性和继承性 任何一种职业道德都是在继承某一职业特有的道德传统和道德习惯的基础上发展起来的。

(2)多样性与适用性 各行各业都有自己的职业道德规范,有多少种职业,就有多少种职业道德。

(3)针对性和特殊性 不同的职业有不同的道德要求,任何一种职业道德都只是针对本行业起作用,对不属于本职业的人或本职业人员在该职业之外的行为活动往往起不到调节和约束作用。

(4)职业化和成熟化 职业道德主要表现在实际从事一定职业的人群中间,即表现在成人的意识和行为中它是家庭教育、学校教育、社会教育初步形成的道德品质的进一步发展,标志着个体的道德品质走向成熟阶段。

(二)医学职业道德的概念与特征

1. 概念

医学职业道德指医务人员在长期的医疗实践中逐步形成的比较稳定的职业心理素质、职业习惯和传统,是用来调整医务人员与患者之间、医务人员之间,医务人员与国家、社会、集体之间关系的行为准则和规范的总和。医学职业道德的基本原则是指在医学实践中调节医务人员人际关系及医务人员、医学团体与社会关系的最根本指导准则,也是医务人员选择行为或解决伦理问题的伦理辩护依据。

2. 特征

(1)尊重性 指在医学实践中,对能够自主的患者的自主性尊重。患者的自主性是指对有关自己的医学问题,经过深思熟虑所作出的合乎理性的决定并据以采取的行动,如知情同意、知情选择、要求保守秘密和隐私等,均是患者自主性的体现。

(2)有利性　又称有益原则,该原则有狭义和广义之分。狭义的有利原则是指医务人员履行对患者有利的德行;广义的有利原则不仅对患者有利,而且医务人员的行为有利于医学事业和医学科学的发展,有利于促进人类的健康。为了使医人员的行为对患者确有助益,要求医务人员的行为要与解除患者的痛苦有关。医务人员的行为与患者利害共存时,要使行为给患者带来最大的益处和最小的危害;同时医务人员的行为使患者受益而不会给他人带来过大的伤害等。

(3)不伤害性　不伤害是指在治疗及护理过程中,不使患者的身心受到伤。因此,凡是在治疗、护理上是必须的或者属于适应证范围的。所实施的诊治、护理手段是符合不伤害原则的。但是,不伤害原则不是绝对的,任何治疗、护理都有正面与负面的效应。为了预防对患者的蓄意伤害或使难免的伤害降低到最低限度,要求医务人员具有为患者利益和健康着想的动机和意向,尽力提供最佳的诊治、护理手段,并对有危险或有伤害的医护措施进行评价,选择利益大于危险或伤害的行为。

临床上可能对患者造成伤害的情况包括:①医务人员的知识和技能水平低下;②对患者的呼叫或提问置之不理;③强迫患者接受某项检查或治疗措施;④歧视、侮辱、谩骂患者或其家属;⑤施行不必要的检查或治疗;⑥医务人员的行为疏忽、粗枝大叶;⑦不适当地限制、约束患者的自由;⑧拖延或拒绝对急诊患者进行抢救;⑨拒绝对某些患者提供医疗照护。

(4)公正性　包括公正的形式原则和内容原则。前者是指分配负担与收益时,相同的人同样对待,不同的人不同对待。后者是指根据哪些方面去分配负担与收益,如根据患者的个人的能力、对社会的贡献、在家庭中的角色地位、科研价值等。

公正原则要求医务人员公正地分配卫生资源,尽力实现患者享有基本医疗和护理上的平等,不仅在卫生资源分配上,而且在态度上能够公正、公平地对待患者,特别是弱势群体的患者;在医患纠纷、医疗事故处理中,要坚持实事求是,站在公正、公平的立场上。

案例导入

案例

某患儿,女,5岁,因发热、呼吸困难被送入某医院儿科诊疗。经医生诊断:急性喉炎,Ⅲ度吸气性呼吸困难。立即给予吸氧、镇静、抗生素和地塞米松静脉滴注。急请五官科医师会诊,认为患儿病情危重,为气管切开的指征,本该立即实施,但考虑到术后颈部瘢痕影响容貌,将给患儿心灵造成伤害。经多方会诊并取得家属同意,采取保守疗法,不切开气管,加大地塞米松用量,密切关注病情变化,做好病情突变的急救准备。3 h后患儿呼吸困难稍改善,6 h后喉梗阻明显减轻,转危为安。

思考

该医院的做法符合临床诊疗的哪些伦理原则?

(三)医学职业道德范畴

(1)遵守法律法规,遵守技术操作规范。
(2)树立敬业精神,遵守职业道德,履行医师职责,尽职尽责为患者服务。
(3)关心、爱护、尊重患者,保护患者的隐私。
(4)努力钻研业务,更新知识,提高专业技术水平。
(5)宣传卫生保健知识,对患者进行健康教育。

(四)医务人员的职业道德规范

(1)救死扶伤,实行社会主义的人道主义。时刻为患者着想,竭尽全力为患者解除病痛。
(2)尊重患者的人格与权利。对待患者不分民族、性别、职业、地位、财产状况,都应一视同仁。
(3)文明礼貌服务。举止端庄,语言文明,态度和蔼可亲,同情、关心和体贴患者。
(4)廉洁奉公。自觉遵纪守法,不以医谋私。
(5)为患者保守医密,实行保护性医疗不泄露患者隐私与秘密。
(6)互学互尊、团结协作。正确处理同行同事间关系。
(7)严谨求实,奋发进取,钻研医术,精益求精,不断更新知识提高技术水平。

医务人员的具体任务是诊断疾病、制定并实施治疗方案及预防保健。由于诊疗工作具有诊疗手段的双重性、工作对象的特殊性、患者需求的多样性等特点,所以在临床实践工作中要遵循一定的道德原则,将有助于医务人员在临床诊疗过程中正确处理诊疗中的道德问题,提高医疗质量,改善医患关系,帮助患者恢复健康。

第三节 医学道德修养

链接2-3
医学道德修养

一、医学道德修养的概念与层次

(一)概念

医学道德修养是指医务人员自觉遵守医学道德规范,将社会医德规范要求转化为自己内在医德品质的活动。道德意义上的层次,是指人们在道德修养过程中所形成的高低不同的道德觉悟水平。医学道德修养的层次是医务人员在医学道德修养过程中所形成的不同层次的医德觉悟水平。

(二)层次

1. 自私自利的医学道德层次

虽然具有这种医德观的医务人员并不多,但影响极坏。如果医生一味地追名逐利,又怎么能全心全意地进行救死扶伤?

2. 先私后公的医学道德层次

如一味赚钱等,总是将个人的事情放在第一位等。

3. 先公后私的医学道德层次

这是大多数医务人员所应达到的医德境界。数年前的模范军医——华益慰就是很好的一个例子,他自己被查出患胃癌晚期,却仍然忍受着巨大的病痛,不遗余力地为患者解除痛苦,医治已经融入了华益慰的生命,甚至在这个过程中奉献了自己的生命。

4. 大公无私的医学道德境界

这是共产主义道德境界在医务领域的体现,是人类社会最高级的道德境界。如白求恩大夫,超越国界、种族,在我国抗战期间救治无数的官兵,全心全意为患者服务。

课堂互动

孔娟:守护病患写大爱

32年的护士生涯,孔娟遵医德、守宗旨、献真情,把爱心倾注在患者身上,直到生命最后时刻。2月20日,是孔娟32年护士经历中普通的一天,也是她在岗位上的最后一天。早上7时30分,离白班和夜班交班还有10分钟,孔娟走进办公室的第一件事情,就是掌握前一夜危重患者的情况。下午6时30分,在同事们的催促下,孔娟终于换下护士服下班了。然而,不到1个小时,她就被救护车送了回来,高血压引起脑出血,此后直至3月19日停止呼吸,孔娟再也没有醒来。"我70多岁都治好了,娟子还不到50岁,怎么就走了呢?"亳州市退休教师高振英,去年6月患脑出血住院,用老人的话说,孔护士长的护理比自己的孩子还细致。住院治疗后,高振英老人已经可以自由走动,病症一天好过一天。根据科室老人多的特点,孔娟推出女儿式护理、感动性服务,把患者当成自己的父母对待,87岁的脑梗死患者牛应龙,在住院仅10天后,就恢复出院了。"真心感谢孔护士长,她不是我的女儿却胜似女儿。"老人感激地说,喂饭、擦洗、聊天,没少给繁忙的孔娟添麻烦,可她每次都微笑着陪护老人。一个冬天的晚上,"120"送来一位醉酒后颅脑外伤的患者,孔娟在输液中发现患者烦躁乱语,血压下降,腹部膨隆明显,她即刻仔细检查,断定患者极可能发生内出血。她立刻向医生汇报并请外科会诊,最后患者被确诊为脾破裂,并立刻施行了脾切除术。由于发现及时,患者转危为安。对待患者一丝不苟的服务态度,源于孔娟发自内心的爱。"神经内科的患者基本无法自理,护理工作是各科室中最繁重的。"护理部主任夏玲霞说,孔娟每天看似细微的工作,其实需要耗费大量精力和体力。为了提高护理质量,她积极学习新知识、新技能,还带领团队经常展开理论探讨和操作训练,成功应用了"深静脉留置术",为重症脑出血患者实施"亚低温治疗"及相关抢救措施。

思考

从她身上你学到了什么?

二、提高医学道德修养的作用

(1)有利于医务人员养成良好的医护作风,提高责任感,从而避免因疏忽大意、敷衍塞责而造成医疗事故。只有加强医德修养,才能使医德原则规范转化为医务人员的内心信念,才能树立科学的人生观,才能形成良好的医德医风。

(2)有利于促使医务人员钻研业务知识和医疗技术。

(3)有利于促进医务人员以高度负责的精神对待患者,以医学道德的原则、规范严格要求自己和加强自身道德修养,从而不断地提高自身的医学道德水平。

三、培养医学生医学道德修养的意义

医学生是未来的医务工作者,以救死扶伤、治病救人、维系生命健康为天职,因此,医学生不仅要有精湛的医术,更要有良好的道德修养、崇高的理想追求与悬壶济世的仁心。

我国以往医学教育强调临床专业理论知识的获取和临床技能的训练,易忽视医学道德修养的培养,导致部分医学生在医疗实践中知识结构不合理,医学人文精神缺失,职业道德滑坡。只有把医学道德教育与专业教育相融合于实践中,才能使医学生在未来履行医生职责的过程中,领悟到医学的真谛,自觉成为有责任、有担当的德才兼备的医学人才。

四、提高医学生医学道德修养的途径

医学道德修养的提高,并不是自发产生的,它必须遵循正确的途径,构建适应我国医疗卫生事业发展需求的医学道德教育模式,以辩证唯物主义认识论为指导,以马克思主义伦理学的科学原理为依据,自觉能动地进行主观世界改造,只有这样才不会迷失方向,达到提高医学道德修养的目的。

(一)医学道德教育

医学道德教育,主要是指学校、医院及社会有关部门针对医学生或医务人员有计划有组织、有系统、有目的地开展医学道德知识、医学道德规范及良好医德品质的教育培养活动。

理解医学道德教育,应注意以下三点:①医学道德教育的对象是医学生及医务人员;②医学道德教育的内容是一定社会的医学道德规范体系;③医学道德教育的特点是有目的性、有组织性和有计划性。有目的性是指医学道德教育的目的明确,即将社会的医学道德规范要求传授给医学界,并使医务人员真诚接受和遵循。有组织性是指教育主体的有组织性,医德教育是引导和实施医学生和医务人员医德修养的重要渠道,医学生和医务人员应当认真学习社会主义医德理论的基本原则和规范,并将其转化为内在的医德信念、高尚的思想品质和道德行为,从而成长为德艺双馨的医务工作者。有计划性是指有关教育主体进行的这种医学道德影响要制定一定的计划。

(二)加强新时代思想政治教育理论学习

提升医学生新时代思想政治觉悟理论建设是思想政治教育不可或缺的一个环节,习近平总书记指出:青年是整个社会力量中最积极、最有生气的力量,国家的希望在青年,民族的未来在青年。思想政治教育理论课是医学生思想政治教育的主要渠道和主要阵地,医学生思想政治教育首先应高度重视《毛泽东思想和中国特色社会主义理论体系概论》《马克思主义基本原理》和《思想道德修养与法律基础》课程,注重加强医学生形势政策教育和理论学习,在课堂的集中授课中提高医学生的政治理论水平和理论修养。学校的思想政治教育,还应注重引导医学生关注当前社会重大的时事与实际问题,将所学理论同现实情况相结合提升自己的政治判断能力。例如,新型冠状病毒肺炎疫情期间医学生应该多了解我国疫情形势,坚决支持党和国家的治理措施,配合社区检查,医学生义务为身边人普及疫情防护知识。

(三)引导大学生提高科学文化修养

科学文化修养是指在科学知识、文史知识、艺术欣赏等方面自我教育、自我提高的过程,学习自然科学、社会科学知识,用人类创造的科学文化知识武装着自己的头脑,是加强科学文化修养的重要内容。良好的科学文化修养,能够促进思想道德修养。掌握科学知识和文史知识,崇尚科学、反对迷信和伪科学,提高知识水平和理论水平,有助于自觉树立正确的思想道德观念,增强辨别是非的能力,做出理性的行为选择,养成良好的行为习惯。反之,缺乏科学文化修养,就容易是非不分,善恶难辨,甚至走上违法犯罪的邪路。科学文化修养的根本意义,在于通过参加健康有益的实践活动,自觉接受先进文化的陶冶,使自己的思想道德境界不断升华,为人民服务的本领不断提高,成为一个有益于人民的人。

(四)加强教师的思想道德修养

教师肩负着培养高素质人才的重要责任。这就要求大学教师学为人师、行为世范。不仅在医学文化知识方面要有较高的水平,并且在思想道德修养方面也要具有较高修养。因为大学生模仿、思齐的心理特征十分明显,具有良好师德的教师将对医学生以后的素质发展有较深的影响。诚如雅斯贝尔斯所言:"教育意味着一棵树招动另一棵树,一朵云推动另一朵云,一个灵魂唤醒另一个灵魂。"要让学生具有良好的修养,首先教师要有良好的修养。因此,关注医学生教师的思想道德修养与关注医学生的思想道德修养具有同等的重要性。在习染和感受中,完成生命的体验,丰富生命的内涵。这也正是加强大学教师思想道德修养的意义所在。

(五)学习医德楷模

从古至今,一代又一代的医务工作者以高尚的医德、精湛的医技、无私的奉献,奏响了一曲曲救死扶伤的颂歌,如古代的医圣先贤扁鹊、华佗、张仲景……现代的白求恩、林巧稚、华益慰……"共和国勋章"获得者钟南山,敢医敢言、勇于担当,在非典及新型冠状病毒肺炎疫情防控中作出巨大贡献。还有无数的兢兢业业工作在医疗岗位上的白衣战士,奔赴疫情一线的抗疫先锋等,他们都是广大医学生和医务人员学习的楷模,通过学习他们鲜明的医德理想人格和坚定的医德修养目标,我们应当以他们的言行和精神为榜样,努力提高自己的医德修养。

(六)利用网络媒体加强对大学生的正面引导

针对网络文化的多元信息冲击,学生的思想道德教育尤其要对网络保持高度的关注,做到了解、知情、监控,不但要明确管理规范建章立制,还要依靠技术手段加强对网络的控制力和对各种不良信息的屏蔽能力。针对一些事关党和国家的敏感性问题,要有正面的声音,给涉世不深的学生加以引导,同时,要注意这种正面的引导切忌生硬说教,要动之以情,晓之以理,起到润物细无声的功效。坚持正确的舆论导向,建设有益于大学生思想道德修养的网上传播,进行正面的引导,使网络贴近学生、贴近生活,更具有教育性、可读性、生活性和指导性,如利用网络建立心理咨询站和思想道德教育信息数据库。当前,大学生的心理健康问题日益突出。利用网络超时空、传播迅速的特点进行心理咨询,既安全便捷又利于让学生畅所放言、打开心扉;利用网络的多元联系功能,设立校园网思想道德修养论坛,听取学生的观点及言论并适当地加以引导。

(七)医学生道德教育要与社会衔接

医学生道德教育必须以现实以社会为维度,与社会发展进行同步教育。"环境是由人来改变的,人在改变环境的过程中又改变着人本身。"要提高大学生的思想道德修养,就离不开对社会的认知和社会生活的锻炼,"将纯粹无私的道德学说运用来处理群体关系的任何努力都以失败告终"。只有把学校思想教育与社会生活紧密地结合,才能走进社会,为促进社会的发展服务。作为医学生,只有把学习的理论知识与临床相结合,为患者服务,敬畏生命,把所学所用回馈社会,才是一名社会主义合格的接班人。

(八)努力做到"慎独"

"慎独",语出《礼记·中庸》:"莫见于隐,莫显于微,故君子慎其独也。"其意是当独自一人无别人监视时,也要高度自觉按照一定的道德规范行动,不做任何有违道德信念做人原则之事。自古以来,"慎独"就是人格修养的有效形式和最高境界。刘少奇同志在《论共产党员的修养》中将其作为共产党员党性修养的标准之一,"即使在他个人独立工作、无人监督、有做各种坏事的可能的时候,他能够'慎独',不做任何坏事"。那么,医学生和医务人员如何努力做到"慎独"呢?

(1)要提高"慎独"的自觉性 医务工作在许多情况下是独立完成的,医务质量依赖医务人员的责任感,如检查是否准确、用药是否安全、抢救是否及时、治疗是否得当、收费是否合理等,一般来说是很难监督的,患者也不易了解。因此"慎独"是对医务人员的必然要求。

(2)要在"隐""微"之处下功夫 医德主要是通过社会舆论和内心信念起作用的。社会舆论是对人们的行为所起的外在的社会监督作用,只有人们的思想和行为是公开的或者已经造成某种社会后果的情况才能发挥作用,面对那些看不见、听不到的思想和行为,主要是靠"慎独",靠高度的自觉性与内心信念的作用。因此,要求医学生和医务人员在自己的思想和行为的隐蔽和微小之处下功夫,防微杜渐,勿因善小而不为,勿因恶小而为之,积小善而成大德。

(3)向更高的医德境界努力 "慎独"不仅只从防微杜渐着手,而且要向更高境界努力。医学生和医务人员只要能自觉地、坚持不懈地加强修养,时时处处能做到"慎独",那么,经过长期的艰苦锻炼,就一定能够达到更高的医德境界。

(九)躬行实践

医学道德修养必须与实践相结合。一方面,医学道德修养的内容来源于实践,只有在实践中,才能真正把握医德规范体系的要求,才能把这些要求同自己的主观实际结合起来,有的放矢地进行修养;另一方面,医学道德修养的结果即形成的道德品质只有在实践中不断地验证,才能知道自己的品行是否符合医学道德规范的要求,才能自觉地取长补短,达到不断提高的目的。因此,医学生和医务人员应当按照医学道德规范的要求而从事社会实践和医学行为,努力使自己的行为合乎医学道德要求。

知识链接

医学伦理学的健康观、生命观和死亡观

1. 健康观

伦理价值	促进人全面发展的必然要求;经济社会发展的基础条件;民族昌盛和国家富强的重要标志;广大人民群众的共同追求	
新健康观4个层次	身体上	生理上健康
	精神上	心理上健康
	社会上	能适应社会环境正常生活、工作
	道德上	不可以损害他人的利益来满足自己的需要,要以社会认可的道德约束和支配自己,并具有辨别善恶、荣辱的是非观念和能力
具体要求	坚持正确的卫生与健康工作方针,以基层为重点,以改革创新为动力,预防为主,中西医并重,将健康融入所有政策,人民共建共享,遵循"人人为健康,健康为人人"的健康道德基本原则	

2. 生命观

阶段	特点
生命神圣论	人的生命不可侵犯、具有至高无上的神圣性
生命质量论	具备一定质量、符合一定标准的生命才是值得保存和保护的生命
生命价值论	以生命的价值来衡量生命存在的意义,强调生命对社会、人类的价值

3. 死亡观

传统死亡观	儒家	"未知生,焉知死"的人世乐生,"舍生取义、杀身成仁"的美德至上、超越死亡观
	道家	"方生方死,方死方生"的生死齐一观
	佛家	因果报应与生死轮回
科学死亡观	概念	科学地认识死亡,理性地对待死亡的理念
	要求	树立自然归宿信念,正确认识死亡;充实人的生命价值,积极对待人生;消除鬼神作祟臆念,理性面对死亡;减轻消除疾病痛苦,安详度过死亡

本章小结

本章简要介绍了医学伦理学的概念,揭示了医学伦理学的内涵。阐述了医学伦理学在医学实践过程中遇到的问题,进而提出相应的解决办法,旨在促进理论与实践的医教结合。医学道德修养是医务人员必备的素养,是缓解医患矛盾与提高医疗质量的保障。医学道德修养培养是职业道德和医学职业道德修养的总和,立足于培养符合我国医疗事业发展要求优秀医学人才。

课后思考

2017年8月31日,产妇马某孕41周待产入院。在待产过程中,产妇马某难忍疼痛,多次提出想要剖宫产。据医院事后声明,产妇的要求被家属拒绝。该产妇后来情绪失控,从医院住院部坠楼身亡。

思考

在当今社会,医务人员应秉承医学道德的基本原则,是否应首先尊重患者本人的意愿?

(张红艳　李玲玲)

第三章 医学心理学素养

知识目标

(1)掌握医患沟通的基本原则和技巧。
(2)熟悉医务人员的心理健康标准和素质要求。
(3)了解医学心理学研究的常用方法。

技能目标

遵守医患沟通原则,能够灵活应用语言沟通和非语言沟通技巧。

素质目标

具备良好的医学心理素养,掌握正确的患者沟通的方式;树立生物-心理-社会医学模式下的医学观。

案例导入

案例

某患者,女性,23岁,银行职员。性格开朗,积极上进,注重自身形象和修养。患者是单眼皮并伴有内眦赘皮,使人感到总有一种未睡醒、没有精神的感觉。因此,到整形美容科进行了内眦开大、切开重睑手术。术后第二天来院换药,护士给进行了清创、换药,换药当中护士未回答患者的全部提问,并且未作任何说明。患者不满,在母亲的陪同下进行了投诉。患者后悔手术,并认为毁容了。原因是红肿厉害,重睑线过宽,不自然、不能见人,心理负担较重。

思考

(1)什么是医患沟通?
(2)根据案例阐述医患沟通的意义,此案例留给我们什么样的深刻教训?
(3)这个案例对你有什么启迪?

第一节 医学心理学概述

链接3-1
医学心理学概述

一、医学心理学的概念

医学心理学是运用心理学的原理和方法,研究心理因素在人体健康与疾病及其相互转化过程中的作用规律,并研究如何预防、控制心理危险因素导致的疾病及利用心理保护因素促进健康的策略和措施的科学。医学心理学是一门既古老又年轻的科学,其思想可以追溯到中国先秦儒家和古希腊哲学家的著作中,同时它也是近代心理学与医学相结合发展的产物,是心理学发展的一个分支。

医学心理学既有医学的特点又有心理学的特点,主要研究心理现象、疾病和健康三者之间的关系。它不仅运用心理学理论知识和实验技术,研究预防和控制心理危险因素及其对健康的影响,而且利用心理保护因素提供机体功能改变的早期信息,促进和保护人体健康,因此医学心理学既是自然科学也是社会科学,既是理论学科也是应用学科,它研究和解决人类健康或疾病以及二者相互转化过程中的一切心理问题。

二、医学心理学的发展概况

医学心理学是随着人类对心理结构和功能、心身关系等问题的认识不断深化而渐渐形成的。了解医学心理学发展史对总结历史经验,掌握发展规律,确定未来方向都有重要的借鉴作用。

1. 国外医学心理学发展简史

医学心理学是20世纪50年代以后逐渐形成的一门新兴学科。德国著名心理学家赫尔曼·艾宾浩斯(Hermann Ebbinghaus,1850—1909)曾这样概括地描述心理学的发展历程:"心理学有一个漫长的过去,但只有短暂的历史。"作为一门学科,心理学的发展历史十分短暂。

(1)起步阶段 最早提出"医学心理学"一词的是德国哥廷根大学的哲学教授洛采(B. H. Lotze)。洛采于1852年出版了著作《医学心理学》,虽然书中列举了较多的生理学事实,但他的观点是形而上学的,因此未在理论上产生很大影响。直到1879年,德国学者冯特(W. Wundt,1832—1920)在莱比锡大学创立了世界上第一个心理学实验室,他用实验方法说明了人的高级心理现象,使心理学脱离了哲学的范畴,标志着科学心理学的诞生。冯特一生的著作很多,其中《生理心理学原理》一书被誉为"心理学独立的宣言书",是心理学史上第一部有系统体系的心理学专著。冯特是科学心理学的奠基人,也是心理学史上第一位专业心理学家。之后,冯特的学生,被尊称为美国"临床心理学之父"的美国临床心理学家韦特默(L. Witmer,1867—1956)首先提出了"临床心理学的概念",并于1896年在宾夕法尼亚大学建立了第一个临床心理诊治所,创刊了《临床心理学》杂志,才真正地将心理学应用于医学临床,推动了医学心理学发展。19世纪中叶以后,自然科学的迅猛发展为心理学成为独立的学科创造了条件,尤其是德国感官神经生理学的发展,为心理学成为独立的学科起了较为直接的促进作用。到 1874 年《生理心理学原理》的出现,从此,心理学才从哲学中分化出来,成为一门独立的学科,开始了蓬勃发展的历程。

(2) 发展阶段　19 世纪末 20 世纪初,随着自然科学与生物医学的迅速发展,医学发展步入了一个崭新的历史时期。1886 年 E. 贝格曼(1836—1907)采用热压消毒器进行消毒,外科才真正进入了无菌手术的时代;哈威(W. Harvey)建立了动物实验生理学并发现了血液循环;魏尔啸(R. Virchow)提出了细胞病理学说;巴斯德(L. Pasteur)建立了微生物学和免疫学及局部麻醉的方法,克服了全身麻醉手续繁杂、副作用多的不足等,这些重大发现和重大成就促进了医学生物科学体系的形成。与此同时,医学心理学也从中借鉴了更加丰富的研究方法,研究成果不断更新。在这段时期,值得指出的是美国的心理学家华生(J. B. Watson),行为主义心理学的创始人,创立了大量的行为治疗技术,同时将行为主义研究方法应用到了动物研究、儿童教养等方面,在心理学客观化方面发挥了巨大的作用,例如,著名的条件反射实验"巴甫洛夫的狗""小艾伯特"等。直到第二次世界大战,心理学历史发生了转折,战争过后的人们需要大量的机械力量来取代人力,从而唤醒了人们对于注意力、问题解决能力、决策能力等功能的探究。

1892 年,美国最权威的心理学学术组织,国际上规模最大的心理学组织——美国心理学会(The American Psychological Association, APA),在马萨诸塞州的克拉克大学成立,成为至今世界上出版心理学书籍与杂志最多的组织。

(3) 各理论体系形成阶段　20 世纪 50 年代以后,医学心理学的各项基础研究开始逐步深入,形成了一定的理论体系,涉及的领域也不断扩大。除了行为医学的蓬勃发展,为我们了解人类的学习机制作出重大贡献的。到 20 世纪 70 年代中后期,认知心理学成为西方心理学的主要流派。耶鲁大学医学博士贝克(A. T. Beck)编写了《认知治疗与研究》,并提出了几个重要概念:共同感受、自动化思维以及规则。之后,认知理论与行为理论的进一步结合形成了认知行为治疗模式,认知治疗和认知行为治疗方法成为了近 20 年里具有重要影响力的心理治疗方法。

马泰勒佐(J. D. Matarazzo)于 1951—1955 年在美国华盛顿大学医学院首次开设了《医学心理学导论》课程,从此,医学心理学成为医师培养的必修课程。1970 年,英国政府正式决定在医学院校开设心理学。1978 年美国心理学会健康心理学分会成立,1982 年,马泰勒佐担任第一任分会会长。目前,许多国家包括一些发展中国家,在医学院校开设了医学心理学课程。医学心理学的教学课时数由十几个增加到几十个甚至上百个,占较大的学分比重。

总之,国外医学心理学的发展既从理论上丰富了医学和心理学的基础知识,同时也为人类防治疾病做出了贡献。

2. 国内医学心理学发展简史

(1) 古代医学心理学　最早的医学著作《黄帝内经》表达了我国古代医学家精辟的医学哲学思想,对疾病的防治提出了全面、系统、具有一定科学性的论述。对人的心理作用的阐述贯穿在该书的各章节之中。如《黄帝内经》把人的心理活动称为"心"或"神"("心者,君主之宫,神明出焉"《素问·灵兰秘典论》),神的活动是经"五神"和"五志"来表现的。所谓五神即神、魂、意、志、发,属于五脏,五脏又产生五志,即喜、怒、悲、忧、恐("人有五脏,化五气,以生喜、怒、悲、忧、恐"《素问·阴阳应象大论》)。并认为,心在志为喜,肝在志为怒,脾在志为思,肺在志为忧,肾在志为恐。又从五志发展成喜、怒、悲、思、忧、恐、惊七情之说。这些论述说明了人的心理活动和其躯体的生理活动密切相关,甚至将各种情绪与各个内脏功能一一对应起来。祖国医学中所指的五脏并不是现代医学中的五脏,只是表述了躯体内各脏器的功能。《黄帝内经》又指出:"五脏已成,神气舍心,魂魄毕具,以成为人……百岁,五脏皆虚,神气皆去,形骸独立而终矣。"这种"神形相即",即心身统一的思想,贯彻在祖国医学的医学哲学思想中。

从古代的医学著作中,可以看到当时医学家的医学哲学思想具有朴素的唯物主义和自发的辩证法的观点。尽管当时的科学技术水平还处在萌芽状态,但医者在防治疾病时都很注意心理的一面。

在古代医学史中,不论西方还是东方,对患者患病时所呈现的症状和对其进行治疗,都要涉及对患者本身的认识。例如,患者的躯体和心理是怎样构成的,他们是怎样活动的,个人与周围的人和环境的不同关系对疾病的发生有什么影响,采取什么手段保持自身的健康且能更长寿,在什么样的精神状态下通过什么手段能够恢复原来的健康状态和正常功能等。

美国心理学家墨菲(G. Murphy)在《近代心理学历史导引》中指出:"世界心理学的第一个故乡是中国。"中国古代虽然没有心理学专著,也没有"心理学""心身医学"的概念,但却有丰富的心理学思想,这是和西方心理学发展的显著不同之处。具有代表性的中国古代心理学思想诸如:认为人的个别差异是在先天因素("性")的基础上通过后天因素("习")的影响形成的"性习论";认为万物以人为贵的"人贵论";关于情绪与欲望、需要方向的"情欲论";认为心和身、心理和生理有相互关系的"形神论";着重强调认知与行为关系的"知行论"等。

(2)现代学科体系探索 1917年,北京大学哲学系开设了心理课,并首次建立了心理学实验室。1920年,北京高等师范学校筹建了心理学实验室,南京高等师范学校筹建了心理学系。1921年8月,中华心理学会成立。当时医学中的精神病学,因为研究表明各种心理异常的精神病,所以和心理学的关系要比医学其他学科的关系密切。而心理学那时还是一门尚未充分发展的科学,它的学院式研究脱离精神病学的实际,精神病学家不得不建立自己的心理学体系,那就是弗洛伊德的"精神分析"学说。1922年中国第1种心理学杂志——《心理》,就刊有变态心理方面的论述。20世纪30年代,中国开始建立了心理研究所,此时全国大约已有十几所高校设立了心理系或心理学组,并在医学院中开设了有关课程。近三十多年,我国医学心理学得到迅速发展,虽然现在还处于发展阶段,但是它的研究工作已经扩大到很多领域,在我国医学教育中已经形成了一套自己的学科体系。

1958年,中国科学院心理研究所的心理学工作者与北京医学院精神病科医师合作,开展实施了一项对神经衰弱患者以心理治疗为主的综合快速治疗方案,并获得了显著的疗效,引起了医学界的重视,使医学心理学工作取得一定的进展。1966—1976年,"文革"

期间,心理学和医学心理学工作被迫中断。改革开放后,医学心理学的工作才在全国各地蓬勃发展起来。1979年11月,医学心理学专业委员会正式成立。从此,医学心理学的学科建设和科学研究得到了蓬勃的发展。

(3)现代学科体系形成　20世纪70年代末,在卫生部领导的支持下,各高校逐步开设了医学心理学选修课程,1979年春,北京医学院率先组建医学心理学教研室并开始授课。1979年,中国心理学会设置了二级学会,即以潘菽为主任委员的医学心理学委员会。1985年,中国心理卫生学会重新成立,并创办了《中国心理卫生》杂志,同年,出版了科普刊物《医学心理学知识丛刊》。

1987年,卫生部组织编写了《医学心理学》教材,并将卫生心理学确定为高等医学院校学生的必修课,从此,我国的医学心理学走上了正规的、快速发展的轨道。从1999年国家开始实施的执业医师资格考试中,已经把医学心理学作为16门考试科目之一。2002年8月,国家劳动和社会保障部开始试行《心理咨询师职业标准》,标志着我国医学心理学教育培训和执业制度的逐步完善。

与此同时,我国医学心理学在研究领域也取得了一定的成果。首先,在临床心理评估方面,引进并修订了大批著名的心理测验,如标准化测验,特别是智力测验和人格测验。智力测验包括吴天敏修订完成的中国比内测验,张厚粲修订的雷文标准推理测验,林传鼎、张厚粲修订的韦氏儿童智力测验。人格测验一方面包括客观测验,如艾森克人格问卷、明尼苏达多相人格调查表、卡特尔16种人格因素问卷;另一方面是投射测验,如罗夏墨迹测验、主体统觉测验、房树人测验、句子完成法测验等。除此之外,还涉及精神卫生评定量表、行为观察等,都得到了广泛的推广使用。如现在采用的主要的评定量表:美国的精神病学会出版的《精神障碍诊断和统计手册》和国际健康组织出版的《国际疾病分类诊断指导手册》,以及我国发展的《中国精神疾病诊断标准》和《心理卫生评定量表手册》。其次,心理治疗与咨询方法研究也得到了广泛的应用,引进了国际上主要流派的心理治疗方法(如行为疗法、认知疗法、精神分析疗法和森田疗法等),并将其本土化。此外,在神经心理、病理心理和心理健康等领域,我国医学心理学工作者也取得了丰硕的研究成果。

三、医学模式的转变与医学心理学

1. 医学模式

医学模式(medical model)又叫医学观,是人们从总体上认识健康和疾病及相互转化的哲学观点,包括健康观、疾病观、诊断观、治疗观等,影响着某一时期整个医学工作的思维及行为方式,从而使医学带有一定的倾向性、习惯性的风格和特征。

2. 医学模式的演化

医学模式从最早的远古时代的神灵主义医学模式(spiritualism medical model)到自然哲学医学模式(natural philosophical medical model),机械论的医学模式(mechanistic medical model)到近代的生物医学模式(biomedical medical model),再到20世纪50年代以后逐步形成了的生物-心理-社会医学模式(biopsychosocial medical model)(图3-1)。

它既受生产力水平、社会政治经济、科学与技术水平、文化以及哲学思想的影响,又可以对医学研究、临床工作和医学教育产生积极的推动作用或阻碍作用。

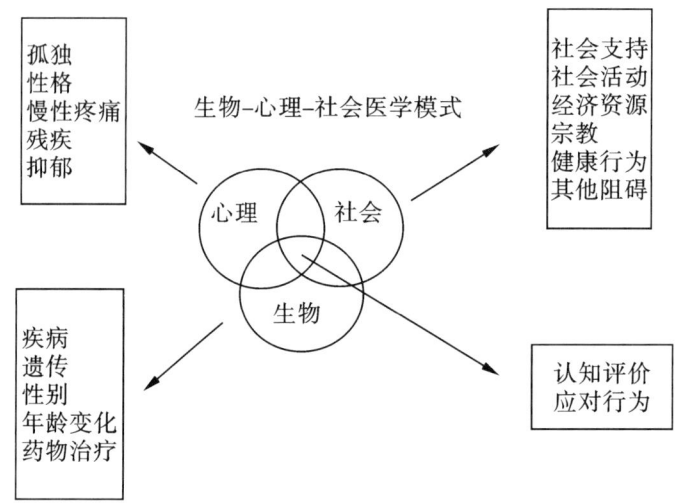

图 3-1　生物-心理-社会医学模式

现代形成的生物-心理-社会医学模式,把生物、心理和社会因素作为一个三维坐标系,将人的健康和疾病放在社会系统中去理解,并兼顾人的心理活动,使医学模式更加趋于合理和完善。人不仅是由各种器官、组织构成的有机体,而且是具有各种复杂心理活动的社会成员。例如,患者通过心理活动的影响神经、内分泌活动等,从而影响生理功能。而心理活动又受到社会环境的影响。因此,生物、心理和社会环境就共同决定了疾病和健康的关系。这就需要我们把人作为一个整体来认识,将其置于所处的环境中,从生物学、社会学和心理学等诸多方面来考察人类的健康与疾病,发挥医学的功能和潜能。

3. 医学心理学对健康与疾病的认识

医学心理学与心理社会医学模式的观点不谋而合,认为健康和疾病并不是完全对立的两个概念,而是彼此相互依存、相互转化的统一体。总结起来,医学心理学对健康和疾病的认识主要有如下几点。

(1) 人体是一个统一的整体　组成人体的八大系统各有其功能,通过神经系统和内分泌系统的调节,相互配合,共同完成人体的各项生理活动,从而使人体成为一个统一的整体。因此一旦某个部分的器官发生疾病,它的影响不会仅仅局限在这个器官上,而是会牵扯到几个器官或系统,甚至是全身。

(2) 生命活动包括心理活动和生理活动　精神与躯体是相互作用、相互依存、相互制约和相互联系的完整统一体。

(3) 人与环境相互作用　人体具有主动适应环境和调节的能力,个体在成长发育过程中,会逐渐对外界事物形成一个特定的反应模式,构成了相对稳定的人格特征;相反,社会环境和自然环境的变化会对人的心身健康产生影响。正是这些特点使个体在与周围人和事的交往中保持着动态的平衡。其中,心理的主动适应和调节是个体行为与外界保持相对和谐一致的主要因素,是个体保持健康和抵御疾病的重要力量。有研究表明,正面有效的心理效应有助于药物治疗,可以起到较少用药、增强疗效的目的。

四、医学心理学的研究方法

医学心理学既是自然科学,又是社会科学,因此其研究方法兼有自然科学和社会科学的性质。医学心理学要研究和解释的是人的心理和行为,但是每一个人的性格、思维、情感、认知、意志等并不能像一些生理指标那样进行精确的测量。如人们对一些概念理解有差异,结论就可能不一致。所以人与人需要充分的沟通和交流。除此之外,人的心理现象受环境和主观随意性影响很大,随时都可以发生变化,因此在研究时应依据客观现实,掌握一些客观联系,采用可以进行检验的方法,反复实验和观察,避免任何主观臆测。医学心理学研究常需要应用多学科的方法,需要多学科参与。

(一)医学心理学研究的基本原则

1. 爱护生命、尊重隐私原则

《赫尔辛基宣言》提出了人体医学研究的道德要求。其中医学研究准则的部分,首先就提出"医生在医学研究中的责任是保护人体对象的生命、健康、隐私和尊严"。在医学心理学研究中,必须做到对涉及人体的研究项目都要事先进行风险和压力预计,再将实验对象的潜在风险和可能收益进行仔细对比评估,一旦风险大于收益或者研究过程中已获得确切证据,则马上停止研究项目。另外,"尊重"一方面意味着参加研究的对象必须是自愿的,已经了解研究项目情况的;另一方面要求研究者尽量地尊重研究对象的隐私和机密,尽量减少给研究对象带来的体力和精神上的影响。

2. 实事求是、系统互联原则

实事求是原则即客观性原则。医学心理学研究人员绝不能盲目地根据自己的需要去找证据,或者主观推测患者的心理,必须根据客观事实作为依据,根据心理现象的本来面貌来研究心理的本质、规律、机制和事实。

人是一个完整的有机体,各系统是相互联系的。这种联系是环环相扣的,当我们改变其中一个因素的时候,其他因素的改变和整体的改变是不可预测的,所以在医学心理学的研究中要从各个因素的相互作用中去认识整体,进一步认识各个过程状态之间的相互联系及其整合机制。

3. 随机抽样、设置对照原则

医学心理学实验研究中要采用不同的方法对研究对象进行随机抽样,或多种方法同时使用,可以使每一个研究对象都有均等的概率被抽取,不被研究者的主观意志所影响。同时也可以排除选择偏倚,使研究结果可以更准确地表征总体情况。

除此之外,实验研究中应设置实验组与对照组。所谓"对照",即设立与实验组条件相同的一组对象,但接受某种与实验组不同的干预措施,目的是用以与实验组结果进行对照性比较,以消除非干预措施的影响,有效地评价试验措施的真实效果。对照组除不接受实验组的疗法或干预措施外,其他方面的实验条件、观察指标和效应标准等均与实验组相同。通过设立对照组进行比较,可以更准确地描述施加干预的效果。

4. 尊重发展、理实结合原则

即使是较稳定的心理特征,在内外环境因素的共同作用下,也会发生心理变化。因此,任何心理现象都有其发展过程,在医学心理学研究中,不仅要观察其现实特征,而且还要观察其发展、变化的特征。

心理学是多个理论并存的学科,如精神分析、行为主义、人本主义及认知理论等心理学派和理论对当今心理学的发展及研究发挥了重要的作用。但是,在不同民族、种族、文化背景及社会体制下,人的心理和行为也会有所不同,因此,必须考虑多种影响因素存在的实际情况,既要遵循相关理论及其方法,还要结合国情实际和民族特征进行研究。

(二)研究过程

医学心理学研究过程包括提出问题和假设、收集资料、检验假设和建立理论4个方面。具体到医学心理学的临床研究,研究过程可细分为6个步骤:即提出假设、选择关键变量及其检查方法、确定临床研究范式、选定研究样本、检验假设以及结果的解释和发布(图3-2)。

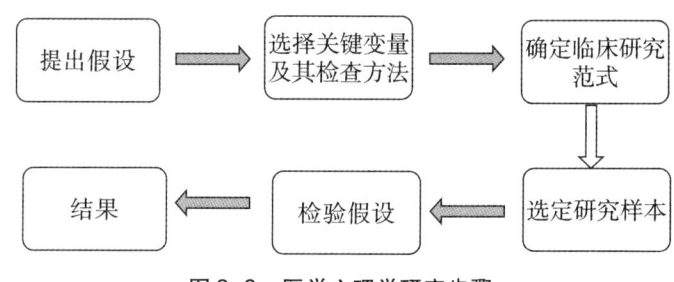

图3-2 医学心理学研究步骤

(三)研究类型

医学心理学研究类型一般分成3类:描述研究、相关研究与实验研究。

1. 描述研究

描述研究(descriptive research)也称现象学研究,是对研究变量(心理行为变量)进行详细、准确而系统地说明,并对变量的总体特征进行推测。主要通过观察、案例分析、访谈等方式获得事实材料,来证明关于某种心理现象的看法。描述研究主要回答对象"是什么"的收集资料问题,主要对研究对象的特征进行详细、准确而全面的描述。

2. 相关研究

相关研究(correlational research)是根据与研究对象相关的两个变量之间的相互关系来解释被试者的心理和行为特征的一种研究方式。通常不控制操作变量,在自然情境下收集数据,通过相关分析的思路和统计方法探讨变量之间的关系。

3. 实验研究

实验研究是在研究者在预先设定的情境下,操纵自变量,使其按预定的计划改变,观测并记录因变量所受影响的一种研究方式。在实验研究中,研究者对于自变量要严加控制,使自变量以外的其他条件都固定不变,否则就难以正确地解释因变量变化的原因。

(四)研究方法

医学心理学研究常用的研究方法有观察法、调查法、实验法和测验法等,每种研究方法都各有利弊,都有其适合的研究对象。我们在研究一个具体问题时,首先应选择那些自己熟悉又符合研究目标的方法,而且还要根据问题的性质及研究者的主、客观条件,巧妙地选择最恰当的方法。在实际工作中,常常会同时应用多种研究方法。下面我们主要介绍一下常用的研究方法。

1. 观察法

(1) 概念 观察法(observational methods)是社会科学和自然科学最常用的研究方法,是指研究者根据自己的感官或者借助一定的测量仪器在一定时间段内有目的、有计划地对被试者的行为、言语、仪表、表情、态度、举止的观察和分析(主观观察法或内省法)以研究其心理行为规律的方法。

(2) 价值 其价值在于观察所得的材料是直接从生活中得来的,更接近生活实际。作为科学研究手段的观察法区别于日常观察最重要的是要有明确的研究目的和严格完善的研究计划,尤其是对某一过程的变化情况的了解,或对心理某一方面的发展情况的研究,要在一定的时间间隔之内有计划地、连续地进行观察记录,以便积累资料,进行比较和分析,并推断其结果。常采用一些现代化仪器设备和技术(如单向屏蔽式行为观察室、摄像技术等)来记录观察过程。观察法常在现实情景中进行,有很强的真实性。

(3) 分类 按照观察的情景、主体和途径等,观察法包括下面几种。

1) 直接观察和间接观察 根据观察手段,可分为直接观察和间接观察。直接观察是观察者对被试者行为的直接观察;间接观察则通过访问交谈分析行为结果,或使用调查表进行间接分析,但要特别注意资料来源的真实性和可靠性。运用观察法进行研究时应事先明确观察目的和方法,并制订计划。观察方法可利用录音、录像或单向屏蔽式行为观察室等现代手段。

2) 自然观察法和实验观察法 根据观察情景的自然性,可分为自然观察法和实验观察法。自然观察法是指在不加任何控制条件的自然情景中对个体的行为做观察、记录和分析,从而解释某种行为变化的规律,其优点是不改变个体的自然生活条件,因而其行为反应真实可靠。控制观察法是指在预先设置好的情景中对个体进行观察,其速度较快,所得资料容易作横向比较分析,但由于设计的情景容易对被试者产生心理影响,可能会对真实情况的反映有所影响。

3) 参与观察法和非参与观察法 根据观察者的角色,可分为参与观察法和非参与观察法。参与观察法是指观察者亲自参与到情景之中,成为自然情景中的一员,对目标行为进行观察的方法。这种观察法有一定的局限性,由于只有当事人自己的体验,容易受到观察者本身的态度、情绪影响,会对结果的准确性有所影响,对验证、推广和交流造成困难。非参与观察法在医学心理学研究中使用较多,是由研究者对个体或群体的行为进行观察和记录。非参与观察法要求要真实、客观地记录,正确地反映事物本质,并对观察的结果进行科学的分析,以解释心理问题的实质。

4) 日常观察法与临床观察法 临床观察法是医学心理学的重要研究手段,指通过医学临床观察获得资料并进行分析的方法,例如,变态心理学主要通过对临床患者的异常行为的观察和分析进行研究。日常观察法是指在日常的自然环境中对行为进行系统观察和记录的方法。

(4)优点及缺点　观察法的优点:①被观察者处于自然状态下被别人观察,因而这种方法可以获得比较真实的材料,为以后的研究指出方向;②可以取得被试者不愿意或者无法报告的行为数据,且用途广泛、使用方便。观察法的缺点:①观察法不适合内隐行为认知评价、态度思考和情感活动;②对观察过程的解释容易受到观察者主观推测和偏见的影响;③有时观察行为没有出现或需要长时间的等待,需要花费较多时间,人力和时间上不够经济;④观察活动本身也可能影响被观察者的行为表现,使观察结果失真。

2. 实验法

(1)概念　实验法是在控制条件下对某一自变量(是指设想研究的原因事件,如各种心理现象与心理过程)进行操作,从而观察和记录因变量的变化规律,以探究自变量与因变量的因果关系,掌握知果溯因、知因推果的科学规律。实验法可以精确观察和记录刺激变量与反应变量的变化,以分析和研究其中的联系和规律,多用于对心理过程、社会心理和生理心理等的研究。如服用什么药物,处于什么样的控制条件下的所有变量,选用客观指标,用计算机工具处理数据以进行研究。但是要注意有些自变量是不能操纵的,如年龄、性别、人格等。实验研究应遵循随机、对照、双盲或盲性评定的原则。

(2)步骤　一般的临床实验步骤如下。

1)通过随机抽样从目标人群中抽取一个实验人群作为研究对象,严格按照研究的纳入标准和排除标准,决定入组对象,随机将入组对象分为实验组和对照组,对两组进行测评。

2)分别对实验组和对照组进行不同的干预(如选用不同的药物治疗),采用统一的测量指标(生理、心理等),比较两组的干预效果。

例如,临床上观察一种新型抗抑郁药物的治疗效果,可以根据抑郁症的入组标准选择若干抑郁症患者入组,这些入组患者要排除其他的一些影响抑郁的因素(如器质性疾病等),因变量是抑郁引起的生理、心理、SDS分数(抑郁自评量表的得分)。将入组变量随机分为两组,A组给予新型药物(实验组),B组给予服传统抗抑郁药物多虑平(对照组),两组患者在性别、年龄、病程、病情、病种、职业等方面还要配对。在经过治疗1个疗程(4~6周)后,对比两组患者的临床疗效。为消除患者和实验者的期待作用,采用双盲法,即在实验前将两种药物用同一种胶囊包装,实验结束前双方均不知道患者服用的是哪种药物。

(3)分类　实验法又可以分为现场实验法和实验室实验法两种。现场实验法又称自然实验法,是为避免由于实验环境对被试者的影响而出现难以估计的心理活动误差,而在实际生活中进行的心理与行为研究。现场研究因为在自然情境下,所以其设计和控制的难度相当大,需要花费较大的人力物力。实验室实验最大的缺点就是心理活动作为主观变量易受许多因素的影响,人类被试者在实验室易被实验氛围、环境设置等影响,例如,特定的实验情景所造成的心理紧张,本身就可能对心身相关的实验结果产生影响。

(4)注意事项　应用实验法时要注意控制3个环节:一是控制实验情境,尽量排除与研究无关的变量因素;二是控制实验对象条件,对象要符合研究条件,并具有可比性和匹配性,要进行随机抽样安排;三是控制实验刺激,使刺激能按预期安排的不同水平、强度、条件、规定方式、时间和顺序出现。

(5)优点 实验法的优点是其精确性高,并可深入地了解心理和行为的因果关系,能深入地从分子水平认识心理行为的本质。但也有其片面性,还要宏观与微观结合。

尽管如此,临床上对一些因变量的因素还是难以控制的,如患者和医师的实事求是的科学作风、人格特征、生理特征、营养、情绪状态、遗传条件,以及医患之间的关系等。

3. 心理测验法

心理测验法(psychological test method)是根据已标准化的实验工具如量表,按规定的程序对个体或团体的某种心理品质、行为特征进行测量,从而作出个体或团体某方面心理发展水平或特点的评定与诊断的一种方法。该方法广泛应用于医学心理学的研究。它与实验法的不同在于,测验法常是用来对那些难以确定自变量和因变量的关系的、复杂的心理社会方面的研究。

心理测验(psychological tests)是根据一定的法则和心理学原理,使用一定的操作程序给人的认知、行为、情感的心理活动予以量化。作为心理或行为变量研究的主要手段,包括目前普遍使用的有较好信度、效度证据的许多评估量表。测验法常使用各种测验工具,这些工具必须经过信度、效度检验,并且往往已被学术界普遍接受。例如人格量表、智力量表及各种症状评定量表等。测验法的种类繁多,必须严格按照心理测量科学规范实施。

例如,艾森克人格问卷(Eysenck Personality Questionnaire,简称EPQ)是英国伦敦大学心理系和精神病研究所艾森克教授编制的。他搜集了大量资料,由先前数个调查表几经修改,总结出了有关人格度研究的测定方法。即通过因素分析归纳出3个互相成正交的维度,从而提出决定人格的3个基本因素:内外向性(E)、神经质(又称情绪性)(N)和精神质(又称倔强、讲求实际)(P),人们在这3方面的不同倾向和不同表现程度,便构成了不同的人格特征。问卷通过让被试者根据自己的情况回答"是"或"否",然后按照计分标准登记分数,用以测量人格结构的3个度,即内外向、精神质和神经质。艾森克人格问卷的3个人格度不但经过许多数学统计上的和行为观察方面的分析,而且也得到实验室内多种心理实验的考察,是目前医学、司法、教育和心理咨询等领域应用最为广泛的问卷之一。

4. 个案法

(1)概念 个案法(case method)也叫"个案研究""个案调查"或"个案历史法"。顾名思义,个案法就是对单独一个案例的研究。个案资料的来源可以由患者自己提供,也可以由其他有关人员如家属、同事、同学、朋友等提供。个案是医学心理学工作和研究的主要的信息来源,个案资料的内容一般包括:①个人经历、个体发展、家庭关系、生活体验、工作情况、社会关系及生活中的重要事件、精神创伤等;②家庭史、疾病史、教育背景史、职业和婚姻史、人格发展和形成历程及现在的心理状态等;③还应尽量探索患者对事物与人际关系的态度及行为方式,他的性格特点;还要注意患者的社会地位、经济状况和价值观念等。对资料必须要分析其可靠程度,必要时须进行调查核实。个案研究将回忆以往事件和查阅有关记录得来的信息重新组织,纵向研究或称追踪性研究,长期地、全面地系统描述。个案观察还适用于少数特殊案例的研究,如狼孩、猪孩等问题的研究。

(2)优点　用个案法研究儿童的心理发展,在现代心理学中曾起了重要的作用。个案法的优点是,能加深对特定个人的了解,以便发现影响某种行为和心理现象的原因。但是所收集到的资料往往缺乏可靠性,而研究的结果也可能只适合于个别情况。因此,一般说来,个案法常用于提出理论或假说,要进一步检验理论或假设,则有赖于其他方法。个案史收集的广度和深度以及侧重点因研究目的和理论基础不同而异。

课堂互动

艾森克人格问卷

问卷提示:请回答下列题,回答"是"或"否"。每个答案无所谓正确与错误。这里没有对你不利的题目。请尽快回答,不要在每道题目上太多思索。回答时不要考虑应该怎样,只回答你平时是怎样的。每题都要回答。

1. 你是否有广泛的爱好?
2. 在做任何事情之前,你是否都要考虑一番?
3. 你的情绪时常波动吗?
4. 当别人做了好事,而周围的人却认为是你做的时候,你是否感到洋洋得意?
5. 你是一个健谈的人吗?
6. 你曾经无缘无故觉得自己可怜吗?
7. 你曾经有过贪心使自己多得分外物质利益吗?
8. 晚上你是否小心地把门锁好?
9. 你认为自己活泼吗?
10. 看到小孩(或动物)受折磨时你是否难受?
11. 你是否时常担心你会说出(或做出)不应该说(或做)的事情?
12. 若你说过要做某件事,是否不管遇到什么困难都要把它做成?
13. 在愉快的聚会中,你通常是否尽情享受?
14. 你是一位易激怒的人吗?
15. 你是否有过自己做错了事反责备别人的时候?
16. 你喜欢会见陌生人吗?
17. 你是否相信参加储蓄是一种好办法?
18. 你的感情是否容易受到伤害?
19. 你想服用有奇特效果或有危险性的药物吗?
20. 你是否时常感到极其厌烦?
21. 你曾经占有过很多别人的东西吗?
22. 如果条件允许,你喜欢经常外出(旅行)吗?
23. 对你所喜欢的人,你是否为取乐开过过头玩笑?
24. 你是否常因"自罪感"而烦恼?

25. 你是否有时候谈论一些你毫无所知的事情?
26. 你是否宁愿看些书,而不想去会见别人?
27. 有坏人想要害你吗?
28. 你认为自己"神经过敏"吗?
29. 你的朋友多吗?
30. 你是个忧虑重重的人吗?
31. 你在儿童时代是否立即听从大人的吩咐而毫无怨言?
32. 你是一个无忧无虑、逍遥自在的人吗?
33. 有礼貌、爱整洁对你很重要吗?
34. 你是否担心将会发生可怕的事情?
35. 在结识新朋友时,你通常是主动的吗?
36. 你觉得自己是个非常敏感的人吗?
37. 和别人在一起的时候,你是否不常说话?
38. 你是否认为结婚是个框框,应该废除?
39. 你有时有点自吹自擂吗?
40. 在一个沉闷的场合,你能给大家添点生气吗?
41. 慢腾腾开车的司机是否使你讨厌?
42. 你担心自己的健康吗?
43. 你是否喜欢说笑话和谈论有趣的事?
44. 你是否觉得大多数事情对你都是无所谓的?
45. 你小时候曾经有过对父母鲁莽无礼的行为吗?
46. 你喜欢和别人打成一片,整天相处在一起吗?
47. 你失眠吗?
48. 你饭前必定洗手吗?
49. 当别人问你话时,你是否对答如流?
50. 你是否宁愿有富裕时间喜欢早点动身去赴约会?
51. 你经常无缘无故感到疲倦和无精打采吗?
52. 在游戏或打牌时你曾经作弊吗?
53. 你喜欢紧张的工作吗?
54. 你时常觉得自己的生活很单调吗?
55. 你曾经为了自己而利用过别人吗?
56. 你是否参加的活动太多,已超过自己可能分配的时间?
57. 是否有那么几个人时常躲着你?
58. 你是否认为人们为保障自己的将来而精打细算、勤俭节约所费的时间太多了?
59. 你是否曾经想过去死?
60. 若你确知不会被发现,你会少付人家钱吗?
61. 你能使一个联欢会开得成功吗?

62. 你是否尽力使自己不粗鲁?
63. 一件使你为难的事情过去之后,是否使你烦恼好久?
64. 你曾否坚持要照你的想法办事?
65. 当你去乘火车时,你是否最后一分钟到达?
66. 你是否"神经质"?
67. 你常感到寂寞吗?
68. 你的言行总是一致的吗?
69. 你有时喜欢玩弄动物吗?
70. 有人对你或你的工作吹毛求疵时,是否容易伤害你的积极性?
71. 你去赴约会或上班时,曾否迟到?
72. 你是否喜欢周围有许多热闹和高兴的事?
73. 你愿意让别人怕你吗?
74. 你是否有时兴致勃勃,有时却很懒散不想动?
75. 你有时会把今天应做的事拖到明天吗?
76. 别人是否认为你是生气勃勃的?
77. 别人是否对你说过许多谎话?
78. 你是否对有些事情易性急生气?
79. 若你犯有错误,是否都愿意承认?
80. 你是一个整洁严谨、有条不紊的人吗?
81. 在公园里或马路上,你是否总是把果皮或废纸扔到垃圾箱里?
82. 遇到为难的事情你是否拿不定主意?
83. 你是否有过随口骂人的时候?
84. 若你乘车或坐飞机外出时,是否担心会碰撞或出意外?
85. 你是一个爱交往的人吗?

记分方法:

E 量表:外向-内向。第 1、5、9、13、16、22、29、32、35、40、43、46、49、53、56、61、72、76、85 题答"是"和第 26、37 题答"否"的每题各得 1 分。

N 量表:神经质(又称情绪性)。第 3、6、11、14、18、20、24、28、30、34、36、42、47、51、54、59、63、66、67、70、74、78、82、84 题答"是"每题各得 1 分。

P 量表:精神质(又称倔强)。第 19、23、27、38、41、44、57、58、65、69、73、77 题答是和第 2、8、10、17、33、50、62、80 题答"否"的每题各得 1 分。

L 量表:测定被试的掩饰。第 12、31、48、68、79、81 题答"是"和第 4、7、15、21、25、39、45、52、55、60、64、71、75、83 题答"否"的每题各得 1 分。

大致结果解释(实际上应按标准差计算再确定):

E 量表分:E 表表示性格的内外倾向。分数高于 15,表示人格外向,可能是好交际、渴望刺激和冒险,情感易于冲动。分数低于 8,表示人格内向,如好静,富于内省,不喜欢刺激,喜欢有秩序的生活方式,情绪比较稳定。

N量表分:N表亦称神经质量表。分数高于14表示焦虑、忧心忡忡、常郁郁不乐,有强烈情绪反应,甚至出现不够理智的行为。低于9表示情绪稳定。

P量表分:P表亦称精神质量表,表示精神是否正常。分数高于8表示可能是孤独、不关心他人,难以适应外部环境,不近人情,与别人不友好,喜欢寻衅搅扰,喜欢干奇特的事情,并且不顾危险。

L量表分:L量表测受试者的掩饰程度。分如高于18,显示被试者有掩饰倾向,测验结果可能失真。

5.心理生物学研究法

(1)概念　心理生物学研究(psychology biological study)是以生物学的方法探索心理过程和心身相关的规律,是最近几年随着科学技术飞速发展而出现的新型的心理学研究方法。随着现代医学和生物学的发展,尤其是以脑为中心的心理神经内分泌学的发展,极大地促进了心理生物学的研究。如微观方面的研究,心理生物学的应用如在分子遗传学方面由DNA-重组技术、聚合酶链式反应(PCR)技术和基因识别、测序、基因组作图,在脑影像技术方面有计算机辅助断层摄影(CT)、磁共振成像(MRI)、功能磁共振脑成像(fMRI)、正电子发射型断层摄影(PET),在神经电生理方面有脑电图及相应的睡眠脑电图、脑地形图、诱发电位等,这些新方法和新技术正在为探索心理行为的生物学基础、心身相关性和心理病因学等医学心理学的深层次问题提供有力的武器。

(2)分类　心理生物学研究通常采用实验室实验法,有时也采用临床实验法,或者与测验法、观察法等结合使用。

第二节　医学心理学素养研究内容

链接3-2
医学心理学素养
研究内容

一、医患的心理需求及特点

习近平总书记指出:人类社会与动物界的最大区别就是人是有精神需求的,人们对精神文化的需求时时刻刻都存在。人的需求主要包括精神需求与物质需求。精神需求是人与动物最大的区别,精神需求既具有隐蔽性、多样性又具有依赖性。人在不同时期的心理需求往往也在不断变化。而不同身份的医务人员和患者身处不同的环境、自然会有不同的心理需求。

(一)医务人员的心理需求及特点

1.医务人员的心理需求

(1)人生观与价值观的需求　没有信仰,就会魂无定所,行无依归,就会绕树三匝,无枝可依。就好像生活没有了主心骨,就无法完成"活着"这件事情。医务人员在工作中也有自己的信仰,有自己的原则,但是由于不同年龄、不同学历、不同身份的差别,人生观与价值观也会有所不同。

(2) 社交需求 社会中,无论任何个体都缺少不了社交需求。作为医务人员,也需要融入一个群体,需要同事、朋友的关注、关怀,需要患者的理解、配合及认可,才会觉得活得有价值、有意义、有成就感。

(3) 被尊重的需求 被尊重的需求分为内部尊重和外部尊重。内部尊重是指人的自尊,是指一个人希望在各种不同情境中都有实力、能胜任、能独立自主;外部尊重是指一个人希望有地位、有威信,受到别人的尊重、信赖和高度评价。医务人员也需要得到同事、患者的肯定和鼓励。

(4) 提高业务水平的需求 医务人员随时有可能面临各种复杂的情况和挑战。如2003年突如其来的SARS和2019年的新型冠状病毒肺炎,都是在毫无准备的情况下的突然袭击。对于未知的领域,他们往往会有危机感,这也会激励其上进心的产生,希望通过学习解决更多的疑难杂症。因此,患者的康复和感恩之情,在带给他们满足的同时,也带来了激励,促使他们不断学习提高。

(5) 身心愉悦的需求 医务人员常常工作任务重,安全责任大,长期处于高度紧张的工作状态,因此他们在紧张忙碌工作之余,迫切希望通过改善精神生活来释放压力,否则会影响自身的健康和医疗服务的质量。

(6) 自我实现的需求 在"医生"成为真正的医生,"护士"成为真正的护士之前,他们都曾宣誓,要做到平等仁爱、济世救人、关爱患者、一视同仁、廉洁公正、终生学习。美国著名社会心理学家马斯洛提出了需要层次理论,他认为:人的需要由生理的需要、安全的需要、归属与爱的需要、尊重的需要、自我实现需要5个等级构成。其中人类需要的最高层次就是自我实现的需要,即要求发挥个人的潜力和才能,对社会做出一些自己觉得有意义、有价值的贡献。这是通过奉献、给予而获得的内心满足的一种需求。这也说明了在新型冠状病毒面前,为何众多的医务人员义无反顾地冲在第一线,他们用自己的行动证明了自己的信仰,实现了自我价值。

2. 医务人员的心理需求特点

(1) 强烈持久 医务人员作为整个社会中的知识型与技能型兼备的人才,对客观世界的感知往往更敏锐、更丰富。而精神生活往往就如环境中不可或缺的空气、阳光一样重要,甚至有的人认为其比物质生活更加重要,如有的医务工作者因对工作环境不满或不愿与某人共事而调离岗位、跳槽等。

(2) 注重实效 医务人员的工作具有高风险性,且生活无规律还常常超负荷工作。他们承担着比普通人更大的工作压力与责任。因此就会更加希望通过精神需求的满足来达到劳逸结合、愉悦身心的目的。

(3) 层次较高 一个人的文化修养水平越高,他的精神需求层次就越高,范围也就越广。如医务人员,从事的是专业性技术性很强的工作,相对社会一般群体,其学历层次、文化水平相对较高,因此他们常常并不满足于一些较低层次的娱乐活动。如有的医务人员把攻克医疗和科研难关视为一种乐趣,一种体现自我价值的方式,他们向往更高层次的精神追求,如阅读书籍、参加体育锻炼、出席研讨会、创作等。

(二)患者的心理需求

患者因其处于疾病困扰的环境下,身体上的损伤或疾病会直接或间接地造成心理上的变化,这种心理变化可因疾病的性质、病程、预后和痛苦程度,以及患者的年龄、性别、受教育程度、个人经历、社会经济状况、文化背景和个性特征等情况而表现不同。因此患者会具有一些特殊的心理需求,且在满足各种需要的重要性和迫切性上不同于正常人,具体体现在以下几个方面。

1. 尽快消除痛苦的需求

患者求医的主要目的是为了解除生理和精神上的痛苦。患者在诊疗过程中,可能会因疗效过慢、效果不佳或因身心痛苦而出现焦虑、压抑情绪。有研究发现,一些慢性疾病患者易出现抑郁情绪,甚至可能导致抑郁障碍。因此,患者希望尽快得到医生、护士的接纳、诊断和治疗,希望缩短候诊和办理各种手续的时间。另外,在治疗上,患者因希望疗效迅速出现,而相对缺乏耐心。

2. 服务与环境的需求

患者在诊断和治疗的过程中,对未知的各种检查、抢救设施和措施,既寄予希望又充满恐惧。安全、稳定、有序的医院环境和医疗措施,可以增加患者的安全感,使其放心地接受治疗。安全感对患者来说是最基本的需要,但患者的不安全感是始终存在的。一方面源自患者的自身感受;另一方面源自医疗机构和医生,医院的环境、条件,医务人员的品质、医疗作风,医患关系等,都可影响患者的安全感。例如,ICU对于患者是相当陌生的环境,有各种医疗设备,医务人员的走动声、谈话声、监护声、报警声等各种噪声,都会影响患者情绪。因此,医务人员一定要做到热情、认真、负责,并做好解释,消除患者对未知领域的恐惧感,使患者感觉到医务工作者值得信赖。与此同时,医务人员的工作也能够顺利地开展,更有益于疾病的治疗。

3. 被关爱的需求

患者患病后,很容易出现焦虑、抑郁、孤独、凄凉等心理变化,长期的焦虑、抑郁对患者是不利的,它可以降低机体的免疫功能,也会影响诊断和治疗此时。由于患者渴望生存,期望尽快康复,因此会强化自己的患者角色,一切以自我为中心,对医护人员、家属、朋友的依赖性增强。医务人员的热情接纳,同事朋友的慰问探视,家庭亲人的关心护理,可以缓解患者焦虑和抑郁、紧张等心理。

> **知识链接**

焦虑

焦虑时,患者的主要表现是交感神经系统功能亢进引起的身体变化,如心跳加快、手心出汗、肌肉紧张、震颤、胃部痉挛等。此外,副交感神经系统的活动也会增强,患者可能出现胃肠活动频繁而导致腹泻等。患者常有失眠、头痛、记忆力下降、注意力难以集中等症状。适度的焦虑反应可以提高人的警觉性,使人的心智活动增强,调动机体的防御机制,以应付情境的变化。但是,过度的焦虑是有害的,它们可使患者过分关注自身状况,行为失控,不与医务人员配合,妨碍治疗的进程和身体的康复。

4. 尊重的需求

自尊需要的满足会令人自信,感觉有存在的价值。患者往往怀着"被动祈求"的心态求诊,处于被动地位,往往会产生对自尊的需求和被人尊敬的渴望。患病后人的角色改变,会把注意力从社会生活转向自身与疾病,加上活动减少、环境安静、自我感受性增强,很容易产生自卑、敏感、依赖性和情绪不稳等心理活动。患者可以通过与医务人员亲切的情感交流使自己受到重视,那些不善交往者,也希望得到医务人员一视同仁的关照。如果患者感到自己在医务人员心目中没有地位,无足轻重,往往会感到伤感、失去自尊心,从而降低对医务人员的信任和战胜病魔的勇气。来自医务人员的重视、赞扬和尊敬,会使患者感到是对自己的最大鼓励。

5. 了解诊疗信息的需求

患者对于疾病的诊疗信息尤为关心,他们希望医生能够仔细地倾听自己的情况,并全面地进行检查,慎重地做出诊断。因此,医生及时向患者介绍有关诊断和治疗的安排,疾病的进展和预后,以及如何配合治疗等,有助于减轻患者的担心和焦虑,使其心情平稳,积极主动配合治疗。相反如果医务人员在工作中漫不经心、敷衍了事,会使患者怀疑诊断的准确性。但是对于涉及医疗保密的问题(如癌症患者的病情)时,切忌不负责任地向患者泄露。

很多时候,当患者的某些心理需要无法获得满足时,他们往往会出现不满情绪或违反医嘱和院规。假如未从患者心理需要的角度去考虑,医务人员很可能对这些患者产生反感,把他们当成不愿配合的"坏患者",甚至少数医务人员用让其出院或换病房的方法来应对,这种对抗的处理方式既对患者的身心健康极为不利,也是对医务工作的不负责任的表现,违背了医务人员应有的医风医德。

二、医务人员的心理行为特征

(一)医务人员的正性心理特征

1. 忠于职守

医务人员认为做好本职工作,诊治患者是自己的应尽之责,愿意尽自己最大努力履行救死扶伤、悬壶济世的责任。

2. 同理心

医务人员对患者怀有同理心,能够设身处地地理解患者身心上所承受的痛苦。当然,这种同理心要有一定原则,严格遵守规章制度,绝不能因同情心触犯法律法规和医院规章制度。

3. 自信与自豪

医务人员长期在一线医疗工作,在为群众查病治病的过程中,耳闻目睹疾病带来的灾难和造成的痛苦时,会触景生情,希望能尽自己所能帮患者消除痛苦,会感觉所从事事业的伟大和自身价值的实现,产生自豪、自信和强烈的荣誉责任感,进而意志坚定、工作热情、积极奋进、刻苦钻研、渴求知识。这是大多数中青年医务人员的心理特征。

4. 渴望尊重的需求心理

每一个工作者都希望得到他人的肯定与理解,医务人员也不例外。作为一名具有专业技术的医务人员,其社会价值应被肯定、尊重,自我实现的需求渴望满足,希望得到患者及其家属的认可。然而,由于近年来医患关系的紧张,以及一些媒体不负责任的舆论引导,导致全社会对医务工作者产生了误解,加之受晋升、子女就业、待遇等问题困扰,因而一些医务人员会情绪低落、牢骚满腹,渴望被外界尊重,获得外界的理解。

(二) 医务人员的负性心理特征

1. 自卑与受挫

医务人员多数毕业于医学院校,受过专业的医学教育,渴望成为受人尊敬的医务人员。然而,当他们中的一些人跨入医院的大门,进入医疗行业了解到其性质和工作内容后,发现与自己期待中的工作大不相同,会感到有很大落差。有些人发现花费数年所学知识和现实工作有很大差别,自卑和失败心理油然而生。甚至深感前途渺茫,精神萎靡不振,工作热情不高,情绪低落。这是很多年轻医务人员的心理行为特征。

2. 骄傲与施恩

有些医务人员认为自己的医术高于别人,目中无人,轻视同事,不听取患者意见。有些医务人员以施恩者自居,认为给患者看病是对患者的恩惠,高高在上。

3. 忧虑与胆怯

医疗行业属于高风险行业,正是由于医疗工作随时存在风险,有些医务人员因此束手束脚,害怕做出的决定会导致不良后果,在医疗工作中思前想后,不能做出果断的决定,容易错过最佳治疗时机。而最好的解决途径就是不断积累自身的临床经验,多参加交流学习,提高自身的技术水平,才能真正克服忧虑与胆怯。

4. 趋利心态

由于医疗行业的特殊性,医务工作者接触人员混杂,很容易受到社会不良风气的袭扰,一些医务人员心理出现失衡,价值观发生偏移,忘记了自己的身份角色,把利益放在第一位,只重视眼前利益,甚至出现向患者索要红包、收受药品回扣等行为。

5. 职业性"冷漠"心理

医务人员长期处在医院环境中,为了能在职业环境中不受负面情绪的困扰,保持自身的心理健康,会不自觉地采用一些心理防御机制。另外,医务人员为了确保对病情的判断和操作准确无误,应该时刻保持冷静,但有时候这种冷静往往会被患者误认为是"冷漠无情"。例如,控制自己不受患者情绪的影响,这就是一种心理防御,但容易被误解成对患者冷漠。在很多时候会使患者感到无助、焦虑甚至绝望。有的医务人员甚至把患者当作一台机器,给患者看病时态度冷漠、毫无感情,缺少对患者的人文关怀和良好医患沟通,这也是医患纠纷产生的一个重要原因。

6. 防御性医疗行为

防御性医疗行为(defensive medicine behavior)亦称自卫性医疗行为或保护性医疗行为。指医师为患者进行治疗、检查的目的,有时并不是完全出于对患者诊断和治疗的需要,而是为了保护医师不受到批评、指责,减少承担医疗风险的责任。究其原因,首先,医疗行为的高风险性要求医务人员具有高度的警惕意识;其次,医患之间信任度降低,使医务人员产生了防备心理;最后,医疗机构对医务人员的外在压力,迫使他们采取防御性医疗行为。据调查,防御性医疗行为普遍存在于我国,几乎波及了每位从业医师。我国医师的防御性医疗程度较高的行为包括:增加医疗转诊、会诊;进行多种非必要化验、检查;回避收治高危患者,建议患者转院;回避采用有风险的诊断检查或治疗方法等。防御性医疗行为不仅违反了诚实信用原则,也违背了医务人员应遵循的不伤害原则。

知识链接

过度医疗

过度医疗是指医疗机构或医务人员违背临床医学规范和伦理准则,不能为患者真正提高诊治价值,只是徒增医疗资源耗费的诊治行为。简单而言,过度医疗是超过患者实际需求的诊断和治疗的行为,包括过度检查、过度治疗。过度医疗是与道德相违背的,是法律及相关制度所被禁止的。

三、医务人员的心理健康标准

1. 心理健康的概念

心理健康,是指心理的各个方面及活动过程处于一种良好或正常的状态。心理健康的理想状态是保持性格完美、智力正常、认知正确、情感适当、意志合理、态度积极、行为恰当、平静的情绪、敏锐的智能、适于社会环境的行为。

2. 心理健康的标准

国际卫生心理大会曾对心理健康提出4个标准:①心理、智力、情绪十分调和;②适应环境,人际关系中能彼此谦让;③有幸福感;④在工作和职业中能充分发挥自己的能力,过有效率的生活。

美国的一项研究显示,在美国大约12%的医师在一生中曾经患过抑郁症,与一般公众相比,医师自杀的危险更大。据调查,我国目前医务人员心理障碍的患病率超过全国平均水平,大于10%,其中最突出的问题是人际关系、躯体化障碍和抑郁。因此,作为医务人员,了解与掌握心理健康的标准对于增强和维护其自身的健康有重要意义。美国心理学家马斯洛和米特尔曼提出的心理健康的十条标准,也被公认为是"最经典的标准"。

(1)充分的安全感。
(2)充分了解自己,并对自己的能力作适当的估价。
(3)生活的目标切合实际。
(4)与现实的环境保持接触。
(5)能保持人格的完整与和谐。
(6)具有从经验中学习的能力。
(7)能保持良好的人际关系。

(8)适度的情绪表达与控制。

(9)在不违背社会规范的条件下,对个人的基本需要作恰当的满足。

(10)在集体要求的前提下,较好地发挥自己的个性。

当医务人员掌握了衡量心理健康的标准,并以此为依据对照自己,进行心理健康的自我诊断。发现自己的心理状况某个或某几个方面与心理健康标准有一定距离,就可以有针对性地加强心理锻炼,以期达到心理健康水平。如果发现自己的心理状态严重地偏离心理健康标准,就要及时地求医,以便早期诊断与早期治疗。

四、医务人员的心理素质要求

16世纪杰出的德国医生帕拉切尔苏斯认为:"一名合格的医生应该具备能理解患者身体和能深切体会患者病痛的素质,只有具备了那样的感受,才能与患者的心灵真正相通。"因此,医务工作者必须具备高尚的医德、精湛的技术和良好的心理素质。其中良好的心理素质包括以下6点。

1. 理想崇高

对于医务人员来说,高尚的医德和精湛的医术同等重要,否则,就像爱因斯坦所说,只有专业知识,他可以成为一台有用的机器,但是不能成为一个和谐发展的人。因此,一名优秀的医务人员应当将救死扶伤、保障人类健康事业的崇高理想和信念作为人生追求。一切从人民利益出发,患者的利益出发,设身处地为患者着想,急患者之所急,积极地为患者消除痛苦,满足患者需求。正如希波克拉底誓言中所叙述的一样:"我愿在我的判断力所及的范围内,尽我的能力,遵守为患者谋利益的道德原则。"

> **名医故事**
>
> **孙思邈:患者如至亲,同行勿相轻**
>
> 唐代名医、药王孙思邈不但热爱行医学,而且喜好经史佛老之学。他认为:"若有疾厄来求救者,不得问其贵贱贫富,长幼妍媸,冤亲善友,华夷愚智,普同一等,皆如至亲之想。"这是何等高尚的医德,何等景仰的修为。在孙思邈所言中,我们明昂地感受到他视患者如至亲的接诊态度。医学是一门救人的学问,医生是一个救人的职业,如果你不把患者视为至亲,那么你何以会竭尽全力地去进行救治而心底无私呢?

2. 观察力敏锐

作为医护人员,必须具备敏锐的观察力,例如,能够从患者的举止言谈、表情中发现问题并及时做出调整。只有多问、多看、多思考,才能尽早发现某些疾病的先兆症状和病情恶化的迹象,进而综合分析,为临床诊断治疗提供依据。

白河县西营镇花房村患者王某,因腹痛难忍到十堰市人民医院白河医院就医,经彩超检查发现其胆总管下段有0.9 cm结石影。心细如发的何志军医生查房时发现,王某治疗后巩膜黄染明显减轻,有可能胆总管结石已排出。何志军建议进一步检查,发现王某只是胆囊结石,进行单纯的腹腔镜下胆囊切除术即可。手术证实了他的精准诊断,不仅减轻了患者的痛苦,还为患者节省了大笔费用。

3. 意志坚强

人一旦生病,就特别的依赖医生,在他们眼里医生就是神一样的存在。要求他们一定要将自己的疾病治好,而且必须要治好,容不得有一丝的失误,否则面临的就是医疗事故的纠纷。但是,我们要理性地看待医生,他们不是神,他们只是意志坚强的普通人,能够用自己的一技之长去救死扶伤,却不能去决定人的生死。2019年底新型冠状病毒肺炎席卷整个中国,一线的医护人员有五六十岁的教授、院士,也有不到二十出头的年轻人。有一位护士长的话感动了无数人:"哪有什么白衣天使,不过是一群孩子换了一身衣服,学着前辈的样子,治病救人和死神抢人罢了。"她们剪掉长发,告别亲人,奋战在没有硝烟的战场上,一上战场就是连续工作十几个小时,靠的就是坚强的意志(图3-3)。

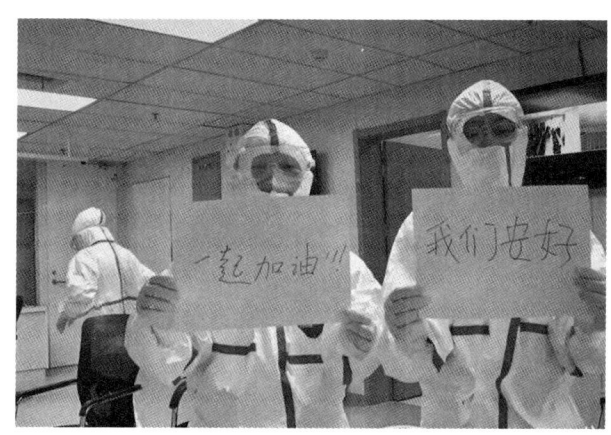

图3-3 抗疫"战士"

4. 善于沟通

人际交往能力是人们在交往过程中所形成的一种互相表达某种信息或情感的能力。其首要功能是传达信息,然后根据这些信息随时对自己的生活、工作和学习进行调整和改善,从而以更加和谐的状态去适应社会的要求。医务人员每天面对形形色色的人群,对人际交往能力有更高的要求。想要保持良好的人际关系,首先要做到交往时要感情愉悦,善于倾听别人说话,换位思考,杜绝冷漠心理、自卑心理、做戏心理、排他心理和猜疑心理。无论是对待同事还是患者,保持良好的人际关系是产生积极乐观情绪的基础。

5. 情绪乐观

法国思想家罗曼·罗兰曾说:"看清这个世界,然后爱它。"积极的心态是保持最佳精神状态、拥有健康心理的法宝,同时能够帮助创造财富,走向成功,帮助你获得健康快乐的生活。而消极心态则是心灵的毒药,它不仅排斥财富和成功,也排斥健康和快乐,甚至会毁掉一个人的一切。调查显示,长期的心理压力导致医务人员"五高":离婚率高、服用安眠药比例高、过量抽烟人数多、慢性病比例高、自杀率高。医务人员面对巨大的工作压力,更要学会保持稳定乐观的情绪,遇到问题积极寻找解决办法,而不是沮丧、退缩、萎靡不振。我们怎样对待生活,生活就会怎样对待我们。

案例讨论

生命的拷问

2008年4月14日凌晨7时50分,24岁的梁静在医院抢救14天后,最终离开了这个世界。14天前的深夜,这名年轻的女孩最后一次运用她所学的肌内注射,将剧毒农药百草枯稀释后,用冰冷的针头注入了自己的身体。从记者采访和她的日记来看,梁静内心所承受的压力来自于考职称、领导批评、患者时不时的冷眼和不理解等。

思考

(1)一个年轻的生命这样消失,带给我们怎样的思考?

(2)当你遭遇职称考试受挫、领导批评、患者不理解时,应该如何调整自己心态?

6.性格良好

人的性格决定了自身的做事态度和意志力。一个人如果热爱生活,他就会有健全的性格,例如富有同情心、具有奉献精神、坚强的意志等。良好的性格也会对工作质量、工作效率、工作状态产生影响。有研究表明,具有良好性格的人在医患沟通时能够得到超过预期的效果,原因是具有良好性格的人会对患者抱有爱心,乐于为之排忧解难,有良好的应变能力。反之不良的性格则会对医患沟通产生不良影响。因此,医护人员应该时刻提醒自己:对人要热情、诚恳、平易近人;对自己要自信、稳重、乐观开朗;对工作要细心、负责、沉着冷静。

课堂互动

实习期的烦恼

宋某某,是郑州一所医学院校的大三实习学生,在校期间学习积极性不高,成绩虽无挂科却表现平平。大三在医院实习期间,专业知识不扎实,过度依赖老师,自己操作时常常失误,又由于性格内向不敢向老师请教,实习期间又有参加专升本考试的打算。因此,心理压力很大,时常焦虑,请假频繁。

思考

(1)如果你身边有同学在实习初期角色转换困难,你应该如何帮助他?

(2)当实习与专升本考试冲突时,你会如何抉择?

五、加强医学心理学素养的意义和途径

(一)加强医学心理学素养的意义

现代医疗竞争激烈,医生的职业风险大为增加,医患矛盾有增无减,医生在得不到患者及社会的理解时,心理压力不断增加。大连市某医院对170名临床医生的一项调查研究显示,93.3%的医生感觉工作压力大。医务人员的心理障碍、自杀、情绪问题、亚健康情况、职业健康问题日益严重,如果其身心健康长期失衡、健康状况不佳,则必然会影响到医疗服务质量,进而关系患者的生命安全。因此,加强医务人员的心理学素养具有重要意义。

1. 实现医务人员自我发展的需要

医务人员在实现职业发展过程中,不仅要学习掌握基本的医学知识和技能,还应当注重社会人文知识的学习,具备良好的心理学素养。只有具备良好的科学文化素养,掌握现代医学知识,具有扎实的医学专业知识和文化素养,自觉的事业进取心,社会责任感和历史使命感及坚韧不拔的顽强意志等良好的医学心理学素养,才能做到高尚医德和精湛医术相统一,成为医学学科高层次人才。

2. 适应医疗卫生事业发展的需要

从早期背着药箱穿街走巷的"赤脚医生"到互联网医院专家远程问诊,我国医疗卫生事业经历了40多年的沧桑巨变,在飞速发展与进步的同时还面临着一些挑战。除却体制问题,来自于医务人员本身的问题则是要提高医务人员的人文素养。而好的人文素养的基础就是具备良好的心理学素养,医院要实现社会效益、经济效益的最大化,就必须提高医务人员的综合素养。

3. 遵循医学发展规律的必然要求

随着社会经济的发展,人们对健康的关注度越来越高,国家也对医疗行业的发展高度重视。作为医疗服务机构,需要以人为本,以患者为中心,遵守医学的发展规律,提高医务人员的心理学素养对提高服务质量至关重要。随着医疗模式的改变,各种民营医疗机构以及线上医疗模式的快速发展,医疗机构必将重视提高医务人员的心理学素养,提高医疗服务水平,打造机构竞争力。

(二)加强医学心理学素养的途径

培养良好的心理学素养。首先,要进行情绪自我管理,保持乐观和稳定的情绪。拥有阳光心态的人就如同一个伟大的音乐家,善用生命中的各种"乐器"奏出心中自由和谐的乐章来传递正能量。当医务人员能够善于控制自己的情绪、避免冲动,增加积极的情绪体验时,直接受益者除了患者,也包括医务人员本身。其次,在工作中,要尽量创造良好的人际关系与医患关系,多一些理解、同情和尊重,尽量满足对方的需要。再次,要正确地对待挫折,面对各种突发状况如患者及家属的投诉、抱怨等,要增强自己的意志力,学会调整心态,学会用恰当的方式进行情绪的发泄如倾诉、运动、转移注意力等,排除焦虑,减轻心理紧张。最后,要谦虚好学,以学增智,以学修身,以学增才,学以致用,始终保持谨慎的工作态度。

第三节 医患沟通

链接3-3
医患沟通

一、医患沟通概述

(一)医患沟通的定义

医患沟通(doctor-patient communication)是在医疗卫生和保健工作中,医生为了治疗患者的疾病,满足患者的健康需求,在诊治疾病过程中与患者进行的一种交流。医患沟通的目的是通过全方位多途径地交流,科学地诊疗患者的病痛,使医患双方达成共识并建立信任合作关系,最终达到维护人类健康、促进医学发展和社会进步的目的。医患沟通中的"医"指医疗机构中的医务人员,而"患"既包括患者也包括患者家属亲友及相关利益人。

临床医学教育之父奥斯勒曾说过:"医学是不确定的科学,也是概率的艺术。"正因为这种不确定性,临床工作想做到十分精准,万无一失,在很多情况下是不大可能的。因为精准本身也是相对的、可能性的、无止境的。医学科学是一门实践性强、风险性高的学科,在生命过程和许多疾病中,还有很多没有被人类完全熟悉,有的虽已熟悉但没有行之有效的治疗方法。此外,医患双方通过语言进行交流沟通进而互相信任显得十分必要。良好的医患沟通甚至可以减轻患者心身痛苦,创造最佳心身状态,提高治疗效果。因此,良好的医患关系缘于沟通,和谐的医疗环境缘于交流,沟通交流是医患关系的润滑剂。只有医务人员加强与患者的沟通,充分尊重患者的知情权、选择权,建立良好的医患关系,才能使患者积极支持、配合医疗工作,才能使医务工作者具有良好的心态从事医学事业,推动医学科学的发展。

(二)医患沟通的对象

医患沟通的对象不仅限于医者和患者,也包括患者家属,有时还包括医者和患者的同事、朋友、领导。医者和患者是不同利益的两个主体,既受制于各自的影响因素,又有共同的制约条件。因此,在沟通时需要选择重点的沟通对象。大部分和患者本人沟通,当遇到的病情不允许和患者本人沟通时,则需要和患者家属沟通。

(三)医患沟通的任务

1.建立新观念

随着医学技术的发展和生物-心理-社会医学模式的建立,以人为本的人性化服务使越来越多的患者受益。新型医患关系要从科学出发,明确医患沟通在现代医学中的重要地位和积极作用。转变传统的医学思维方式,从经济发展和社会进步的现实出发,站在人类共同利益的高度,树立新的医患关系理念,构筑医患沟通的心灵桥梁。在新型医患关系中,医生将由主要决策者转变为信息提供者和建议者,而患者在充分享有相关信息和资源的前提下,不仅拥有参与决策权,也要承担相应的责任。这种关系建立在患者对医生的信赖和对生命健康的渴望基础上,只有彼此沟通理解、相互信任,医患双方才能共同参与诊疗活动,共同完成对疾病的诊疗过程。

2. 建立新模式

新的医患沟通的技术平台,应该是科学、规范、统一的生物-心理-社会医学模式。这就需要在医疗卫生服务工作中,根据不同疾病和不同个体采取各具特色的人性关爱服务方式。如"患者选医生模式",这也是医患关系发展到今天出现的必然要求,在过去的医疗服务方式中,患者往往听命于医生,医生根据需要为患者提供疾病诊断、预防、治疗和预后等服务,患者往往处于被动接受服务的境地。患者自主择医后患者在医疗活动中的主动性日渐凸显。患者可以根据自己的病情需要、性别特点,选择适合自己的主治医师,也可拒绝不适合自己的医师,从而使自己的就医活动有了充分的自主权。"患者选医生"就是建立在理解和沟通基础之上的一种新型医患关系。

(四)医患关系的类型

根据医患双方在建立及发展医患关系过程中所发挥的作用、各自所具有的心理方位主动性及感受等因素的不同,可以将医患关系分为以下3种基本模式。

1. 主动—被动型

这是医患关系中最常见的关系模式。它是一种单向性的、以传统的生物医学模式及疾病的医疗为主导思想的医患关系模式。其特征是"为患者做什么",医护人员扮演"保护者"的角色,这种模式中,医师的权威不会被患者所怀疑,医生处于支配地位,医生掌握着主动权,提供给患者的时间、信息较少,患者不能充分理解诊断和治疗计划,但患者一般也不会提出任何异议。这种模式主要适用于昏迷、休克、全身麻醉、有严重创伤及精神病患者的医疗过程。此类患者一般部分或完全地失去了正常的思维能力,需要医师有良好的职业道德,高度的工作责任心及对患者的关心与同情。

2. 指导—合作型

医师在医患关系中仍占主导地位,医患双方为微弱的心理差位关系。其特征是"教会患者做什么",医护人员扮演"指导者"的角色,医患双方在医疗活动中都是主动的。这种模式虽然比主动—被动模式前进了一步,但医生的权威性仍是决定性的,但患者可以向医师提供有关自己疾病的信息,同时也可以对医师及治疗提出意见。

这种模式主要适用于急性病患者的诊疗过程。此类患者神志清楚,但病情重,病程短,对疾病的治疗及预后了解较少,必须依靠医师的指导以达到更好的疗效。此模式的医患关系同样要求医师有良好的职业道德,高度的工作责任心,良好的医患沟通及健康教育技巧。

随着社会的发展,患者的医学知识也越来越丰富,医务人员对专业知识的垄断已经成为过去式。尽管指导—合作型仍是目前各医疗卫生单位最常见的医患关系模式,但是共同参与式的医患关系才是真正令人满意的发展方向。

3. 共同参与型

这是一种双向性的、以生物-心理-社会-医学模式及健康为中心的医患关系模式。其特征为"让患者选择做什么",医护人员扮演"同盟者"的角色,医患双方关系建立在平等的地位上,双方为心理等位关系。在这种模式中医患双方是平等的,相互尊重,相互学习,相互协商,对医务目标、方法及结果都较为满意。

这种模式主要适用于慢性疾病的医疗。如糖尿病、高血压这些终身性疾病,在治疗的过程中患者的配合十分重要,医生会辅助患者进行生活习惯、行为方式的改变,患者也对疾病的治疗比较了解。因此,医生不仅要了解疾病的治疗,而且要了解疾病对患者的生理、心理、社会等方面的影响,以患者的整体健康为中心,设身处地为患者着想,给予患者充分的选择权,以恢复患者战胜疾病的信心及自理能力,使患者即使在功能受限的情况下也有良好的生活质量。

(五)加强医患沟通的重要性

1. 医患沟通是有效开展医疗活动的基础

每一种疾病本身都是一个不断发展、变化的动态过程,医务人员必须及时掌握病情变化的反馈信息,然而,医患之间如果缺乏充分的沟通和信任,往往不能收集到确切的病史资料和病情变化的信息,严重的甚至会延误病情。

2. 加强医患沟通有助于患者的诊断和治疗

医患沟通的体验会对患者的就医行为产生影响。医方通过与患者的沟通,才能充分了解疾病的有关信息,制定出正确的治疗方案,减少漏诊、误诊。同时,如果患者在就医时,能够通过与医师交流和诊疗,缓解自己的身心上痛苦,就会产生一种积极愉快的情绪体验。这种良好的就医经验会使其再次生病时愿意寻求医师的帮助。另外,从治疗过程看,患者的依从性如何、是否遵从医嘱、执行医疗方案也与医患沟通的体验有关。无论现代医学采用了多么先进的新技术、新方法对患者进行检查治疗,如果没有患者的密切配合,都难以充分发挥其医疗效果。

因此,良好的医患沟通也是治疗手段之一。良好的心理氛围和积极的情绪反应,本身就是一种治疗手段。例如,对于心脑血管疾病的患者,积极稳定的情绪是很多药品都无法替代的是带来的效果。这也是临床心理治疗常用的方法之一;对于医生来说,愉悦的心情会使思路更加清晰、有条不紊,工作效率得到提高。因此,融洽的医患关系对于医患双方的心身健康都是十分重要的。

3. 加强医患沟通有利于密切医患关系、减少医疗纠纷

在医患沟通中,医务人员可以及时将即将进行的医疗行为及其效果、可能并发症、医疗措施的局限性、疾病转归和可能出现的危险性等,在实施医疗行为前与患者或者家属进行充分沟通,让其在了解到治疗成效和可能的风险后做出治疗决定。因此,医患沟通有助于患者及其家属充分了解治疗风险,后期出现不令人满意的结果时,家属能够理解和正确对待,减少医疗纠纷的出现。

4. 加强医患沟通有利于医患双方互惠共赢

医患沟通要遵循双赢的思维和原则,维护医患双方的根本利益。既要维护医学的神圣使命,又要保障从医者的切身利益,使医患双方和谐共处。

(1)**医方之利** 第一,提高业务能力和专业水平。随着我国医疗市场的不断开放,医疗市场的竞争越来越激烈,医患矛盾越来越突出和尖锐,整个社会对于医生的要求也越来越高,不仅要求医生具备高超的医疗水平迅速解除疾病痛苦,同时也希望医生能够提供星级服务。不论是医务人员还是医疗机构,都以医疗水平为第一评价标准,都期望自己不断提高技术水平,能够大胆进行医疗科研探索,总结并丰富新的临床经验。第二,提高医务人员素质。丰富的临床经验和社会阅历是优秀医务人员必备的重要条件,也是每一个医务人员职业生涯中始终追求的目标之一。密切接触各类患者,不仅能增加临床诊疗经验,更能从患者那里学习到很多社会知识和经验。第三,赢得尊重。良好的医患沟通使医患互相信任,真诚合作,医务人员能从中不断感受尊重,体验成就,提高声誉,进而更加爱岗敬业。医者的最大愿望是治愈患者,最不愿与患者发生矛盾和纠纷。医患沟通可以使医者的愿望能有效地实现,最大程度地减少纠纷,化解矛盾。第四,医院的可持续发展。对于医院的长期发展,医患沟通在其中发挥了宣传、展示、广告、品牌、质量等综合性的功能和作用。

(2)患方之利　第一,患者权益受到维护,人格尊严得到尊重。患者因身体伤病往往容易心理脆弱,不仅期望得到治愈伤病,还渴望得到人情温暖,渴望人格得到尊重。良好的医患沟通可以把医务人员的关爱传递给患者,使患者感受到满满的情义,接受治疗的同时享受温情关心。同时,及时与患者沟通诊疗相关信息,也是尊重患者的知情权,可让身处弱势的患者感受到人格上的尊重。第二,有利于患者身心早日康复。"病来如山倒,病去如抽丝"。战胜伤病是一个过程,不仅需要医务人员的专业指导和精心照料,更需要患者及家人的积极配合。

医患沟通是医务工作者进行医学实践最基本的思维模式和行医准则。我们今天遇到的诸多医患问题主要来自医患沟通的不畅。所以,要想解决医患矛盾纠纷,建立良好的医患关系,最重要的是转变观念,转变行为方式。达到医患双赢的目的。

名医故事

喻昌——对患者诚心、耐心,患者才会与你交心

医患关系不和谐的因素众多,医生为患者诊疗时诚心不足、耐心不够而造成患者及其家属对医生有戒备心甚至敌对心理的不占少数。虽然患者有时在接受医生诊疗期间会因为种种原因而不配合医生,但是明代名医喻昌认为,"然苟设诚致问,明告以如此则善,如彼则败,谁甘死亡,而不降心以从耶?""此宜委屈开导,如对君父,未可飘然自外也。"从喻昌所言中不难看出:对患者如果诚心,尽职尽责,动之以情,晓之以理,患者一定会与你交心,配合治疗。因此,行医之人应该好好领会喻昌之言的深意,提高自身修养。

二、医患沟通的原则

目前,很多医护人员把住院须知、医患沟通单、术前告知书等向患者告知一遍,就好像是做好了医患沟通,其实那只是一种机械的告知,不是医患沟通。真正的医患沟通应该是医生从生活的、工作的、疾病的、思想的、精神的、情绪的、期望的、需求的等各个方面

对患者进行了解和交流,并给予同情、抚慰、鼓励及希望。这样,才能得到患者的充分信任,同时也得到患者的更多信息,更有助于诊断和治疗。

1. 平等和尊重的原则

患者首先是一个平等的社会人,其次是一个需要帮助的人。医务人员必须以平等的态度对待患者,绝不能摆出高人一等、居高临下的姿态。所谓平等,其实有两层含义,一是医患双方地位平等,没有高低贵贱之分;二是医务人员对待所有患者必须平等,在医务人员眼中应只有患者,而不能以貌取人,以地位取人,以财富取人。湖南省荣军医院一位聋哑孕妇生小孩,不会手语不好沟通,25岁的麻醉师姚翔得知后,选择用漫画的形式和她进行沟通,最后剖腹产出一个7斤的小男孩,手术成功,母子平安(图3-4)。

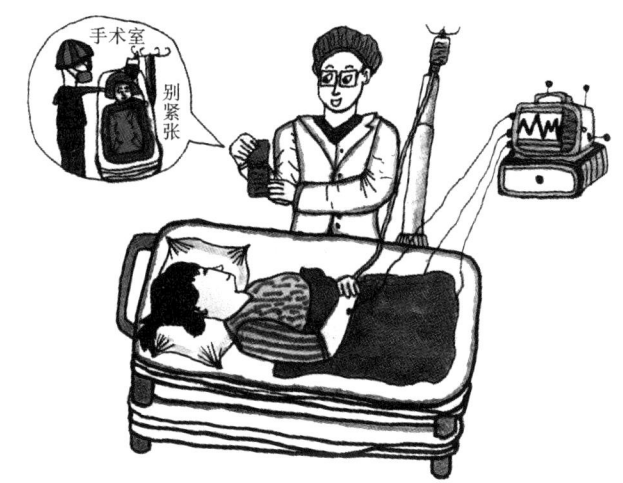

图3-4 麻醉师用漫画与聋哑孕妇沟通

2. 依法和守德的原则

医患关系是一种具有技术、伦理、法律、价值属性的特殊的人际关系。其中,技术是基础,伦理关系是本质,法律关系是保障,价值关系是目的。在与患者沟通时,医务人员要严格遵守法律法规,切实恪守医疗道德。医务人员既要用好法律法规赋予自己的权利,又要履行好法律法规规定的自己的责任和义务。《中华人民共和国执业医师法》对医师的权利和义务都做了明确的规定,同时,医师也必须清楚患者依法享有的权利和应尽的义务,尊重患者的权利和义务,双方在法律法规的层面上沟通和交流。医务人员要保持良好的医德医风,绝不能收受患者的好处,更不能向患者索要好处。遵守法律和职业道德是医患沟通的底线,医务人员只有自身做得端、行得正,才能赢得患者的尊重和信任,才能在沟通中处于主动地位。

3. 诚信和换位的原则

诚信是一个社会赖以生存和发展的基石,也是医患沟通得以延续和深化的保证。诚信使人在沟通时有明确的可知性和预见性,而不真诚或欺骗,会使人产生不安全感和恐惧感。作为医生首先要赢得患者的信任,才能使患者放心,愿意推心置腹的沟通,患者同时也要信任医生,不隐瞒病情。同时医务人员要多进行换位思考,站在患者的角度考虑问题,这样才能使沟通达到应有的效果。

案例讨论

难以拒绝的心意

2006年3月7日南方都市报登出一则消息:《全国政协委员吴博威称收红包可令医患关系更和谐》。他认为:医生向患者索取红包获益的行为应当禁止,医生是救死扶伤的,怎么能谁给钱就先给谁做手术呢?抢救患者要根据病情。但治好病了,患者要感谢你,送你"红包"是医患之间的感情交流。在日本,很多患者手术后会当着其他人的面给医生送红包,送"红包"的人越多,医生越自豪,这是他医术的体现,他收红包会使医患关系更和谐。也有人认为,医生对患者也是一种服务,诚心诚意为患者服务让患者被服务感动,这是构建和谐社会的一个方面,也是对医生的一种激励。我们应当引导公众对医生达成一种谅解。现在丑化了"红包",好像一拿"红包"就是坏医生,就是吃回扣。那么,正确对待"红包"的方式是什么?

思考

结合案例,谈谈你对医务人员收"红包"的观点。

4. 适度和距离的原则

体态等非语言交流与语言交流一样,也是沟通交流的一种形式,运用非语言交流要适度、要符合场合,切忌感情冲动、动作夸张。在沟通中,行为举止要得体,说话要有分寸,亲疏距离要恰当。如利用幽默时,不要使对方产生被讥讽、被戏耍之感;又如谦虚,过度就有虚伪之嫌,再如热忱,过度往往使对方感到局促不安、难以接受。如在抢救危重患者时,如果表情淡漠或说说笑笑,不仅有损医务人员的形象,还会严重伤害患者及家属的感情。沟通时,双方的距离要适当,太近会让人产生不舒适感,太远会让人感觉不受重视。医务人员在进行交流时,可根据患者年龄、性别因人而异,选择合适的沟通方式和距离。

5. 克制和保密的原则

患者在对自己的疾病状况不了解时,会对医务人员的态度和举止尤其关注,医务人员的一举一动在患者眼里可能会有特定的含义,如患者可能会把医务人员的笑脸理解成友好或病情好转的信息,也可能会因医务人员眉头紧皱联想到自己病情是否恶化。因此医务人员必须把握好自己的情绪,避免因不恰当的情感流露传递给患者错误的信号。另外,在整个诊疗过程中,尤其是病史采集过程中,常涉及患者的隐私,患者可能很多情况下不愿意他人知晓,医务人员有义务满足患者的要求,不能随便泄露甚至取笑、歧视患者。如果医务人员对患者的隐私表现出不屑、鄙视的神情,会严重损害患者的自尊心,影响进一步的沟通和交流。除此之外,在医患沟通时运用好沉默也是必不可少的,特别是当患者或其亲属情绪激动时,以温和的态度或保持沉默,可以让患者或其亲属有一个调整情绪和整理思绪的时间。

6. 留有余地和区分对象的原则

医务人员在与患者交流病情时,讲话一定要灵活用词,切忌绝对,特别对疑难病、危重病患者更要注意。首先,话不能说得太绝对,如"绝对没问题""请放心"之类话,否则一旦发生意外,由于患者及其亲属没有思想准备,会造成纠纷。其次,讲话因人而异,如果面对多疑多思的患者,不应为了引起患者重视,而把病情讲得过重,增加患者心理负担,对治疗不利,应该多鼓励,增加信心。对于满不在乎,大大咧咧的患者,则应强调重点。再次,对某些疾病,与患者亲属沟通应实话实说,对患者有时则需要"善意的谎言",减少其心理负担。最后,对个别缺乏就医道德的患者或其家属,则必须有心理防范,既要认真治疗,又要严格遵守程序,以防对方故意闹事或对医务人员造成人身伤害。

三、医患沟通的类型

根据不同的分类标准,可将医患沟通分为以下不同的类型。

1. 根据医务工作者的职业分类

根据医务工作者的职业分工不同,可分为医患沟通和护患沟通。

前者中的"医"特指医师,在医师与患者交往中,医师往往处于主动地位,希望患者能够尊重自己、信任自己。责任心强的医师会希望患者遵守医嘱、配合治疗,对于医疗过程中的某些客观困难给予理解。当然,预后如何,除了医师对疾病做出准确判断外,关键也在于患者能否按照制定的治疗方案顺利实施。

护患沟通(nurse-patient communication)主要是指护士与患者及其亲属之间的沟通。护患沟通是医患沟通的重要分支之一,也是医患沟通的重要内容之一。在现代医学模式中,护患沟通在医、护、患三者之间的作用日益显现,它不仅影响了护患之间的行为态度,也直接影响到护理工作的效果。南丁格尔说:"护士其实就是没有翅膀的天使,是真、善、美的化身。"护理工作是整个医疗卫生工作的重要组成部分,但它又是有其自身的相对独立性和特殊性。护理人员的道德水平如何,关系到能否协调医生、护士、患者三者的关系,直接影响着医疗质量。护理工作的质量同时直接关系到患者的医疗安全、治疗效果和身体康复,护士的职业素质、服务态度、言谈举止也直接影响着患者的心理感受和医患关系的和谐、融洽。因此,护士并非是医疗过程中的配角,而是医疗过程的具体执行者,同时也是医、护、患三者之间的协调者。因此护士在日常与患者交往中渴望得到理解和信任,尤其是希望在护理操作中能够得到患者及其家属的配合。护士与患者可以通过有效的沟通,发展及促进良好的护患关系,及时满足患者的身心需要,使患者真正接受科学的、整体的、全方位的现代护理。

2. 根据医患沟通的方式分类

根据医患沟通的方式不同,分为技术性沟通和非技术性沟通。

技术性沟通是指医务人员告知患者一些基本情况和相关知识,以使患者更加了解自己的病情症状,并凭借自己技术性的医学知识,为患者做出诊断与治疗,技术沟通的目标是完成医生与患者及家属的信息交换。

非技术性沟通则是与患者进行情感交流,给予患者心理疏导和安慰,消除患者的悲观情绪,鼓励其积极面对治疗。非技术沟通主要反映医患双方在社会、心理等方面的关系,表现在道德关系、利益关系、法律关系等。在大多数患者对医务人员进行评价时,会主要考虑服务态度的优劣、诊断过程是否认真、医德高尚。

就目前实际情况来看,我国医务人员在医患沟通中还存在只注重技术性沟通,而忽略了非技术性沟通的现象,对患者缺乏情感交流和人文关怀,因此导致医患关系难以增进。

3. 根据医患沟通情境分类

根据医患沟通情境不同,分为预防为主的沟通、分级变换沟通、集体沟通、集中沟通、实物对照讲解沟通等。

预防为主的沟通就是在医疗活动过程中,如果发现可能出现问题苗头,如在与医务工作人员接触中已产生不满情绪者,对治疗期望过高者,对交代病情表示难以理解者以及各种迹象表明可能产生纠纷者,应立即将此类患者作为重点沟通对象,针对性地进行沟通,还应在交接班时作为重点内容交班,使接班人员做到心中有数。

分级变换沟通就是要根据实际情况,由不同级别的医者或用不同的方式进行沟通。如当责任医师与患者或家属沟通有困难时,应另换一位知识层面高一些的患者家属进行沟通,或换上级医师、科主任与其进行沟通。

集体沟通分为两种。第一种,当疾病诊断不明或者病情恶化时,下级医师应当先请示上级医师或与上级医师共同集体沟通,统一认识后由上下级医师共同对家属进行解释,避免由于沟通不一导致患者和家属的不信任和疑虑。第二种,对患有同种疾病较多的患者,医院可召集家属,以举办培训班的形式进行沟通,讲解疾病的起因、治疗及预防知识。这种沟通不但节约时间,还可促进患者间的相互理解,使患者成为义务宣传员,减少医务人员的工作压力。

实物对照讲解沟通就是当患者及家属缺乏医学常识沟通有障碍时,医者可以利用人体解剖图谱或实物标本对照讲解来增加患者或家属的感官认识,便于患者或家属对诊疗过程的理解。

四、医患沟通中的要素与技巧

(一)医患沟通的要素

1. 技术要素

(1)作为沟通的主导方,医者必须具备扎实的医学理论功底和过硬的专业技能,以及建立在实践经验基础上的临床判断能力。

(2)医者还要具备广博的人文知识、丰富的社会阅历、通达善良的情怀及恪守医学伦理道德规范,具备医疗行为的能力。

2. 信息的要素

(1)医方需要患者提供的主要信息有患者主诉、综合病史、已用药情况、生活习惯、经济能力、职业情况、家庭状况、教育背景、诊疗选择、康复期望、风险承诺等。

(2)患者需要医方提供的主要信息有实际病情、治疗方案、医技状况、费用选择、安全保障、预后转归、风险评估、医学知识、治疗辅导、健康指导、积极鼓励、公平仁爱等。

3. 语言的要素

医生看病不仅是一门技术,也是一门艺术,因此医务人员还应具备以下能力。

(1)严谨的专业术语表达能力。

(2)对复杂问题作通俗易懂的解释说明的能力。

(3)善用各种语言(语言、动作、表情、肢体等)沟通的能力。

(二)医患沟通的技巧

1. 谈话方式

(1)复杂的病情尽量采用通俗易懂的白话解释,注意采用安抚的语气。

(2)注意沟通环境的隐秘性,采用谈心式沟通,随时观察患者的语言—肢体—表情,随时调整谈话内容。

2. 谈话内容

(1)不要刺激患者、吓唬患者。

(2)不能贬低同行。

(3)尊重事实,态度和蔼,有耐心。

3. 护理沟通

(1)对待患者耐心、细致、关怀、照顾、周全。

(2)问候寒暖、倒水、吃饭、询问是否需要帮助。

(3)洗澡、护理、观察病情、患者的反应并及时与医生沟通、反馈。

(4)输液时交代注意事项、观察液体。

(5)入院介绍、出院送行。

4. 医患沟通的一般步骤

(1)开场 如正式沟通之前,首先需要一个正式和简短的自我介绍,这样可以让患者及家属感受到医生的专业性与规范性。其次,需要充分了解患者的家庭背景,尤其是家庭成员、谁在这个家庭占主导地位、经济状况等尤为重要。最后,在交流过程中要表现得自信和自如。然后将患者引导向诊疗过程。

【举例】

医生:"在我们讨论你的疾患之前,我想知道你个人的一些事情。"

患者:"医生,你的意思是什么呢?"

医生:"告诉我你认为对自己而言重要的是什么。住哪儿? 跟谁住在一起? 做什么样的工作? 闲时干什么?"

医生:"首先我们谈论现在的情况,然后做检查,再共同制定计划。"

(2)主动倾听患者讲话 聆听患者描述症状、观察语言和非语言的暗示,耐心感受并婉转表达同情和关切。鼓励患者告知他所有的故事,以便识别主要问题。有研究表明,住院医师平均每隔18秒就打断1次患者,但是我们应允许患者不被打断地说下去。如果患者停顿或者说话减慢,不要显得不耐烦。

【举例】

"还有什么问题吗?""这些问题中哪一个最令你烦恼?""你今天想达到什么样的目的?"

(点头,目光接触)

"嗯""我在听,请继续"前倾向患者,表示你在仔细倾听,适当地提问,复述对方的意思。

"你认为是什么引起了你的病?""你的丈夫(妻子)是这样看待你的病的?"

(即:沉默—点头—附和—重复—明确化—反映—总结问题)

(3)采集病史 主动耐心倾听患者病史,记录全面、不遗漏。有效地使用问题。

【举例】

"你每次吃完饭后感觉怎么样?"

"这个问题影响你的日常活动吗?"

"关于那个,你还能告诉我更多东西吗?"

(4)体格检查 ①检查前让患者了解我们期望得到什么;②告诉患者你要做什么,在做什么;③解释可能出现的不适,如冷、疼痛、压迫感;④取得患者的信任和配合;⑤仔细、全面、轻柔、有顺序有条理;⑥注意保护患者隐私。

(5)诊断、治疗和预后 首先,要保证患者了解自己的主要健康问题是什么;其次,告知需要患者如何参与合作,叮嘱如何进行自身护理及服药。

在谈论时要注意:①保持一种冷静肯定的语气;②缓慢清晰地诉说;③聆听患者怎样说话,以同样的复杂程度答复患者;④当你认为患者可能没有明白你的话时,使用不同的表达方式来重申你的建议和解释。

与患者协商治疗计划时:①讨论各种选择,协商一个双方都接受的计划;②鼓励患者说出自己的想法;③确定患者的理解、反应和担忧;④认识到患者对收益、风险和障碍的感知;⑤鼓励患者参与到计划的实施中。

提供治疗和预后建议或信息时:①语言清晰和组织良好,避免使用行话或术语,使用清楚的解释;②让患者"镜像反馈"你的陈述,以确定是否明白;③给出清楚的服药说明;④写下剂量、是否吃饭及不良反应等信息,或者解释给患者家庭成员。

(6)结束诊疗 ①对交流做出一段积极的结束语,包括提供比较现实的希望;②如果预后不良,提供有效的疼痛控制。

给出清晰的随诊指导:①预定复诊时间;②服药时间、服多少、怎么服;③需要时使用书面的说明。

使用面部表情和手势来表明你的关心:①握手、拍肩膀、问候陪同患者来的亲属和朋友;②诊疗的最后,准确地告诉患者将要发生的事情,如"在你回家之前到药房取药,晚餐前开始服药""一旦感觉……立即来诊"。

(三)沟通中需要避免的事项

(1)不要因为知道疾病的基本过程,就理所当然地认为你了解患者的需求,否则你会给自己和患者帮倒忙。

(2)不要使用俚语和粗俗的词语。

(3)不要使用患者不熟悉的医学术语和词语。

(4)不要使用模棱两可、含糊不清、意思隐晦的词语。

(5)不要大喊、耳语、咕哝、嘟囔,以免交流无效。

(6)不要与患者发生口角,假如患者刺伤了你的自尊心,不要当着患者的面抗辩。

(7)不要为打消患者的焦虑而给他敷衍了事的安慰话,这样的反而会中断交流。

(8)不要让患者做而又不告诉他为什么要做和如何做。

(9)除非临床需要,不要打听患者的隐私。

(10)不要说谎,哪怕圆场谎。

(11)不要当探视者的面讨论他的病情。

(12)不要当着探视者的面,暴露患者的身体。

(13)不要使用任何体语或暗示,给患者传递消极的情绪。

(14)不要假装在听,这样会对患者所说的话作出不适应的反应。

(15)不要在患者面前,对同行的医务人员评头论足。

(四)医患沟通的案例分析

【案例一】

某知名医院被患者投诉于媒体,指责医师对患者不负责、十分冷漠,"在整个接诊的过程中,医生都没有抬头看过我一眼,居然把处方开出来了"。院方查看病历,发现医师记录了患者的主诉要点,用药非常对症,从诊断病情到开出处方都是正确的,为什么患者要投诉呢?

分析:患者投诉医师"看都不看我一眼",也许是因为当时医师正在记录主诉要点,思考如何下处方。但是这位医师忽略了非技术沟通,没有使患者感受到人文关怀,使患者认为没有受到尊重。其实,当医师注视着患者时,他的眼神就会向患者传递着同情、温馨和关爱,沟通就这样得以完成。

【案例二】

某患者因急性肠梗阻入院手术治疗,术中发现患者的阑尾红肿,考虑到阑尾没有特别重要功能,还会存在阑尾炎的隐患,于是医生就将阑尾一并切除了,术后患者恢复良好,顺利出院。可是,由于术前医生没有向患者及其家属告知要切除阑尾一事,事后患者亲属多次到医院要求院方赔偿切除阑尾的损失,将医生告上了法院,最后医生被追究了民事责任。

分析:医生在可能的情况下,没有征得患者或家属的同意,擅自切除患者的脏器,侵犯了患者对自己器官的处置权,此医生虽然没有给患者造成不良影响,但是擅自做主舍弃是没有道理的,因此追究了其民事责任。

随着我国经济的发展、社会的进步、法制的健全,人们对权利问题日益关注,患者权利意识也日益觉醒。患者可以在对疾病认知、了解的基础上对诊疗措施作出同意与否的决定。而医生对患者要进行病情、治疗措施的讲解,并表明自己的倾向性态度,但是一般情况下,医生不宜完全替患者做主。

【案例三】

一位少女因阴道出血,在其母陪同下来医院就诊。自述是骑自行车时摔伤后腹痛不止。外科检查未发现丝毫损伤的痕迹,透视也未查出疼痛和出血的原因。接诊医师根据观察和经验,怀疑其为宫外孕,建议转妇产科进一步检查和治疗。但是患者及其母亲都坚持少女未婚,月经一直正常,何来"宫外孕"而拒绝转诊。无奈之下医师只好给予患者常规的止痛止血剂治疗。可是当天夜里患者就因宫外孕大出血导致休克而紧急住院,经全力抢救虽保住了性命,但却因宫体破裂出血过多而不得不摘除了子宫,留下终生遗憾。

分析:医师要明白,对于上述案例中涉及患者隐私的致病原因,在问诊中,当患者有意识地隐瞒病因时,医者不必强硬追问,但可婉转说明:如果发现某种疾病(如宫外孕、性病、艾滋病等)会有哪些症状和征兆,会有哪些严重的危害,弄清病因对有效治疗的重要意义等。给患者一个思索、权衡利弊的时间。让患者从思索中体会到"医师是在治病救人"从而配合治疗。

建立良好的医患关系是医患双方共同努力的结果。同时,医师与患者的交往也是一种职业行为,建立良好的医患关系是医师职业的要求,具有一定的强制性。不管医师是否愿意,也不论患者的年龄、身份、职业素质如何,医师都应努力与患者建立良好的医患关系。古希腊医学之父希波克拉底曾有一句名言:"医生有三法宝,第一是语言,第二是药物,第三是手术刀。"灵活掌握语言沟通技巧,对维护良好的医患关系至关重要。

本章小结

本章介绍了医学心理学的基本概念和研究方法。以医患的心理需求为基础,对医务人员的心理行为特征进行了分析,并提出了医务人员的心理健康标准和心理素质要求,强调了加强医学心理学素养的重要性。通过案例导入、知识链接、案例讨论,对医患沟通的模式,医患沟通应遵循的原则进行讨论,举例说明医患沟通中的语言沟通和非语言沟通中的常用技巧,并对医患沟通中的注意事项进行了总结。

课后思考

2006年6月15日早上8点,昆明某医院刚开门,"医闹"们就有组织地来了:数百名男女抬着一具患者尸体涌进医院,将患者尸体放在导医台上后,向医院索要高达10多万元的赔偿。在被医院拒绝后,患者家属居然连同医闹一起将医院负责人的胸骨打断2根,砸坏医院设施。在院门口,患者家属还送来了4个大花圈,拉出了4条写有"谋财害命,还我妻子"等字样的横幅。此次"医闹"事件共持续了3天,医院实在无法忍受,只得赔偿了几万元,这群人才离去。就在事发后两天,昆明另一家省级医院也遭到了同样的"医闹",医院为此一天损失了几万元。然而,在两次事件中向参与者询问患者情况时,他们却不知道出事患者的名字,也不知道患者到底出了什么事,只是说,他们都是患者的亲戚请来的。

2015年11月1日起,《中华人民共和国刑法修正案(九)》正式施行,规定聚众扰乱社会秩序,情节严重,致使工作、生产、营业和教学、科研、医疗无法进行,造成严重损失的,对首要分子处3年以上7年以下有期徒刑;对其他积极参加者,处3年以下有期徒刑、拘役、管制或者剥夺政治权利。

思考
(1)如果你是医生,你应该怎样维护自身权益?
(2)如何避免类似事件发生?

(闫 悦 霍玉洁)

第四章 医务语言素养

知识目标

(1) 掌握提高医务语言素养的途径及医务书面语的书写规范。
(2) 熟悉医务口语和体态语的特点。
(3) 了解提高医务语言素养的意义。

技能目标

(1) 学会医务口语表达的艺术。
(2) 熟练掌握患者特殊体态语所表达的意思。

素质目标

具备通过医务语言与患者良好沟通的职业素养能力。

案例导入

案例

上海某三甲医院,患者来到检验科进行手指采血检查,由于当时室外气温较低,患者手较冷,采血的护士随口说了一句:"你的手像死人的手一样。"患者听了非常气愤,事后有8名患者联名写信给分管卫生工作的副市长投诉。一句话,一个"死"字竟然激起了患者如此大的不满意!其实,在上海话中,这算不得一句骂人或者诅咒的话,它更多是一种笑谑,还暗含着一丝关心。在关系非常亲近的年轻朋友中这样的话还是不时能够听到。事后的调查也显示,这位护士和患者确实相熟。然而在医患这个特定关系中,医务工作者必须首先把对方当作患者对待,因为疾病的威胁已经让对方心理非常脆弱而敏感。

思考

(1) 根据案例阐述医患沟通的意义。
(2) 此案例留给我们什么样的深刻教训?
(3) 这个案例对你有什么启迪?

第一节 医务语言素养概述

链接 4-1
医务语言素养概述

一、概念

(一)语言

语言是同类生物之间由于沟通需要而制定的具有统一编码解码标准的声音(图像)指令。语言是人类最重要的交际工具,是人们进行沟通的主要表达方式,是人们交流思想的媒介。

(二)医务语言

医务语言是指医务工作者在自己的工作中,尤其是与患者交谈时所使用的具有医学专业特色的话语。医务语言是在普通语言学基础上发展起来的边缘学科,它必须以普通语言学的理论为基础,结合医学专业特征,阐释语言的本质。医务语言是临床医疗过程中以医务工作者作为特定的言语主体(说话者)、患者作为特定的言语客体(受话者)的语言活动和现象。

(三)医务语言素养

医务语言素养是医患情感交流的桥梁,是医务工作者在医务工作中使用的口头语言、书面语言及体态语言的总称。它包括各种疾病的名称,治疗疾病所用器械和药物的名称,诊治疾病各环节的名称及基础医学方面的基本理论和保护健康的各种形式、方式、方法的行业词汇等。

二、提高医务语言素养的意义

(一)医疗模式转化的需要

现代医学已进入生物-心理-社会医学模式,随着医学模式的转变与国人生活水平的提高,社会对医生的职业素养、服务态度期望值越来越高。人们对医疗的需求不仅仅满足于治愈疾病,对生命质量的关注意识也日益增强。人们更向往热情的态度、温馨舒适的环境、服务周到的医疗体验,患者要求被尊重,要求医患平等交流的呼声日益高涨,这在客观上需求医生不仅要提高自己的医疗诊治水平,而且要不断提高自己的医务语言素养,要善于运用语言准确无误的交流信息,进一步提高医疗服务质量,促进医患关系的和谐。

(二)临床诊疗活动的需要

1. 医务语言是整个临床诊疗活动得以顺利实施的前提条件

以患者为主题的问诊、倾听患者的诉说是临床活动的开始,也是医务语言在获取诊断信息中发挥的首要作用;之后的诊断则是医务工作者运用医学知识和临床经验,借助恰当医务语言制定治疗方案的过程;直到最后下达医嘱、尊重患者知情同意权的全部环节,都离不开医务语言的重要作用。

2. 医务语言在一定情况下本身就是治疗处方

希波克拉底曾经说过:医生有两样东西能治病,一是药物、一是语言。当前在新的医学模式下,医务语言自身蕴含的科学力量和人文关爱对于患者心理疏通、引导的作用不断凸现出来,成为有效的心理治疗处方。

(三)和谐医患关系的需要

健康教育离不开医务语言的表达,医务口语、书面语和体态语都是健康教育的实际载体,没有这些载体,大众的健康教育无从谈起。

医务语言是临床诊疗工作中实施人性化服务的必要手段。深受病痛折磨的患者,从入院就诊到接受诊治,每一个环节都需要同情、关爱和抚慰,其对医务工作者的语言、态度极为敏感,正当有益的医务语言还是融洽医患关系的好帮手。医务工作者必须借助各种医务语言以适应患者的需求,而不能置之不理、答非所问、搪塞推诿(图4-1),否则很容易产生患者在医疗中的负面情绪,导致病情恶化,出现并发症,从而导致医患纠纷等不良后果。

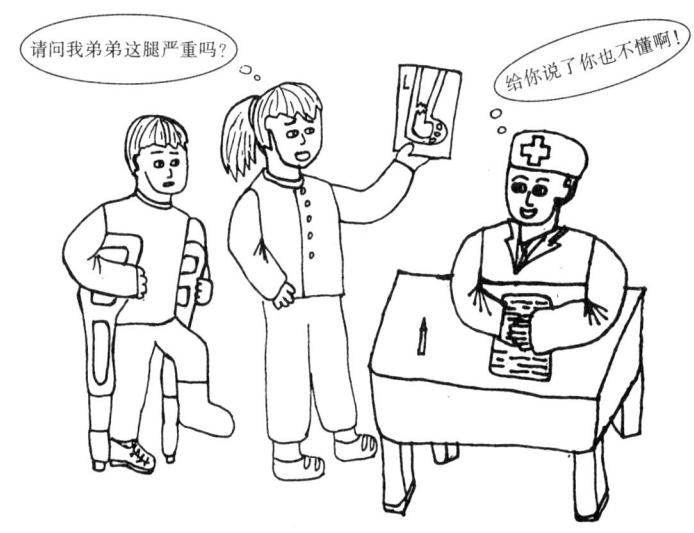

图4-1 医务语言与医患关系

(四)医学生未来发展的需要

医学生是未来医学人才的主力军,由于专业课程多、学习压力大,更多地将时间花在大量专业知识的学习上,如果不强化医务语言训练,将导致医学生医务语言表达能力不足、医患语言交流能力普遍缺失。青年医学生有着青少年的话语特点,如个性化、时尚化。青少年喜欢直接、有效的对话,畅所欲言随意创造,缺乏语言规范性意识;同时,青年医学生受网络语言的影响,把网络中一些不太规范的语言表达带到现实的交流中去,使沟通显得不连贯,不利于医患沟通的语言传承(图4-2)。然而,医学生的未来特殊身份要求他们必须收敛个性,注意医疗行业表达的规范性,提升语言交际能力。

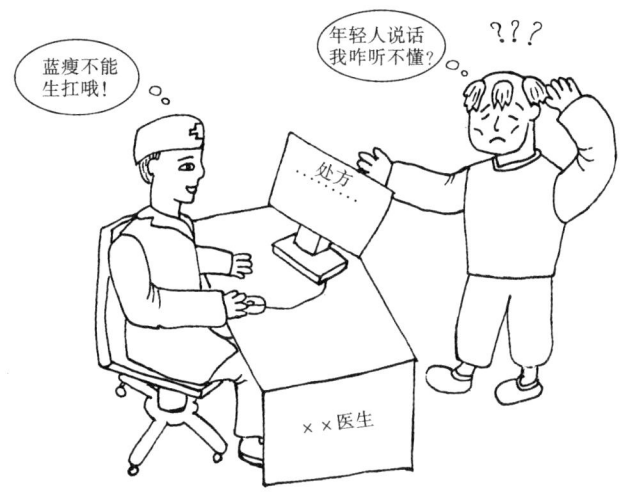

图4-2 医务语言忌用网络语言

近年来,医患矛盾、医患冲突愈发激烈。有分析表明,80%的医疗纠纷与医务语言表达不到位有关,只有不到20%的案例与医疗技术有关。因此,掌握良好的医务语言能力是医学生将来步入职业生涯的必备能力之一,积极提升医学生的医务语言素养势在必行且迫在眉睫。

三、提高医务语言素养的途径

优秀医务工作者的医务语言素养都不是与生俱来的,它是医务工作者医学人文素养、专业知识、社会阅历等综合素质的集中体现,是通过后天的不断学习、思考,在实践锻炼中获得并能灵活运用的职业素养。

(一)文本细读

文本细读不是新名词,早在20世纪90年代,高校生就开始接受文本细读的教育,以发展学生核心语言素养为宏旨,与个体语言经验形成紧密的关系。

优秀的临床病历和医学文献将为医学生提供最为直接的医务书面语典范。而"细读"的"细",则是挖掘医务工作者的医务语言经验中的优秀语言材料,让阅读进入微观层面,便于学生自主发现个体医务语言经验与这些优秀医务语言材料的差距,通过学习接近优秀医务语言材料的水平,缩小差距,学习优秀的临床病历和医学文献。这样,学生的个体医务语言素养才能得到最大程度的攀升与发展。

(二)专业渗透

语用学理论认为,学习语言并非是纯粹的知识的背诵,而是真实情境中的语言的使用。语言的习得并非一朝一夕的事,需要点滴积累,持之以恒。

目前,大多医学生在专业课程的学习中花费了巨大精力,而国内医学教育长期以来只重视课本知识点和临床技巧的传授,导致医学生的医务语言素养与获得的医学知识不相匹配。因此,专业课教师应在讲授专业知识、专业技能的同时适当融入医务语言训练,

医学人文素养

渗透一些关于医务语言素养方面的能力培养。例如,撰写学习心得、针对课前预习的内容作课堂汇报及对专业术语作出通俗解释等。再如,在医学影像技术专业实训课中加入人文关怀环节,从接诊时核对患者信息、礼貌称呼,到检查过程中的与患者的语言交流,直至检查结束后对检查结果的解读、合理建议等,整个流程均按照临床检查的真实过程进行,同学们通过反复训练,提高合理运用医务语言的能力,树立"以患者为中心"的理念,提升个性品质。

(三)影视教学

语言是在一定环境中使用的,影视教学是一种简单便捷的模拟真实语境教学法。医患关系越来越紧张,许多医学题材的影视剧也应运而生,如国产剧《心术》《急诊科医生》《医者仁心》和《外科风云》,国外剧有《豪斯医生》《实习医生格蕾》等电视剧都引起了学术界的不少关注。美国医疗剧《实习医生格蕾》,深刻体现了医患会话中医务语言的一些人际功能,从医务语言层面对医学生的学习提供了良好的示范。美剧《豪斯医生》(图4-3)剧中医患对话的责任型情态比较突出,能够了解美国医生构建其主体身份的过程及其在与患者交流时建设心理空间认知观的细节,可以提高学生的语言思维与认知能力,促进学生的英语思维能力,加深对医务语言及医疗文化的理解力,从而实现医务语言学习的工具性与人文性的有机统一。

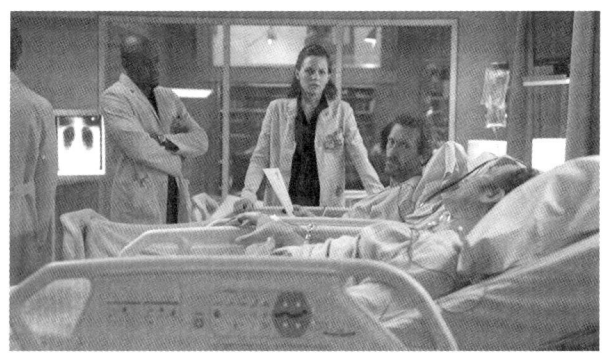

图4-3 《豪斯医生》剧照

在医务语言教学中,可以选择适合学生观看的影视片段,为学生提供充分真实的输入,适时结合语境为学生分析相关的语用知识,开展情景模拟对话等互动形式,进行即时的纠正反馈,从而提高学生的医务语言素养。

(四)临床实践

医务语言素养的提高,既需要知识和思维的支撑,更需要实践的沉淀。

医学生在临床实践时期,不仅要学习带教老师精湛的诊疗技术,更要学习其高超的医务语言艺术。事实上,每一位优秀的医务工作者都是一位医务语言艺术的大师,他们身上沉淀着十几年甚至几十年的医务语言素养,可以为医学生提供最直接、最形象的医务语言素材。更重要的是,临床实践时期医学生可以接触到形形色色的患者,了解到性格各异的患者对诊疗预期的不同表达方式,学会相适应的医务语言艺术。

尽管我们不是先学会了语言表达技巧再说话，但要想把话说得好，就必须在实践中提高，不断积累经验，增长医务语言表达能力与技巧（图4-4）。要珍惜重视每一次接诊、查房和换药的机会，即便回答患者的一个提问，也应缜密思考，打好腹稿，认真准备，充分发挥。医务语言的表达方式是灵活多样的，针对不同年龄、不同阶层、不同性格的患者，以尊重患者为前提，考虑患者的理解能力、心理接受程度，采用不同的表达方式；针对患者疾病的轻重、患病的不同阶段（发病期、治疗期、康复期）运用不同的语言，如发病期用体谅、同情的语言，治疗期用关爱、安抚的语言，康复期用鼓励、指导的语言等。"纸上得来终觉浅，绝知此事要躬行"，因此，医学生必须在不同场景反复训练，在临床实践乃至工作以后不断学习、不断积累，才能用好用准医务语言，提高医务语言素养。

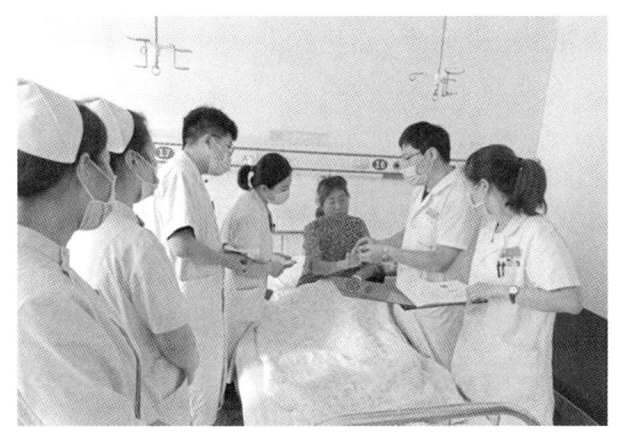

图4-4　临床带教老师的语言艺术

第二节　医务口语与书面语

链接4-2
医务口语与
书面语

一、医务口语与书面语的概念

（一）医务口语

医务口语是医生口头使用的主要诉诸患者听觉系统的特有语言形态。在临床工作中，医务工作者必须在短时间内斟酌和选择简短准确的词汇，并根据患者的年龄、性别、职业、文化程度、疾病种类及病情程度，尽量用热情庄重的态度、耐心温和的语气、通俗易懂的术语介绍诊断情况及治疗方法。谈话的基调应是严肃的、亲切的；语言结构简单明了，顺序由近及远，由浅入深，最好是过去、现在、将来的顺序，便于患者记忆。

（二）医务书面语

医务书面语是指医务工作者用文字及其他表意符号书写的传递信息的过程和行为。内容包括病历、处方、各种检查申请单、会诊记录、手术记录等。这些文书也是重要的医疗档案资料,具有一定的法律效应。医务书面语水平的高低是医务工作者医学知识、分析能力、学术思想、医疗作风和医院管理状况的具体反映。医务书面语在医务工作者的日常工作中极为重要,要求达到语言规范,叙述清楚,描写准确,判断符合逻辑的标准文书。

二、医务口语的特点与作用

(一)医务口语的特点

1. 目的性

医患之间的口语交流都是围绕患者病情展开,以缓解或治愈患者病痛为目的。比如面对自述"头痛"的患者,医患之间的交流就要以头痛的部位、程度和持续时间为中心,还可以涉及患者的睡眠、运动、饮食及血压状况,无关的话题尽量不要提及。

2. 指导性

医患之间的交谈,在医疗全过程中,医务工作者具有专业知识而处于指导地位,患者对医疗操作及药物运用方法,对在具体检查操作和治疗操作中应采取的行为和注意事项都不熟悉,需要在医务工作者口语指导下进行(图4-5)。

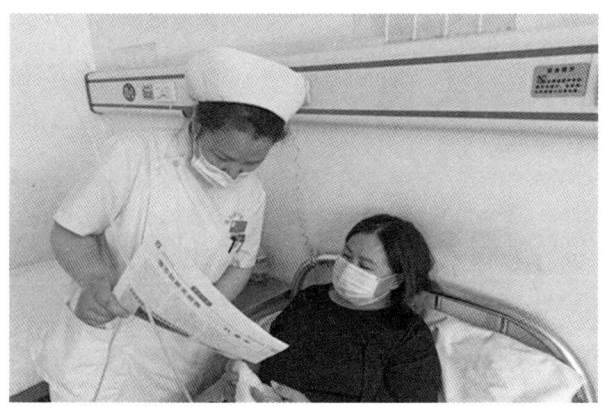

图4-5 医务工作者指导病患

3. 心理感染性

在诊治过程中,患者为了康复的需要,对医务工作者的口语指导行为是非常重视的。同样一句话出于他人之口,也许只是一般性的劝慰语言,出于医务工作者之口,则会在患者心中留下深刻的印象,有很大的心理感染力,甚至终生难忘。患者的疾病相当一部分来源于其自身的不良嗜好,比如吸烟、喝酒、熬夜等,家人朋友的劝告往往被患者当作耳边风,但医务工作者的劝诫则更能引起患者的重视。很多老年患者的口头禅和小学生的很相似,把医务工作者的话当成"圣旨":"某某大夫就是这么说的!"

4. 实践性

由于医患之间的特殊关系及医务工作者所处的特殊地位,在患者看来,医务工作者的建议总是经过慎重思考才提出来的,是涉及个人生命存亡安危的严肃举措,具有实践意义和操作意义。因此,医务工作者在医患交往中,要认真组织医务口语,经过缜密思考后才出口。俗话说:"言者无心,听者有意。"有时因话说的不清楚或者没有做必要的解释工作,或者讲话态度欠妥等,均可能引起患者的误解,轻则造成患者不必要的负担,严重时还可能造成医源性疾病,甚至造成无诊疗过失的医患纠纷。医务口语的特殊性决定了其"治病"也"致病"的特殊实践性。

(二)医务口语的作用

医务口语在医学行为中起着多方面的作用。如医患语言交流可以慰藉患者,稳定患者情绪,激发患者抗病意志;可以开导患者,消除患者内心的焦虑和由于对医学无知造成的误解;可以说服患者,帮助患者下决心接受某种治疗方法;可以创造轻松的气氛,驱散患者周围过于阴郁和沉重的心理气氛;可以化解患者内心存在的矛盾,使其心灵上得到解脱等等。语言在医疗过程中还可以起到心理保健作用和心理治疗作用。可以说,没有医患语言交流,医患交往就无法进行,医疗行为便无法开展。

三、医务书面语的特点与作用

在日常医务工作中,医务书面语表现出与普通文字极大的区别。

(一)医务书面语的特点

1. 医学术语是医务书面语的主题,外来词语较多

医务书面语由于要阐明主体对所研究问题的见解、主张或对医疗活动过程进行记录,因此就离不开使用医学术语。医学类的术语是表达医学专业的特殊概念的,其语义范围准确,语义结构固定,专业性强,如"白细胞"并不是"白颜色的细胞",而是包括粒细胞、淋巴细胞和单核细胞在内的一类血细胞。理解时不能望文生义。

我国的现代医学是在西方医学的基础上发展起来的,许多以前我们尚未发现但在国际上已经被认可的东西逐步被引进来。由于翻译和现实对照的原因,凡是不能直接解释字面意思的基本上都是直接引用外来语。医务书面语中这样的外来词语很多,如帕金森综合征(Parkinsonism)、胰岛素(insulin)、淋巴(lymph)等。另外,还有一些常用的规范缩写,甲状腺功能检查缩写为 TFT、房颤缩写为 AF、重症监护病房缩写为 ICU 等。

2. 医务书面语的词形、词义稳定,尽量避免使用人称代词

医学在发展过程中逐渐形成了医学文化,它以对人体及生命的特殊把握,创造了人类语言的深层模式及其所体现的把握世界的方式,形成了自己的一套语义符号系统。例如,医学语义符号肾脏、臀部、气短(呼吸困难)、加剧、发热、尚可,日常语义符号则为腰子、屁股、喘不上气(掉气)、厉害、发烧、还行。这种医务书面语中词汇的使用与口语表达进行严格区分的现象,既是一种文化体现,又显示了医学的科学性、客观性,又在确保语义准确、稳定的同时,又表现了医学文化的某种稳定性。这种稳定性还表现在,医学词汇一经确定,个人便不能随意换用。如阿司匹林(原阿斯匹林)、白细胞(原白血球)等。

医务书面语的书写者是医务工作者,阅读者也是医务工作者,所以医务书面语中不使用人称代词,不会出现"你""我""他",在句式上则反映为无主句。如需要则出现指代对象"患者"。如皮肤科二氧化碳激光手术记录:经患者知情同意,签手术同意书后,取截石位,常规消毒铺巾。局部麻醉成功后,行二氧化碳激光手术,烧除×××所有疣体,手术进行顺利,术中出血不多,术后患者安返病房,嘱患者保持局部清洁干燥。忌局部不当刺激。

3. 语句精炼,多采用短句;用语谨慎,语句表意客观

在医务书面语中,语言的艺术美不是它所追求的目标,而是为了保持医学的专业、严谨等特点。因此必须抛弃赘词冗句,不运用扩展成分和从属句,能省的字就省,能不用的词尽量不用,普遍采用句式严整且格式变化少的短句这一简单句式。如某三甲医院内分泌科病历记录中"入院诊断":患者因"右上肢及右手麻木 1 个月余"入院。入院查体:T 36.7 ℃;P 79 次/分(规则)……神志清楚,步入病房,查体合作。全身皮肤黏膜无黄染及出血点,浅表淋巴结无肿大,双肺呼吸音清……

这段记录语句精炼,使医务工作者阅后对患者的病情一目了然。这是因为短句具有直截了当、言简意赅、表达力强的特点,适合用做症状描述、特征反映、特点总结等综合结论。另一目的就是尽量以较小的篇幅容纳较大的信息量,保证医务工作者阅读的时间,争取了对患者病情判断和给出治疗方案的宝贵时间,提高了接受、处理、储存、传递的效率。

医务书面语是加工、储存、传递医学信息的载体,医学的严谨性使医务工作者在选择语言时,多客观陈述、描述,要么肯定,要么否定。如在病历中表示否定的内容:"B 超检查中未发现腹部肿块",家族史"否认家族病史",既往史"否认传染病史""无其他特殊检查结果"等。且一般不用修饰性程度副词如"非常",概数词如"大约",其他如"很""最""十分""比较""基本上""大体上"等要少用或推敲使用。

4. 图像、图表的大量使用,部分特殊表达格式

医务书面语中涉及大量人体的解剖结构、病理病变等知识,为便于学习者理解掌握,在医学教科书中会使用大量的图像、图表。

病历主诉要求症状、部位、时间完整,一般不超过 20 字;现病史书写内容包括起病情况、主要症状、伴随症状、诊治经过、疾病转归、一般情况等。

(二)医务书面语的作用

医务书面语的学习,可以提高我们对医学书面材料价值的认识及精辟洗练医务语言运用的理解,更好地发挥医务书面语的档案作用,提供更加完善的病案的法律依据,而且有助于医务语言研究的发展。

四、医务口语表达的艺术

医务工作者与患者之间面对面的直接的语言交流是诊疗过程的必然要素,是医患沟通最直接最有效的手段。现代医学中,医务工作者口语表达的作用正被越来越深刻地认识,同时有数据表明超过 80% 的医患矛盾都跟医务人员的语言行为有关系。因此,医务工作者的口语表达艺术正受到越来越多的关注,力求做到通俗、清晰、明了、富有情感,从而建立温馨和谐的医患关系。

（一）语汇

医务工作者在与患者沟通过程中所使用的词语和各种短语构成了医务口语表达的内容,具有医学学科的科学性、专业性和医疗行业的谨慎性等特点。但是,与其他行业语汇相比,医务口语语汇还具有它的特殊性。

1. 通俗性

患者大多是外行,因此医务口语的语汇就必须具有让外行能听懂的通俗性。例如医学术语中的胸前区、枕部、臂,在和患者进行口语交流时就要改成胸口、后脑勺和胳膊,医务工作者口中的"MRI、冠造、ERCP"也得改成"磁共振成像、冠状动脉造影和逆行胰胆管造影"。

2. 情感性

医务工作者语言交流的对象是身体和精神处于非正常状态需要给予帮助和安慰的患者及他们的家属,所以医务口语语汇中要特别注重同情、友善情绪的表达,要遵守社会公德,不说粗话、脏话,还应该注意符合日常的礼仪规范。

3. 礼仪性

医务语言交流与其他语言交流有着明显区别,患者常处于求助者的弱势位置,而医务工作者则经常处于帮助和拯救者的强势位置。但是,医务工作者必须意识到:这种不平等只体现在专业技术的拥有上,双方在人格上是平等的。医患沟通必须在平等的基础上进行,语言也必须符合大家公认的礼仪规范。门诊的"叫号"现象就是一个典型例子。"×号,去××诊室！"这样的话在医院还是经常听到,很多人习以为常。把一个个鲜活的、富有个性、情感、尊严的人变成了千篇一律的数字序号,无疑是对患者的不尊重。现在,部分医务工作者已经意识到这一点,改进为称呼名字。这固然前进了一步,但是,假如是在社交场合呢,至少我们会称呼一声"××先生/女士"。人与人之间应有的礼貌和尊重不会因为医患的特殊关系而改变,医务工作者称谓的不当会让患者感受到冷漠和不敬,为医患矛盾埋下隐患。

4. 忌讳性

医务工作者还应该细心体察患者心理,避免使用行业忌语,这是医务工作者应有的职业道德。医疗行业最突出的应该忌讳的词语是"死"。因为但凡求医的人都是或多或少受到死亡威胁的人,患者求医的目的就是摆脱死亡威胁,重获健康生活。虽然死亡是一个客观现象,但是中国的传统还是讲究忌讳。因此,无论何时,医务工作者口中应避免使用"死"这个词语,其他一些如"翘辫子""蹬腿"之类带有不尊重意味的词语,更是绝对不能出现。曾经有一起投诉:2004年,一对即将结婚的恋人到一家地方三甲医院进行婚前检查,妇科某医生在给女性查体时突然大声询问是否怀过孕,女青年坚决否认,男青年闻讯也进入诊室,寻问原因。该医生仍旧固执己见,当着男青年的面质问女青年,没有怀孕身上怎么会有妊娠纹？此言一出,男青年愤然离开,回去后就宣布退婚。随后,女青年及其父母以毁坏名誉为由,将该医生和其所在医院起诉至法院,要求法院判决赔偿其精神及名誉损失费数十万元。

医患沟通中正确使用医务口语语汇,能够体现医者的职业规范,有助于建立良好的沟通基础。医务工作者在努力避免措辞过于专业化、生涩难懂的同时，注意自己的用词用语要文明，要饱含热情。

（二）语调

1. 语音

在具体的口语表达时，语音有快慢、高低、疾徐、停顿等变化，这些因素贯穿于整个句子，现代汉语称之为语调。医患沟通中，医务工作者的一个停顿或是语速的轻重疾徐都会对患者产生心理暗示。事实上，大量的医务工作者在长期的实践中自觉不自觉地雕琢了自己的语言，形成了医务工作者普遍具有的语调特色，就是不疾不徐、沉稳有力。

2. 语速

不疾不徐是指口语表达的速度。语速的快慢固然有性格、习惯的因素，但是更容易受到情绪、心理等的影响。语速可以很微妙地反映出一个人说话时的心理状况。语速过快，往往说明此人正处于情绪波动中，心理状态不够平稳。医患沟通中，医务工作者语速过快，患者可能会有"医生不能耐心倾听和解释，很不耐烦"等不良感受，损害患者对医务工作者的信任。语速过慢甚至吞吞吐吐，则往往显得此人对事情没有把握、没有信心甚至有所隐瞒，患者当然也不会信任这样的医务工作者。所以，语速不疾不徐，才能显示医务工作者的自信从容，不慌不忙，才能赢得患者的信任。那么，怎样的速度才是不疾不徐呢？《汉语水平考试大纲》中规定的正常语速为170~220字/min，在此基础上将低于170字/min定为慢速，170~220字/min为中速，高于220字/min为快速。当然，"不疾不徐"并不是说所有的话语都是同样的速度说出，根据说话内容，一个句子中也应该有停顿、快慢的变化，让语言更富有吸引力。

3. 语调

汉语因为有四声的变化，所以说或读起来抑扬顿挫，优美动听。这种贯穿于整个句子的高低升降变化叫作句调，是语调的重要内容（图4-6）。医患沟通是在特定的氛围中进行，在这个过程中医务工作者说话的语调成为患者很重要的信心源。一般来说，医患沟通中医务工作者的句调以平调和降调为主，即使使用提问，调子也放得偏低，因而显得沉稳有力。在实际沟通中，大多数医生喜欢复述患者的话，同时给予肯定，这样既表示医生在倾听患者说话，也表示医生掌握了患者的症状，同时还暗示医生理解患者的痛苦。这种复述大多以平调或降调进行。还有一种句调，从医患沟通的角度讲，一般是应该禁止使用的，就是曲折调。是指先升后降或先降后升的调子，一般表示含蓄、讽刺、赞叹等意味。这显然不适合医患之间的特定关系。

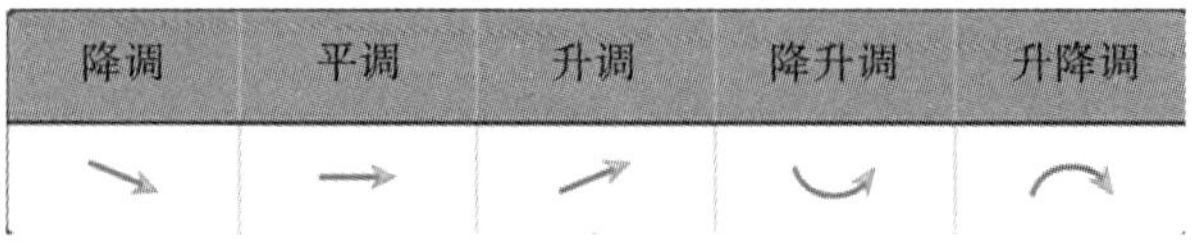

图4-6 语调

> **知识链接**

语速

语速是人类特有的语言表达定义,指人们在使用具有传播或沟通意义的词汇表达或传播信息时,单位时间内所包括的词汇容量。在不同语言文化中,同等语速下信息容量有别。中国汉字及词汇特别是现代白话在语速表达上远不如文字所包括的信息容量和传播效率高,这是因为汉语音节少,同音字词多,需要用上下文来区别语言含义,语速与语言信息接收之间互相制约。

语速快慢具有相对性。正常情况下使用汉语表达意义和传播信息,语速约为每分钟240个音节,广播电视新闻播音的语速是在每分钟300字左右。据统计,中央电视台部分新闻播音员语每分钟播音字数如下:邢质斌329,张宏民350,李瑞英265,李修平343,罗京280,徐俐340。在听觉感觉中,我们能明显感觉《新闻联播》播音员李修平的播音庄重、大方,语言表达稳当舒展,而《中国新闻》的播音员徐俐的播音态度刚硬、节奏明快、语速快捷。

(三)语气

1. 概念

语气是说话人在交际中对谈到的情况所持的态度。语气有4种:陈述、疑问、祈使和感叹。陈述是叙述或说明事实,是医患语言交流中用的最多的一种语气。感叹语气常用来表达某种强烈的感情,在医患语言交流中一般较少使用。祈使句是表示要对方做或不做某事、带有祈使语气的句子语音强度一般比陈述句重,表示命令、请求、禁止、劝阻等语气。因为医患的特定关系,医务工作者要慎用祈使句,同时注意说话的口气要真诚、温和、礼貌。因为命令的语气会带给患者某种强制感,不利于患者的主动配合。然而,对患者某些错误认识或做法,使用祈使语气效果则往往比预期要好。比如"不能再抽烟了!"这句话从医生口里说出来,既包含着关心的成分又给患者以权威的感觉。不少患者正是听了医生的劝告而戒烟的。

2. 疑问语气

医患语言交流总是少不了询问病史的过程。"问"的艺术就很关键,医务工作者一定要用好疑问语气。在问病之初,医务工作者对患者情况不了解,这个时候,就不能用是非问句和选择问句,比如,"你是左边还是右边痛?"患者只需要回答"左边／右边"就可以。这样的句子限定了患者的思维,更多有价值的信息可能被忽略。所以,问病之初,应多使用开放式的问句,鼓励患者尽可能多地讲述相关情况。如,"你怎么不舒服啊?"随着患者的讲述,医务人员慢慢地形成大概的判断,这时医生可以使用测度疑问句来提问,进一步证实自己的看法。如"你是不是失眠啊?""运动以后,症状是不是会加重?"如果患者确有所说的临床症状,患者很可能会惊喜地呼应,对医务工作者的信任就在这时候建立起来了。这样的提问目标明确,效率较高。但是,不管怎样提问,医患语言交流中,有一种问句的语气一般是不用的,就是反诘疑问句,是指说话人无疑而问,用疑问的形式来表示肯定或否定的意思。比如"你是医生,还是我是医生?""这还用得着你说?"这样的问句给患者以被强制接受的感觉,让患者觉得压抑和委屈,往往为医患矛盾埋下隐患。

3. 语调和语气关系

二者之间是互为表里的关系。使用了疑问语气,与之对应的多会使用升调。医患沟通中,医务工作者的语调、语气在不经意中泄露了他对人对事的态度。尊重患者、认真工作的医务工作者都会注意让患者听清并认可自己的话语。

(四)口气

1. 概念

口气是用于表达思想感情的各种方式,如肯定、否定、严厉、委婉等。医患特定关系确定了医务工作者面对患者时最常用最恰当的口气应该是温和庄重。

2. 治病或致病

面对患者的痛苦,医务工作者的安慰和鼓励本身就是一剂良药,医务工作的进行又以患者的充分信任为基本前提。因此,温和庄重是医务工作者最恰当的口气。患者投诉医务工作者"态度凶"或者"态度冷漠",经常指的就是说话的口气太过严厉或者太冷淡,让患者感觉到不被关心,不被认真对待,进而产生不满。医务工作者尤其要避免流露厌恶、抱怨的口气。很多医院都接到过歧视患者、态度冷漠的投诉,"等一会儿,没见我正忙着吗?""出去,这里闲人免进!""你自己看着办",这样的话往往给患者造成极差的印象,被作为歧视、冷漠的证据屡屡提及。社会普遍认为,医乃仁术、大医精诚(图4-7),心怀仁爱人之心,平等关爱每一位患者,是医务工作者的职业道德准则。

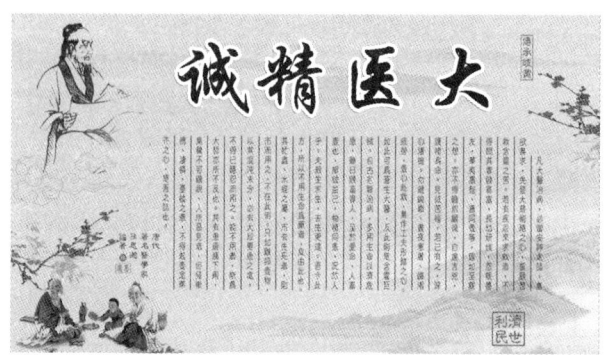

图4-7 大医精诚

3. 语气的作用

言为心声,医患语言交流中,医务口语表达流露了医务工作者对患者对工作的态度、情绪和心理,本质上体现的是医务工作者的道德和修养。只有把对医务口语表达的训练提到这样的高度来认识,才能起到更好的效果。有效的医务口语训练,应该注意语汇要通俗、文明;语调语气要快慢有度、沉稳有力;口气则要温和庄重。只有这样,才能建立与患者的和谐顺畅语言交流,进而建立和谐医患关系。

> **名医故事**

"大黄先生"——唐介庵

清代乾嘉年间,浙江嘉善县的名医唐介庵,因善用大黄,被大家誉为"大黄先生"。他胸怀仁慈,性情厚道。他给穷人治病,只要请一次,下次就自己登门。他出诊时,几里地之内,就步行而去,从不坐船。还经常带着纸墨笔砚和一些钱,诊完患者,写出药方,不再使病家向邻居求借笔墨。实在贫穷的患者不仅不收费,他还要搭上药费。曾有一位患者,深秋季节还睡在竹席上,唐先生问:"现在睡竹席不适宜了,何不换上草席?"那人说没有钱买。唐先生回到家里就派人送去了草席。

又有一位患者,依靠手艺生活,好不容易积攒了十两白银,时常放在睡处。有一天,忽然不见了白银,患者卧病在床,寝食不安,请唐先生给他医治服药,竟毫无效果。后来,唐先生了解了内情,就在自己衣袖里带去了十两白银,借诊病之机,暗地放在患者枕头底下。一天早晨,患者发现白银还在,喜出望外,病情也随之好了。

唐介庵为人治病,任劳任怨,不辞劳苦,心细如发,还能舍药舍钱,救济贫苦患者,的确是医德高尚的典范。

五、医务书面语的书写规范

(一)客观真实

医疗档案是具有法律意义的医疗科技档案,记录原始性是档案的本质属性。医学生应以严谨的科学态度书写医疗档案,对首诊患者须详细询问病史,内容包括:主诉、现病史、既往史、家族史、个人史、月经史(女性患者)、婚育史等项目,并在带教老师的指导下进行全身体格检查,根据病史及体格检查的阳性体征结合相关的辅助检查结果实是求是地分析、判断病情,客观真实地记录患者诊疗过程和转归情况,才能保证医疗档案的客观性和真实性。

(二)规范完整

一份规范完整的医疗档案将有益于医务工作者系统全面地判断病情和进行诊断治疗。医学生书写医疗档案的内容、格式、术语等应遵循《病历书写基本规范》要求和《住院病历书写质量评估标准》的原则,如疾病诊断须用通用疾病名称,药名首选中文书写,阳性体征分析要有关键性的检查或化验结果为依据等。新形势下医疗档案书写必须符合各种法律法规的要求,医学生须在实习阶段了解有关当前法律法规、行业标准、医保政策、商保规定。

(三)准确及时

医疗档案记录是否正确不仅关系到诊断、治疗、护理的合理性,同时也涉及法律问

医学人文素养

题。医学生书写医疗档案应按《病历书写基本规范》要求使用医学术语准确表达病史和病情,对发病时间、发病部位、病情轻重、手术方式、手术切除范围等都必须准确描述,特别是患者或家属主观描述的病情应确认无误后方可记录。病历允许复制和封存,病历书写时限管理不可忽视,不及时、不准确,甚至随意捏造病情将导致诊治不当或有偏差,影响病历的可靠性。

(四)法律意识

《医疗事故处理条例》《最高人民法院关于民事诉讼证据的若干规定》等法规、规范赋予病历重要的法律责任。医学生应增强法律知识,用法律条例来规范自己的职业行为与道德行为,从法律角度认识病历,在医疗档案书写过程中,从始至终要体现病历的法律效力。

第三节 医务体态语

链接4-3
医务体态语

体态语是一种辅助性的交际工具,是与语言文字相伴而行或独立存在的一种表达方式,在人类全部信息表达中占据非常重要的位置(图4-8)。我们研究体态语,是为了有利于医患间更好地交际沟通。

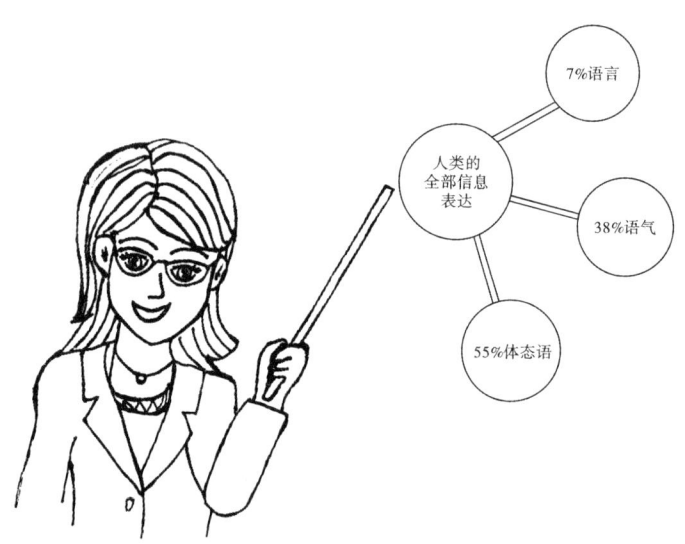

图4-8 体态语的作用

长期的临床实践告诉我们:一个优秀的医务工作者,不仅要能利用目光、表情、手势和体姿来给患者以鼓励,还需要理解患者的有声语音,通过观察患者的无声信号在诊治疾病过程中给予正确的解读。也就是说,对于医务工作者来说,医务体态语是双向的,不仅自身要合理利用以表达自己的态度和关注,而且要准确地从患者的特殊体态中获取有效的诊断信息。这种医患双方的"无声信号"就是临床工作中广泛运用的"医务体态语"。

一、医务体态语的内涵

人体是一个信息的发射站。医务体态语是指在疾病的诊疗过程中的一种非文字语言的交流手段。它是由动作、姿势、体态、表情等来传递健康信息的一种"无声语言",是对诊疗过程中的言语表达起补充、配合、阐明和深化作用的一种"伴随语言"。在临床诊疗实践中,医务体态语既不是从医务语言系统中剔除出来的剩余部分,也不是对医务语言系统的额外补充,而是为补偿疾病诊断中医务口语的不足所不可缺少的行为。这种"补偿"的作用,可以通过主观能动,即有意识的行为来实现,也可以通过客观被动,即无意识或下意识的行为来实现。这种行为是临床疾病的诊疗语言活动中具有帮助诊断功能的重要部分,是跟每个具体疾病的诊疗语言交际有关的辅助手段。

二、医务体态语的特征

(一) 临床应用的广泛性

在医患交际中,只要和患者交谈,就会有意或无意地伴随医务体态语,帮助有声语言传递健康信息。特别是患者病痛难以言语表达,总是通过动作、眼神、体姿,非常确切、含蓄地表达出来,此时可谓"无声胜有声"。由于患者病情各异,表现出来的各种姿态动作繁多,所以医务体态语使用的频率很高,范围也广,而且简便易行,具有使用的广泛性特点。

(二) 临床意义的直观性

在语言交际中,一般不靠视觉的感知来实现。而医务体态语则以患者的动作、姿势、表情等直接作用医务工作者的视觉神经和触觉神经来传递信息,交流思想,具有直观性的特点。

(三) 医务体态语含意的暗示性

其特点是体态语与内心活动形成明显的反差,患者就诊时的矛盾心态往往使"言"与"行"不一致。

(四) 语境的依附性

医务体态语是一种伴随语言,这就决定了它的依附性。离开一定的语言环境或有声语言的协助,孤立地分析、理解某个体态语,其语义就很难确定。

(五) 表达疾病信息的复杂性

1. 医务体态语的多面性

人体状态是全身各器官、组织综合协调的结果,这一结果不能用单一的器官功能或理化指标加以说明,也不能用器官的理化指标的加减来取代。

2. 医务体态语的多变性

体态是各器官统一协调的结果,它不仅在生理情况下波动在一个适当的范围,在病理情况下更是变化万端。

3. 体质因素对医务体态语的影响

体质是个体差别和健康的重要基础,更是同样疾病在不同个体出现状态判别的关键因素。

4. 其他因素

精神、气候、地理环境等都对医务体态语的形成产生影响,而且没有理论指标可以度量。在疾病诊疗过程中,医务工作者要根据诊疗的内容、环境、对象、目的准确运用医务体态语,使有声语言与体态语言有机结合,从而不断提高诊疗水平和服务能力。

三、医务体态语的作用

(一)表达感情

医务体态语的首要功能是感情和情绪的表现,这个功能是通过情感表达来实现的。情感表达可表现个人很多感情,或振奋与压抑,或坚强与软弱,或快乐与烦恼等。

(二)调节互动

调节动作可帮助交谈医患双方控制沟通行为。与情感表达相同,调节动作常包括眼、面部及头的运动,但手足的运动或者体位的转换也可起到调节动作的效果。

(三)验证语言信息

验证语言信息是指与说话内容密切相关的运动,它是用动作表达语言的内容,它们常像是谈话内容的一幅幅插图。当医务体态语的信息验证了医务口语信息时,医患之间的沟通是最有效的。医务体态语有辅助医务口语表达的作用,医务口语的表达,有时难免有词不达意或者词难尽意的情况。

(四)显示自我情况

医务体态语可帮助医务工作者在患者面前恰如其分地表现自己的形象,一般来说,对于一个人的认识在很大程度上来自对其医务体态语的观察,人与人最初见面的 5 秒钟,第一印象就形成了。

(五)表示医患关系的状态

医务体态语有确定沟通的医患双方关系状态的作用。

医务体态语对医务工作者来说是非常重要的。我国传统医学诊断要靠"望""闻""问""切"4 种方法,其中"望"诊,就是观察患者的眼神、面部表情、体态动作等判断疾病的位置和病情的轻重缓急。医患双方准确地识别对方的体态语极为重要。从患者来说,他的疾病就能得到准确的诊断和最佳的治疗,能获得医务工作者更好的理解和帮助。患者的体态语和口语表达具有同样重要的意义。患者可以用体态语向医务工作者表达自己的疼痛、思想顾虑、禁忌和不满。患者的体态语以及医患之间的医务体态语表达是无止境的。当患者不能理解医务工作者的复杂的专业术语时,他们就把注意力集中在医务工作者的体态语上,以此来了解有关信息;当患者怀疑医务人员隐瞒坏消息或者真相时,他们会力图通过医务体态语渠道来获得信息。

医务体态语是医务工作者与患者进行沟通中不可缺少的一个方面。在很多情况下,医务工作者只能通过医务体态语同患者进行沟通,例如,对幼儿、隔离的精神病患者、早期恢复阶段的气管手术患者或半昏迷的患者,医务工作者都会运用触觉、视觉、声音、身体动作、面部表情和其他非言语行为进行观察、帮助和沟通,对这些患者而言,医务体态语胜过医务口语沟通方式。

> **课堂互动**

看图思考

认真观察这幅关爱的场景图(图4-9),想象一下医务工作者与小患者之间会做怎样的沟通与交流,分析医务工作者的动作和表情会对小患者产生怎样的影响,深刻体会体态语在医患沟通中的重要作用。

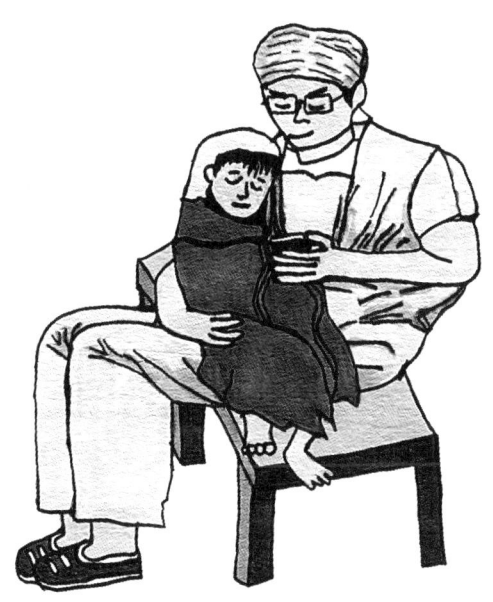

图4-9 关爱的体态

四、患者特殊体态语的临床意义

在临床诊疗疾病的过程中,患者的特殊体态语主要包括两个方面:一是局部器官的功能状态,局部体态语即是患者病变部位的直接反映,如骨折、关节脱位的局部畸形等;二是全身体态语即全身各器官、组织某一时间综合协调的结果,人体状态异常与患者肉体痛苦的严重程度成正比。当医务工作者在临床上遇到以下特殊患者时,特殊体态语的解读就显得尤为重要。

(一)婴幼儿患者的体态语

中医把儿科又称之为"哑科",指婴幼儿无法清楚地描述自己的病痛,医务工作者必须通过婴儿哭声、面部表情、动作及神态等体态语,来发现患儿的病症,再结合患儿父母的语言描述进行诊治。

(二)老年患者的体态语

老年患者因为自身的原因,口语表达不清、描述病情欠完整,在体态语的"表达"上也会显得迟钝、木讷,给医务工作者的问诊带来不便。在尽量通过与患者及其家属的口语交流、掌握病情的基础上,医务人员应更加充分、仔细地观察老年患者的特殊体态语,结合专业知识进行诊断。

(三)女性患者的体态语

女性患者普遍敏感而脆弱,面部表情、手势、体态等更丰富,也大多含蓄、柔美、和谐,医务工作者应结合其语言描述,仔细观察,正确解读。

(四)精神病患者的体态语

精神病、阿尔茨海默病患者因大脑功能紊乱,自知能力欠缺或丧失,医务工作者很难从语言交流中获取有价值的信息,甚至还有可能被误导。因此必须掌握不同类型精神病患者的特殊体态语表现,仔细观察、慎重评估患者的病状及疾病类型。

(五)患者特殊体态语的解读

患者的特殊体态语是疾病的异常状态的一个特殊信息传递的手段,因此对患者的特殊体态语的读解(辨识)是一个很重要的问题,在临床医学诊疗中要完成医务体态信息的交流,一方面对患者体态语信息发出,医务工作者要准确接收;另一方面要运用诊断学知识综合分析,做到准确恰当地使用。祖国医学《灵枢·邪气脏腑篇》中"见其色,知其病",《灵枢·本脏》中的"视其外应,以知其内藏,则知所病矣",充分体现了医务体态语是为医生可见的或可以把握的。

辨识内脏疾病存在和发展的证据,是通过独特的由表及里的四诊方法识别的可以把握疾病的一组信息。因此,解读患者的特殊体态语要注意以下几个问题。

1. 结合患者的生活习惯来读解

针对具体患者的性格、教养、文化程度、个人经历、生活习惯等领悟医学体态语。

2. 结合体态语言的"一组信息"来综合读解

临床实践证明,不能只观察个别状态,必须整体观察一连串的各种状态,注意他们之间的一致性或不矛盾性,才能准确地读解体态语。

(1)认真领悟患者的隐喻(暗示)体态语 体态语与情感外观并不是简单直线对应,有时出现很复杂的有隐喻意的体态语。隐喻性是直观性的一种典折表现形式,应引以重视。

(2)仔细观察、领会诊疗场合的群体体态语 在诊疗过程中,患者有时不仅指单个人,而是伴有家属或陪护形成群体,这就需要进一步读解每个人的体态语,如果你注意并读解了他的体态语,你就能够妥善处理好医患关系。

(3) 结合地区、民族的文化背景来读解　体态语是有鲜明的民族性的,是一种文化特点的反映。所以,读解体态语必须重视文化背景。

总之,我们讨论医务体态语,旨在教育广大医学生提高对医务体态语的认识,树立运用医务体态语的整体观念,用医务体态语弥补医务口语交流思想和信息的不足,不断提高诊疗水平,恰如其分地处理好医患关系,更好地为患者服务。

本章小结

本章简单介绍了医务语言的基本概念和提高医务语言素养的意义和途径。详细讲解了医务口语的特点和表达艺术,规范了包括病历、处方、检查检验申请单报告单、手术记录等义务书面语的书写要求,以及医务体态语的特点和特殊用途。为医学生在成长为一名合格的医务工作者之前,先具备通过医务语言与患者良好沟通的职业素养能力,打下坚实的基础。

课后思考

患者徐某因足月妊娠入院,行剖宫产术,胎儿娩出顺利,胎盘剥离时发现胎盘植入,出血迅猛,立即给予输血、补液、促宫缩等紧急处理。在确保产妇生命安全的前提下,力求保全子宫,给予双侧子宫动脉上行支结扎及宫腔内填塞纱布条止血,经过抢救,最终成功保全产妇子宫,母婴安全。次日,在取纱布条过程中,发现有部分纱布条取出困难,分析考虑在缝扎止血时缝住纱布条,遂贴近缝扎处剪断纱布条,余留纱布条2 cm左右,当即向患者及家属说明情况,告知可观察半月左右待可吸收线吸收后纱布条自行脱出,如不能脱出时可在超声引导或宫腔镜下取出,患者及家属表示理解并签字。后家属对纱布条留置宫腔内提出异议,要求赔偿,并拒绝院方为产妇取出纱布条,滞留医院。在事件调查过程中,院方发现病历中术后关于留存纱布的沟通内容被划掉,经调取病区内监控,发现患者家属曾两次单独进入医生办公室并短时间停留。因病历被涂改,涂改人不能确定,导致案件处理陷入困境。

思考

医务工作者因为什么样的疏忽而导致法律风险?

（徐耀琳　徐　赞）

第五章 医事法律素养

知识目标

(1)掌握医事法律素养的基本概念、研究内容和意义。
(2)熟悉与医事法律相关的基本法律条款。
(3)了解未来医事法律可能面临的挑战。

技能目标

(1)学会正确利用法律武器维护公民合法权益不受侵害。
(2)具备预见及预防医患纠纷事件发生的能力。

素质目标

具备将法律意识内化形成自身法律情感、法律信仰和法律意志等各种心理因素的外在表现。

案例导入

案例

2012年3月下午,哈尔滨医科大学附属第一医院风湿免疫科医师办公室,一名持刀歹徒突然闯进来,疯狂砍向正在埋头工作的医务人员。硕士研究生王浩被刺中颈动脉,经全力抢救,终因失血过多而死亡。悲剧还造成另外三名医务人员和一名实习生被砍伤,分别遭到不同程度的伤害。目击此事的一名护士回忆当时的情景,既难过又害怕:"我一开办公室的门,看见满地是血……一名男医生趴在地上,另一名男医生面部血肉模糊。"

被残忍杀害的医师名叫王浩,哈尔滨医科大学09级硕士研究生,事发前他刚刚收到香港大学医学院博士录取通知书。本应前途无量的他,生命却在28岁的花样年华戛然而止。

哈尔滨中级人民法院经审理查明,犯罪人李某在其祖父陪同下到哈医大一院五号楼风湿免疫科治疗强直性脊柱炎。因李某合并患有肺结核,医师建议先治愈肺结核,再治疗强直性脊柱炎。而李某认为医师故意刁难不给其看病,对治疗方案产生严重误解,遂产生杀人之念。

法院认为，被告人李某因对医师的治疗方案产生误解，为发泄不满连续刺杀多名医务人员，造成严重伤亡后果，其主观恶意深，社会危害性大，犯罪事实清楚，证据确实充分，其行为已构成故意杀人罪。公诉机关指控罪名成立。应依法惩处，对辩护人所提医院存在过错，应对李某从轻处罚的意见不予采纳，对辩护人所提李某系自动投案进而构成自首的意见不予支持。李某犯罪时未满十八周岁，依法不适用死刑，辩护人就此所提辩护意见成立。

思考

（1）作为医务人员，应从哪些方面防范此类恶性事件的发生？

（2）如何正确预防因误解治疗方案产生的矛盾纠纷？

第一节 医事法律素养概述

链接 5-1
医事法律素养概述

一、医事法概念

"医事"是指所有与医学相关的活动。医事法是指由国家制定和认可，由国家强制力保证实施，对社会中的利益关系制定法律规范，以确保公民生命健康和生命安全。医患关系是医事活动中最基本的关系，也是医事法调整的主要对象。医事法的最终目标是保护人的生命健康，维持良好的医疗秩序而制定相应法律法规等一系列活动。随着人类社会的发展，医事法的目标越发明显并具有旺盛的生命力。

二、医事法简史

英国学者摩根认为，医事法是一种回应，而其是否是一门独立学科已无关紧要。如果医事法是一个混合体的话，它包括合同法、侵权法和刑法，至少还包括行政法、程序法、信托法、法律冲突、劳动法，并且现在也变得更加清楚，它还包括个人和知识产权法的一些方面。日本植木哲教授在《医疗法律学》一书中，将医疗纠纷处理和调整作为核心法律，综合性研究了医疗法律学在医疗事务法上的运用。医疗相关的法律被日本法学界与医学界概括地称为"医疗事务法"。由此可见，国外专家学者对于医事法的概念有各自的观点和论述，且尚未形成统一。

"医事法"这一称谓最早来源于中国台湾及日本，后来又遍及欧美等国家。新中国成立后，我国医疗环境和医疗技术水平发生着飞跃式的发展，医事法也在不断更新和变化，研究领域不断拓宽。我国医事法事业开始于 1989 年，成立中华医学会法学专业学组，编写并出版了医事法相关的教材和著作，许多的医学院校也相继开办了医事法学专业，如东南大学、吉林大学、西南医科大学、大连医科大学等，其中部分院校还组建了医事法研究团队，如东南大学等。随着医学技术的不断发展，我国面临着由此带来的伦理、道德、尊严等法律问题,中国法学会先后召开了多次医事法相关的理论研讨会,根据分析医疗环境比较突出的问题和矛盾,从医学和法学的双重角度,研究解决的途径。我国医事法团体还与多国合作,定期举办卫生法学研讨会,借鉴国外有价值的卫生立法经验,促进了我国医事法的发展。

三、医事法律素养的概念

医事法律素养是培养人在医学活动中的行为素养,使其具有正确的法律意识和具备正确使用法律的能力。无论是患者、医务人员还是医疗机构,只要在医学活动中,都必须承认并遵守相关的法律法规,这就需要个人和医疗团体都应具备必要的医事法律素养。培养医事法律素养是维护良好医疗秩序,构建和谐社会的基础。培养医事法律素养,在掌握基本的医学专业知识的同时,认识医学相关法律法规及法律现象,增强法律意识,在实践中正确将医学知识和法律知识融合起来,理性面对疾病的规律和特点,明确法律赋予自身的权利及义务,保护自身合法权益不受侵害。

医事法律素养培养的对象范围十分广泛,不仅包括医学生、医务人员这些为社会提供专业医疗服务的人群,还应包括社会大众,特别是参与到或将要参与到医疗活动中的患者及家属。

四、医事法律素养的研究内容

医事法律素养的研究内容涵盖方方面面,大到国家层面法律条文的颁布,医疗法律制度的建设、医疗环境方面的建设,小到普通百姓的医疗需求,公民健康管理方面的建设等。医事法律素养无时无刻不在我们身边。在法治不断健全和完善的今天,培养公民的医事法律素养,每个人都是法律责任、法律义务、法律权利的拥有者也是法律的监督者,在触犯法律时,也会是法律惩罚的被执行者。医事法律素养的研究内容大致可以分为以下四点。

(一) 为医患双方提供医事法律服务

在面对有风险的医疗检查和治疗(包括司法鉴定、法定预防疫苗接种等)时,医务人员需向患者提供风险告知服务,并说明检查或治疗的替代方案,医患双方均需明确医疗风险、各自权利、责任及义务。在参与各种医疗活动时,医患双方均有权根据医事法律规定行使自己的权利、义务或寻求法律帮助。

(二) 培养医学生、医务人员过硬的法律素养

学习相关法律法规帮助医学生和医务人员明确医师的权利,在医疗纠纷中保护自己。医学生在校期间在学习掌握医学专业知识的同时还应该培养符合时代发展需要的医事法律素养。医学生法律素养培养存在诸多问题,其一是医事法律意识淡薄,认为未来从医只要医术高超就可以实现自己既定的职业生涯;其二是法律知识匮乏,很多医学院校对医事法学方面建设不重视,医事法相关的课程设置不合理,严重偏向医学专业知识建设,加之医学生专业知识的学业繁重,无暇顾及医事法律知识的学习,导致医学生的法律知识匮乏。医务人员必须树立依法行医的法律观念,学会用法律保护患者和自身的

权益,在今后的执业中,正确履行恰当的诊疗义务、说明告知义务,提高医务人员的医事法律素养,对医疗服务质量的提高有很大帮助。

(三)为全民普及医学相关法律知识

党的十五大提出"依法治国"这项治理国家的基本方略后,对培养公民的医事法律素养与社会关系问题越来越重视。将医事法律素养渗透到群众中去,补齐公民整体素质的短板,减少医患矛盾尤其是"医闹"等群体性事件对社会稳定影响,最终达到依法治国的目的。

(四)完善医事法律体系,建设良好医疗环境

我国的医事法律法规制度还未完善,很多医事法律相关问题亟待解决。良好的医疗环境需要医事法律素养的支撑,在面向全社会普及医事法律素养的同时会有新的医事法律问题出现,分析、搜集新出现的和遗存的医事法律问题,帮助完善医事法律体系,填补医事法律制度的漏洞,补齐短板,为建设良好的医疗环境发挥巨大贡献。

五、培养医学生医事法律素养的意义

(一)培养医学生法律素养是完善法律制度的可靠保障

党的十五大确立了"依法治国"的基本治国方略,并随后将其写入宪法。做为新时代的医学生,未来医疗服务的中坚力量,应顺应时代发展需求,在为人民群众提供优质医疗服务的同时还应肩负国家的法制建设。加大力度培养医学生的法律素养,增强医学生法制观念和社会责任,提升法律意识,正确运用法律知识维护社会稳定与安全,努力成为学法、懂法、守法、依法、用法的法制型医学人才。

(二)培养医学生法律素养是医患双方权益的保障

医学生未来的执业生涯充满着未知和挑战,其中最大的风险来自于医患关系的恶化。医事法律素养可以培养医学生更加严谨的工作态度,使之技术操作更加规范,临床处置更加妥善,法律意识更加牢固。医学生在未来执业过程中,规范自我的同时也避免了诊疗过程中可能发生的违法行为,这对自己是一种保障,也是对患者权益的保障。

(三)培养医学生医事法律素养,建立良好的医患关系

医事法律素养已成为我国很多医学院校人文素养的培养内容之一。医事法律素养的培养对于今后医患关系的处理是非常必要的。学习医事法律法规,熟悉并掌握相关法律法规的立法目的、适用范围、权利和义务等,有助于医学生认识到医者应肩负的职责,理解医患关系的矛盾所在,培养学生换位思考能力、医患沟通能力,培养良好的职业道德,进而,更好地为患者提供医疗服务。在当前医患纠纷与冲突不断的背景下,医学生对于医患关系的理解,是提升沟通能力的重要因素,在日后从事医疗工作中,与患者进行良好的沟通与交流,构建良好的医患关系至关重要。

(四)培养医学生医事法律素养,建立法制保障的医疗环境

改革开放以来,我国各项法律法规不断建立健全。医学生未来面临着复杂的医疗环境,是否能够胜任岗位与自身法律素养的培养密不可分。医学生应率先培养自己的法律

素养,自觉学习法律知识,提升法律意识,营造浓厚的法律氛围,在医疗环境中产生积极影响。公民在法律浓厚的环境中就医,不仅有助于医患关系的维护,更能使得整个医疗环境产生良性循环,医疗活动的井然有序离不开每位公民的法律素养。

> **知识链接**

法谚

法谚(legal, maxim, Rechtssprichwort, maximededroit)亦称之为法律格言,是谚语的一种表现形式,如同文艺作品与诗的关系。诗的语言较为精辟,简明扼要,意味深长,所谓"状难写之景,如在目前;含不尽之情,溢于言外",乃诗之上乘。法谚也是如此,法谚既不是写景,也不是言情,而是蕴藏法理,金科玉律,字字珠玑,加以韵语出之,读之趣味盎然,极易成诵,不似法条读后之有同嚼蜡也,故习法者每以读法谚为快。

很多国家都有法谚,只是数量有多少而已。据日本学者穗积陈重著《统法宪夜话》载:15世纪,德国曾有一万二千三百九十句之多之法谚集出现,后来帝国学士院亦有法谚集出版,包括法谚三千六百九十八句。而常见的法谚,多用拉丁文写成,所以一提到法谚,都以拉丁语为主。这就是为什么拉丁法谚大多来源于罗马的原因。罗马法谚来源于拉丁法谚,但拉丁法谚却未必来源于罗马法谚,两者仍有区别。

六、培养医学生医事法律素养的途径

(一)社区开展医事法律宣传教育

定期在当地社区组织居民参与医事法律学习会、医事讲堂、健康讲座等。聘请法律专家深入解读医事法律条文条款,在社区开展医事法律知识讲座,义务为居民提供医事法律咨询。调解医患纠纷、化解矛盾、普及医学相关法律知识。为社区营造浓厚的医事法律氛围;把普法宣传教育重点放在外来人口较多的地方。利用黑板报,每月宣传教育重点,社区法制宣传工作总结,并且通过发放医学法制宣传单、更换法制宣传栏内容等多种方式,营造浓厚的普法氛围。

让医学生做社区医事法律宣传的主讲人。众所周知,每个人一生都离不开医疗服务。没有接受过医学系统性的学习,群众对医疗知识不甚了解,对医学常识无法形成认知,在求医问诊的过程中很容易对医师的诊疗方案产生怀疑或者误解。而绝大多数医疗纠纷发生的原因都源自于此。因此,动员医学院校学生向居民进行义务医学宣讲,为大众普及医学知识的同时可以消除广大人民群众对治疗方案的疑问,解除患者顾虑,为避免医患纠纷,营造和谐医疗环境方面做出初步努力。

(二)优化医学院校医事法律相关课程设置

增加医事法律专业课程。将医事法律课程单独设立成一门新的必修课,开设医学与法律交叉结合的专业课程,特别是涉及医疗主体、医疗行为、医患关系、医疗权利义务等跟医疗实践密切相关的医事法律课程,使得每一位医学生在校期间都能获得足够的医事法律教育,医事法律素质的培养。在此基础上,在医学院校中开展医疗纠纷类选修课程,加强训练学生运用相关法律知识处理实际案例的能力。学生通过在校法律知识的综合学习,能够全面了解医疗相关的法律知识,并能在实际工作中初步形成法律思维模式。

(三) 建立法律与医学相结合的师资队伍

医学院校法律教育的关键在于形成一支素质过硬同时掌握医学科学知识与法律知识的教师队伍。目前很多医学院校的医学教师在临床方面是专家,而法律知识储备不足。医学院校应从新教师引进与教师再培训两个方面共同入手,建设医学与法律相融合的师资队伍。医学院校应积极推进在职教师去到法律一线学习考察,鼓励去法院、律师事务所、医院医政科等法律相关部门进修学习。医学院校也可以聘请具有处理医疗法律实务实践经验的人士,例如,专门处理医疗纠纷的律师作为部分课程专职或兼职教师,对医学生进行案例方面的专题教学,这样能更直接地让学生体会到法律知识在医疗事务中的重要作用,引起医学生对学习法律的兴趣,从思想上认识到医疗事务中法律素养的重要性,使他们重视医事法律课程的学习。医学院校应制定培训计划,对本校法律教师进修专门的医学知识培训,积极鼓励法律教师自主学习医学知识,提高教师学历层次。

(四) 营造校园法制氛围

营造良好的医学生法律教育环境,需要良好的校园环境及文化氛围。在将课堂教学与课外学生自主学习结合的过程中,丰富学校法律方面知识储备书籍、开展各种各样的法律实践活动都是不错的选择。如聘请具有丰富医疗实践经验的相关医学专家、专职处理医患纠纷法律事务的资深工作人员、知名律师、法官等来举办讲座或作专题学术报告;可以在校园宣传栏或者LED屏上滚动播出医事法律相关案件和标语,利用学报、院报、校园网络等媒介举办各种各样的法律知识竞赛;组织"模拟法庭",构建逼真的法庭环境,将学生带入到浓郁的法制环境中;举办以医事法律为主题的辩论会,通过辩论活动锻炼学生敏锐的思维,灵活使用法律规章制度。开展丰富多彩的普法活动,为今后从事医学工作起到预防和警示的作用。在营造法律氛围的过程中,让医学生潜移默化地接受法律的熏陶。

七、培养医务人员医事法律素养的重要性

自20世纪晚期以来,英美等医学发达国家,在重视医学院校学生技能训练的同时,日益重视其人文精神的培养,法律素养作为人文精神的重要组成部分,在医疗权已经被确立为基本人权的时代背景下,其重要性不言而喻。近些年来人们法律意识不断增强、医患关系紧张构成了严重的社会问题。由此可见。加强医务人员的医事法律素养非常重要。

(一) 培养医务人员医事法律素养,是推动我国医药卫生事业发展的前提

医务人员是服务群众身体健康的主力军,在科研方面又是医疗技术的创新者和先行者。培养和加强医务人员的医事法律素养,在我国医药卫生事业蓬勃发展的今天有着举足轻重的作用。先进的医疗技术可能会面临着伦理、道德、尊严等多方面的约束和制约,

医学人文素养

只有在具备良好的医事法律素养的前提下,正确开展符合我国法律法规的科学技术试验,才能推动我国医药卫生事业朝着正确的方向前进。

(二)加强医务人员法律素养,为患者提供优质的医疗服务保障

随着社会的进步、经济的发展,患者的就医诉求、就医体验的要求在逐年升高,对医师态度不满导致的医疗纠纷每天都在发生。而很多医务人员表示繁重的工作压力使其无法兼顾患者的感受。如果不加强医务人员的法律素养,患者得不到满意的医疗服务,矛盾就会由此发生。加强医务人员的法律素养,是患者得到优质医疗服务的根本保障。

(三)医务人员医事法律素养的提升是社会整体进步的表现

当今社会群众的法律维权意识日益增强,在医疗服务过程中,一旦患者的诉求未得到尊重,患者极有可能会与医师、医院产生医患矛盾,处理不当时,极易造成医疗纠纷。因此,提升医务人员的医事法律素养,掌握一定的法律知识,正确认识医患双方的法律关系,从根本上杜绝可能发生的医疗纠纷,使医患关系更加友好、医疗环境更加稳定,最终达到社会的整体进步。

> 课堂互动

医学生的抗疫生活

小杨是某医学院校大四学生,平时利用假期时间,主动申请进入医院实习。2020年1月,恰逢寒假期间,小杨在信阳某医院影像科实习期间得知湖北地区新型冠状病毒肺炎疫情暴发的消息,于是主动申请驰援武汉,但由于仅仅其是医学生身份,并且尚未取得相应的资质,医院方面拒绝了她。她没有灰心,申请去往武汉当一名普通的志愿者,负责社区卫生的消杀工作。小杨将每天的工作情况记录在日记本中,她说这是值得她一生铭记的经历。当记者采访到她,问其在此期间的感想时,自信的脸上洋溢着幸福的笑容,她说:"治病救人固然重要,为人们提供生活的便利也非常重要,毕竟这才是老百姓的日常。作为未来的医学生,尽我自己的一份微薄之力,为将来更好地为患者服务打好基础。"

思考

请谈谈你对小杨的看法?

第二节 医事法律基本常识

链接5-2
医事法律基本常识

法律是由全国人民代表大会与全国人民代表大会常务委员会制定的法律文件。卫生法是指由国家制定或认可,并由国家强制力保证实施的,在保护人体健康活动中具有

普遍约束力的社会规范的总和。卫生法是我国法律不可或缺的一部分,关系到每位公民的合法权益,具有明显的法律特征,适用于调整和解决医疗卫生组织关系、医疗卫生管理关系,主要负责医疗管理方面的立法。卫生法只是法律的一个分支。目前,我国还没有制定专门的卫生法,只有关于卫生法的医生管理和公共卫生条例规定。而医事法不仅对上述关系继续作为规制对象,而且还重点将医疗临床中的医患关系调节和医患双方权利作为研究内容。

我国现行的13部卫生法律是由全国人大常委会制定的,包括《中华人民共和国执业医师法》《中华人民共和国药品管理法》《中华人民共和国传染病防治法》《中华人民共和国母婴保健法》《中华人民共和国献血法》《中华人民共和国人口与计划生育法》《中华人民共和国精神卫生法》《中华人民共和国中医药法》《中华人民共和国红十字会法》《中华人民共和国职业病防治法》及《中华人民共和国疫苗管理法》等。而涵盖医学相关的卫生法律除了上述法律法规外,还包括有《中华人民共和国侵权责任法》《中华人民共和国消费者权益保护法》和《中华人民共和国刑法》。本节将节选部分《侵权责任法》《执业医师法》《护士条例》《医疗事故处理法律制度》等法律制度条例做解读。其中涉及公共卫生方面的法律包括《突发公共卫生事件应急条例》《中华人民共和国传染病防治法》《中华人民共和国职业病防治法》将在本章第三节做解读。《中华人民共和国药品管理法》《中华人民共和国献血法》《放射诊疗管理规定》等,将在本章第四节做解读。

一、《中华人民共和国侵权责任法》(2009年12月26日全国人民代表大会常务委员会颁布)节选与解读

(一)立法目的

《中华人民共和国侵权责任法》(以下简称《侵权责任法》)为保护民事主体的合法权益,明确侵权责任,预防并制裁侵权行为,促进社会和谐稳定制定本法。

(二)医疗损害责任

1.《侵权责任法》第五十四条

患者在诊疗活动中受到损害,医疗机构及其医务人员有过错的,由医疗机构承担赔偿责任。

解读:本条规定了医疗损害侵权中的两个原则。一是医疗损害侵权中适用过错原则,即医疗机构或者医务人员有过错时,方才承担侵权责任;二是雇主赔偿原则,即医疗损害侵权中,无论是医疗机构还是医务人员有过错,其赔偿责任均由该医疗机构承担。

2.《侵权责任法》第五十五条

医务人员在诊疗活动中应当向患者说明病情和医疗措施。需要实施手术、特殊检查、特殊治疗的,医务人员应当及时向患者说明医疗风险、替代医疗方案等情况,并取得其书面同意;不宜向患者说明的,应当向患者的近亲属说明,并取得其书面同意。医务人员未尽到前款义务,造成患者损害的,医疗机构应当承担赔偿责任。

解读:本条规定了患者的知情权应当受到尊重,与此同时还规定某些特殊情况下(即不宜向患者直接说明的)应当向患者的近亲属(《中华人民共和国民法典》第一千零四十

五条规定近亲属包括配偶、父母、子女、兄弟姐妹、祖父母、外祖父母、孙子女、外孙子女)说明,并取得其书面同意。当需要进行特殊检查、治疗手段之前,还应向患者说明替代医疗方案供其选择。如未履行告知义务则被视为侵权行为。

3.《侵权责任法》第五十六条

因抢救生命垂危的患者等紧急情况,不能取得患者或者其近亲属意见的,经医疗机构负责人或者授权的负责人批准,可以立即实施相应的医疗措施。

解读:在一些特殊紧急的情况下,对处于生命安全紧要关头的患者进行紧急救治是被允许,但是需要经过第三方,即医疗机构的负责人或者授权的负责人的批准。

4.《侵权责任法》第五十七条

医务人员在诊疗活动中未尽到与当时的医疗水平相应的诊疗义务,造成患者损害的,医疗机构应当承担赔偿责任。

解读:医务人员在进行诊疗活动的过程中须尽到"与当时的医疗水平相应的诊疗义务",如未尽到相应义务,如造成患者损害的,将会承担侵权损害赔偿责任。但是条例中"相应的诊疗义务"表述并不明确,对于患者来说举证难度较大,这一点对患者来说不利。

5.《侵权责任法》第五十八条

患者有损害,因下列情形之一的,推定医疗机构有过错:

(1)违反法律、行政法规、规章以及其他有关诊疗规范的规定;

(2)隐匿或者拒绝提供与纠纷有关的病历资料;

(3)伪造、篡改或者销毁病历资料。

解读:有学者认为上述三种情形规定的医疗损害侵权行为,适用于过错推定的情形,也有学者认为医疗损害责任是一种证据认定规则,即通过举证责任倒置的方式由被告证明自己没有过错。当医疗机构从自身专业角度证明自己没有过错时,患者方则相对较被动。所以司法需要根据实际情况尽快出台相应的司法解释。

6.《侵权责任法》第六十条

患者有损害,因下列情形之一的,医疗机构不承担赔偿责任:

(1)患者或者其近亲属不配合医疗机构进行符合诊疗规范的诊疗;

(2)医务人员在抢救生命垂危的患者等紧急情况下已经尽到合理诊疗义务;

(3)限于当时的医疗水平难以诊疗。

前款第一项情形中,医疗机构及其医务人员也有过错的,应当承担相应的赔偿责任。

解读:本条规定了医疗机构不承担赔偿责任的三种情况。一是当患者或与患者存在近亲属关系的人不配合医疗机构符合诊疗规范的医疗行为,造成健康损害甚至失去生命时,医疗机构不承担赔偿责任;二是在抢救生命垂危的患者时,很多意外因素不可控,而医疗行为无过错时,由此带来的患者损害医疗机构不承担赔偿责任;三是考虑到当时医疗水平,因医疗水平受环境、医疗设备、地方医疗制度等多方面影响,应综合考虑各种因素来确定,故存在争议性和不确定性。如果医疗机构与医务人员也存在医疗行为过程,应承担相应后果。

7.《侵权责任法》第六十一条

医疗机构及其医务人员应当按照规定填写并妥善保管住院志、医嘱单、检验报告、手术及麻醉记录、病理资料、护理记录、医疗费用等病历资料。患者要求查阅、复制前款规定的病历资料的,医疗机构应当提供。

解读:本条体现了住院志、医嘱单、检验报告、手术及麻醉记录、病理资料、护理记录、医疗费用等病历资料的重要性。这些病历资料是医务人员在对患者行使诊治过程的记录,反映了医务人员对患者疾病的主观认知。为保护患者的知情权,患者有权查阅并复制上述资料。医疗机构必须妥善保管上述资料,患者需要复制时,医疗机构不得以任何理由拒绝提供。

8.《侵权责任法》第六十二条

医疗机构及其医务人员应当对患者的隐私保密。泄露患者隐私或者未经患者同意公开其病历资料,造成患者损害的,应当承担侵权责任。

解读:此条规定了隐私权是公民人格权的一项重要权利,医疗机构及其医务人员负有为患者隐私保密的责任。隐私权中涉及患者隐私的信息包括患者的基本信息(姓名、性别、年龄、联系方式、家庭住址)和身体状况(病情、性格、精神状态)。泄漏患者隐私或未经同意公开其病历资料均属于侵犯患者隐私权的侵权行为。

9.《侵权责任法》第六十三条

医疗机构及其医务人员不得违反诊疗规范实施不必要的检查。

解读:此规定中"不必要的检查"表述不具体、不明确。因医疗机构和医务人员占据着绝对的专业优势,医疗检查是否必要成了这一群体的"一言堂"。最高法应出台相关司法解释,将何为"符合诊疗规范的检查"作出明确的司法解释或限定。

10.《侵权责任法》第六十四条

医疗机构及其医务人员的合法权益受法律保护。干扰医疗秩序,妨害医务人员工作、生活的,应当依法承担法律责任。

解读:近些年来医疗机构与医务人员的处境愈加艰难,"医闹"和暴力伤医事件屡屡发生。我国已经加大力度惩治此类恶性行为,根据《刑法》和《治安处罚法》的规定给予相应处罚,这体现了我国法律制度保护医疗机构及其医务人员、严惩违法犯罪的决心。

二、《中华人民共和国执业医师法》(1998年6月26日全国人民代表大会常务委员会颁布)节选与解读

(一)立法目的

《中华人民共和国执业医师法》(以下简称《执业医师法》)是为了加强医师队伍的建设,提高医师的职业道德和业务素质,保障医师的合法权益,保护人民生命健康,制定的法规。

(二)《执业医师法》的适用范围

必须依法获得医师资格和执业许可的人,才有资格享受法律赋予医师的权利和义务。根据《执业医师法》第二条规定,依法取得执业医师资格或者执业助理医师资格,经注册在医疗、预防、保健机构中执业的专业医务人员,适用本法。

(三)医师的权利

《执业医师法》第二十一条 医师在执业活动中享有下列权利:

(1)在注册的执业范围内,进行医学诊查、疾病调查、医学处置、出具相应的医学证明文件,选择合理的医疗、预防、保健方案;

(2)按照国务院卫生行政部门规定的标准,获得与本人执业活动相当的医疗设备基本条件;

(3)从事医学研究、学术交流、参加专业学术团体;

(4)参加专业培训,接受继续医学教育;

(5)在执业活动中,人格尊严、人身安全不受侵犯;

(6)获取工资报酬和津贴,享受国家规定的福利待遇;

(7)对所在机构的医疗、预防、保健工作和卫生行政部门的工作提出意见和建议,依法参与所在机构的民主管理。

解读:本规定明确了医师的权利范围。在诊治患者的过程中医师享有医疗主导权、医疗自主权、自由裁量权、人身权和专业判断不受干扰权。为提高医师执业水平,医师享有医学研究、学术交流、参加专业学术团体、参加专业培训和接受继续医学教育的权利。医师在为社会付出自己的劳动价值的过程中,有获得工资报酬津贴,并享受国家福利待遇的权利。医师也享有参与所在机构民主管理的权利。

(四)医师的义务

1.《执业医师法》第二十二条

医师在执业活动中应履行下列义务:

(1)遵守法律、法规,遵守技术操作规范;

(2)树立敬业精神,遵守职业道德,履行医师职责,尽职尽责为患者服务;

(3)关心、爱护、尊重患者,保护患者的隐私;

(4)努力钻研业务,更新知识,提高专业技术水平;

(5)宣传卫生保健知识,对患者进行健康教育。

解读:本条规定明确列示了医师的义务。其中第(1)、(4)项与医师的诊疗义务有关,第(2)项与医师的道德义务有关,第(3)项规定了医师对患者隐私的保护义务。

2.《执业医师法》第二十三条

医师实施医疗、预防、保健措施,签署有关医学证明文件,必须亲自诊查、调查,并按照规定及时填写医学文书,不得隐匿、伪造或者销毁医学文书及有关资料。医师不得出具与自己执业范围无关或者与执业类别不相符的医学证明文件。

解读:本条法律规定限制了医师的执业活动范围,即出具的医学证明文件的范围只限定在本人的执业范围内,超出执业范围的部分即被视为无效。同时规定了医师必须亲自参与到整个医疗过程当中,不得以任何方式对原病历资料做更改,必须确保医学文书的真实性、可靠性。

3.《执业医师法》第二十四条

对急危重患者,医师应当采取紧急措施及时进行诊治;不得拒绝急救处置。

解读:因"不得已而为之"在医疗活动中经常发生(例如突发交通事故导致病患意识不清、生命垂危且无近亲属在场),在这些特殊场合下,法律认为当事人的同意是默示存在的。因为此时发生的医疗活动给当事人带来的利益比可能因拖延救治造成的损失更加重要。

4.《执业医师法》第二十五条

医师应当使用经国家有关部门批准使用的药品、消毒药剂和医疗器械。除正当诊断治疗外,不得使用麻醉药品、医疗用毒性药品、精神药品和放射性药品。

解读:本条规定了医师具有正确使用药品和医疗器械的义务。中国有句古话,是药三分毒。其根本目的都是在强调药物的两面性。正确使用药物和医疗器械对患者的生命健康至关重要。医师在用药前应首先确保此药为经国家有关部门批准的药,这是基本前提;其次在用药种类、用药剂量、用药价格方面应本着患者利益至上的原则。

名医故事

一块钱医师——季云天

滨海网友郭先生发布了一则"赞季云天老医师"的网帖,讲述了他周末带孩子到季云天医生所在的医院看病,经过尿检后,季云天医生开了价值1元钱的苏打片并治愈儿子疾病的过程。郭先生陈述:自己的儿子才7岁,因为小便次数多,于2月9日带孩子去滨海仁慈医院泌尿科就诊,接诊的正是季云天医生,小便检查花了8元钱,然后季云天医师开了一张处方,上面只有苏打片。"我便去医院药房拿药,药房的人让我交一块钱,当时我怀疑是不是听错了。"郭先生不可思议地带药回家,1元钱买了几十片,按医嘱让儿子服用三四天,结果,孩子的小便次数就恢复正常了,非常有效。"他这不仅是给患者治病,还是在向社会传递着正能量。"网友称赞道。

记者将网帖读给季云天医师听,他说:"这样的1元处方也是特例,根据病情来定的。"听说有记者要采访,季云天直摇头,"我不过就是对症下药,没什么值得称赞的。"

5.《执业医师法》第二十六条

医师应当如实向患者或者其家属介绍病情,但应注意避免对患者产生不利后果。医师进行实验性临床医疗,应当经医院批准并征得患者本人或其家属同意。

解读:此规定明确了医疗机构及其医务人员的告知义务。患者的知情权及选择权是否得到尊重,主要是临床医师是否履行好了告知义务,这是提高医疗质量的关键。临床医师必须履行告知义务,加强医患交流与沟通。医师履行告知义务,是医疗整体素质的提高。

6.《执业医师法》第二十七条

医师不得利用职务之便,索取、非法收受患者财务或者牟取其他不正当利益。

解读:根据本法的第三十七条规定,医师在执业活动中有上述行为的,由县级以上人民政府卫生行政部门给予警告或者责令暂停六个月以上一年以下执业活动;情节严重的,吊销其医师执业证书;构成犯罪的,依法追究刑事责任。

7.《执业医师法》第二十八条

遇有自然灾害、传染病流行、突发重大伤亡事故及其他严重威胁人民生命健康的紧急情况时,医师应当服从县级以上人民政府卫生行政部门的调遣。

解读:人民生命高于一切!当面对重大自然灾难、事故、疫情导致广大人民群众深陷痛苦的泥沼时,医务人员都有义务服从上级有关部门调遣,救民于水火。2020年新年伊始,武汉暴发了新型冠状病毒肺炎疫情,其传染性极强,病情凶险,使得全国人民特别是湖北人民都陷入极其危险的境地。紧要关头,在党中央的正确领导下,全国各地的医务人员自发投入到抗击"新冠"的第一线。他们有的坚守在本地区,参与到抗疫工作当中,有的则主动请缨,投身到疫情最密集,感染风险极大的湖北疫区。经过与病魔的顽强搏斗,最终取得了全国性的阶段性胜利。这既体现了《执业医师法》赋予医务人员遵从调遣的义务,也体现了全体医务人员医者仁心的高尚医德医风。

8.《执业医师法》第二十九条

医师发生医疗事故或者发现传染病疫情时,应当按照有关规定及时向所在机构或者卫生行政部门报告。医师发现患者涉嫌伤害事件或者非正常死亡时,应当按照有关规定向有关部门报告。

解读:医师在执业活动中须履行的报告义务包括医疗事故、传染病疫情以及涉嫌伤害事件的报告义务。《医疗事故处理条例》和《传染病防治法》分别规定了医师对医疗事故的报告义务和传染病疫情的报告义务。《医疗事故处理条例》第十三条规定,医务人员在医疗活动中发生或者发现医疗事故、可能引起医疗事故的医疗过失行为或者发生医疗事故争议的,应当立即向所在科室负责人报告,科室负责人应当及时向本医疗机构负责医疗服务质量监控的部门或者专(兼)职人员报告;负责医疗服务质量监控的部门或者专(兼)职人员接到报告后,应当立即进行调查、核实,将有关情况如实向本医疗机构的负责人报告,并向患者通报、解释。《传染病防治法》第二十一条规定,医疗机构必须严格执行国务院卫生行政部门规定的管理制度、操作规范,防止传染病的医源性感染和医院感染。医疗机构应当确定专门的部门或者人员,承担传染病疫情报告、本单位的传染病预防、控制以及责任区域内的传染病预防工作;承担医疗活动中与医院感染有关的危险因素监测、安全防护、消毒、隔离和医疗废物处置工作。疾病预防控制机构应当指定专门人员负责对医疗机构内传染病预防工作进行指导、考核,开展流行病学调查。可见,医师的报告义务在多个法律规定当中都有涉及,其重要程度不言而喻。

> **知识链接**
>
> **医师人格尊严、人身安全不容侵犯**
>
> 当前医患矛盾较为突出,"医闹"事件屡有发生,已经严重干扰了正常的医疗秩序,对医务人员的工作和生活造成很大影响。在这种情况下,侵权责任法不仅要对正在发生的权利义务关系作出调整和平衡,还应对将来可能发生的冲突作出法律上的指引,这也符合侵权责任法"预防和制裁侵权行为"的立法目的。《执业医师法》第四十条规定,阻碍医师依法执业,侮辱、诽谤、威胁、殴打医师或者侵犯医师人身自由、干扰医师正常工作、生活的,依照治安管理处罚法的规定处罚;构成犯罪的,依法追究刑事责任。《治安管理处罚法》第二十三条第一项规定,扰乱机关、团体、企业、事业单位秩序,致使工作、生产、营业、医疗、教学、科研不能正常进行,尚未造成严重损失的。将会被处警告或者二百元以下罚款;情节较重的,处五日以上十日以下拘留,可以并处五百元以下罚款,聚众实施前款行为的,对首要分子处十日以上十五日以下拘留,可以并处一千元以下罚款。由此可见,我国多项法律都以不同角度保障了医务人员的合法权益。医务人员的人格受到尊重,人身安全更是不容侵犯。

9.《执业医师法》第三十七条

医师在执业活动中,违反本法规定,有下列行为之一的,由县级以上人民政府卫生行政部门给予警告或者责令暂停六个月以上一年以下执业活动;情节严重的,吊销其执业证书;构成犯罪的,依法追究刑事责任:

(1)违反卫生行政规章制度或者技术操作规范,造成严重后果的;

(2)由于不负责任延误急危患者的抢救和诊治,造成严重后果的;

(3)造成医疗责任事故的;

(4)未经亲自诊查、调查,签署诊断、治疗、流行病学等证明文件或者有关出生、死亡等证明文件的;

(5)隐匿、伪造或者擅自销毁医学文书及有关资料的;

(6)使用未经批准使用的药品、消毒药剂和医疗器械的;

(7)不按照规定使用麻醉药品、医疗用毒性药品、精神药品和放射性药品的;

(8)未经患者或者其家属同意,对患者进行实验性临床医疗的;

(9)泄露患者隐私,造成严重后果的;

(10)利用职务之便,索取、非法收受患者财物或者牟取其他不正当利益的;

(11)发生自然灾害、传染病流行、突发重大伤亡事故以及其他严重威胁人民生命健康的紧急情况时,不服从卫生行政部门调遣的;

(12)发生医疗事故或者发现传染病疫情,患者涉嫌伤害事件或者非正常死亡,不按照规定报告的。

医学人文素养

解读:本法根据情节程度不同,明确了医师在执业活动中出现的违法行为需要承担的后果,涵盖内容包括了医疗活动中的各个环节,包括:违法技术操作规范、延误救治、造成医疗事故、未亲自参与的证明文件、未妥善保管病历资料、药品使用不规范、擅自实施临床试验医疗、泄露隐私、非法牟取利益、不服从国家紧急情况调遣、未按规定报告,等等。

课堂互动

自然分娩还是剖宫产?

患者于某是位年轻孕妇,预产期将至,于某担心自然分娩痛苦,又担心预产期在9月份以后,将来孩子入学会比别家孩子"晚一年",所以希望医师为她进行剖宫产手术。但根据医师对其进行的全方面检查,根据诊疗规范,于某不具备剖宫产的手术指征。

思考
(1) 如果你是于某的产科大夫,你会怎么做?
(2) 你会如何行使自己的医疗主导权和如何满足患者的知情同意权?

三、《护士条例》(2008年1月31日国务院颁布)节选与解读

(一)立法目的

《护士条例》(以下简称《条例》)是为了维护护士的合法权益,规范护理行为,促进护理事业发展,保障医疗安全和人体健康而制定,由国务院第206次常务会议于2008年1月23日通过,自2008年5月12日起施行。

为了保证护士安心工作,鼓励人们从事护理工作,满足人民群众对护理服务的需求,条例强调了政府的职责,规定:国务院有关部门、县级以上地方人民政府及其有关部门以及乡(镇)人民政府应当采取措施,改善护士的工作条件,保障护士待遇,加强护士队伍建设,促进护理事业健康发展。规范护士行为,提高护理质量对于保障医疗安全至关重要,据此《条例》规定了护士应履行的义务与怠慢履行义务所应承担的法律责任。

(二)护士的权利

1.《护士条例》第三条

护士人格尊严、人身安全不受侵犯。护士依法履行职责,受法律保护。全社会应当尊重护士。

解读:护士享有人格尊严和人身安全不受侵犯的权利。护士是我国卫生健康的主力军,七分护理三分治疗,护士在整个医疗护理工作过程中发挥着重要的作用。"白衣天使"是人们表达对护士的尊敬的习惯称呼。

> **课堂互动**
>
> **护士节,你想对她们说些什么?**
>
> 每年的5月12日是国际护士节。2020年的护士节和以往相比增添了许多感触。新型冠状病毒肺炎疫情来势汹汹,发生以来,无数的医务人员不畏艰险、不惧挑战,投身于抗疫一线,这其中绝大多数都是具有家国情怀、英勇无畏的护士,在打赢这场疫情的攻坚战、阻击战中作出了重大贡献。
>
> 在那个特殊的春天里,普通百姓从广播中,从电视里,从手机里都时时刻刻地关注着这场"战役",看着现存确诊病例逐渐减少,新增死亡人数从增加减缓直至无新增死亡,人民群众心里的安全感又回来了。而这些下降的数字,归零的新增,与这些白衣天使夜以继日的付出是分不开的。
>
> 国家卫生健康委和国家中医药管理局联合发布《关于做好2020年5·12护士节相关工作的通知》指出,护士队伍是我国卫生健康战线上的一支重要力量,新型冠状病毒肺炎疫情发生以来,广大护士积极响应党中央号召,英勇无畏地投入疫情防控第一线,在打赢新冠状病毒肺炎疫情防控阻击战中作出了重大贡献。要进一步关心爱护护士队伍,弘扬南丁格尔精神,营造尊重护士、爱护护士的良好社会氛围。
>
> **思考**
>
> 鉴于护士对抗击新冠疫情的贡献,你想对她们说些什么?

2.《护士条例》第七条

护士执业,应当经执业注册取得护士执业证书。申请护士执业注册,应当具备下列条件:

(1)具有完全民事行为能力;

(2)在中等职业学校、高等学校完成国务院教育主管部门和国务院卫生主管部门规定的普通全日制3年以上的护理、助产专业课程学习,包括在教学、综合医院完成8个月以上护理临床实习,并取得相应学历证书;

(3)通过国务院卫生主管部门组织的护士执业资格考试;

(4)符合国务院卫生主管部门规定的健康标准。

护士执业注册申请,应当自通过护士执业资格考试之日起3年内提出;逾期提出申请的,除应当具备前款第(1)项、第(2)项和第(4)项规定条件外,还应当在符合国务院卫生主管部门规定条件的医疗卫生机构接受3个月临床护理培训并考核合格。护士执业资格考试办法由国务院卫生主管部门会同国务院人事部门制定。

解读:条例明确了护士的执业条件。除具备民事行为能力之外还要取得相应的学历年限资格、通过相应考试并且符合卫生主管部门的标准。

3.《护士条例》第十二条

护士执业,有按照国家有关规定获取工资报酬、享受福利待遇、参加社会保险的权利。任何单位或者个人不得克扣护士工资,降低或者取消护士福利等待遇。

解读:护士在付出自己劳动价值的同时依法享有获得物质报酬的权利。护士的工资报酬、福利待遇、社会保险权利是体现我国对于护士这一重要群体的尊重和关爱,任何人和机构不得以各种方式克扣、降低或取消护士福利待遇。

4.《护士条例》第十三条

护士执业,有获得与其所从事的护理工作相适应的卫生防护、医疗保健服务的权利。从事直接接触有毒有害物质、有感染传染病危险工作的护士,有依照有关法律、行政法规的规定接受职业健康监护的权利;患职业病的,有依照有关法律、行政法规的规定获得赔偿的权利。

解读:护士在与患者、药物、医疗设备接触的过程中可能会受到的健康威胁,医疗机构有责任为其进行相关的卫生防护、必要的操作培训和制定科学的作息制度。不得以牺牲护士的身体健康为代价换取利益。相关部门应加大监管力度,医疗机构应自觉维护护士的合法权益。

5.《护士条例》第三十三条

扰乱医疗秩序,阻碍护士依法开展执业活动,侮辱、威胁、殴打护士,或者有其他侵犯护士合法权益行为的,由公安机关依照治安管理处罚法的规定给予处罚;构成犯罪的,依法追究刑事责任。

解读:《条例》对护士的安全提供了保障。如果护士在正常执业过程中遭到侮辱甚至殴打,有关肇事者将被追究刑事责任。

(三)护士的义务

1.《护士条例》第十六条

护士执业,应当遵守法律、法规、规章和诊疗技术规范的规定。

解读:在合法具备护士执业资格的前提下进行任何执业活动时,都必须遵照法律,这是行使任何一项权利的前提。从事护士相关工作要恪守职业道德、职业基准、职业流程和技术规范。

2.《护士条例》第十七条

护士在执业活动中,发现患者病情危急,应当立即通知医师;在紧急情况下为抢救垂危患者生命,应当先行实施必要的紧急救护。护士发现医嘱违反法律、法规、规章或者诊疗技术规范规定的,应当及时向开具医嘱的医师提出;必要时,应当向该医师所在科室的负责人或者医疗卫生机构负责医疗服务管理的人员报告。

解读:本条例规定了三种情形。其一是在患者病情危急时(一般认为生命体征尚且平稳,有足够时间商榷如何救治),护士有义务通知医师,并遵医嘱进行施救;其二是在患者生命垂危时(客观判断患者的生命危在旦夕,必须立即实施医疗干预,例如为呼吸骤停患者进行胸外按压),护士有义务先行实施必要的医疗救护;其三是当发现有违法律规定的行为时,护士有义务告知医师或上报相关机构医疗服务管理负责人。

3.《护士条例》第十八条

护士应当尊重、关心、爱护患者,保护患者的隐私。

解读:临床护理工作中要注意言行,避免在本职工作之外的场所谈论患者的病情;在进行总结临床工作、撰写论文时,不能毫无遮掩地披露患者的隐私;在工作中要端正和严肃态度,操作中注意保护患者的身体隐私部位;从保护患者隐私的角度设置床头卡信息栏及内容。

4.《护士条例》第十九条

护士有义务参与公共卫生和疾病预防控制工作。发生自然灾害、公共卫生事件等严重威胁公众生命健康的突发事件,护士应当服从县级以上人民政府卫生主管部门或者所在医疗卫生机构的安排,参加医疗救护。

解读:本条例规定了护士在特殊情形下的义务,既具有注意义务也具有忠实义务。是护士在公众生命健康遭到威胁时,发扬高尚医德医风的体现。

四、《医疗事故处理条例》(2002年4月4日国务院颁布)节选与解读

(一)立法目的

《医疗事故处理条例》是为正确处理医疗事故,保护患者和医疗机构及其医务人员的合法权益,维护医疗秩序,保障医疗安全,促进医学科学的发展制定。

(二)医疗事故的概念

《医疗事故处理条例》第二条 本条例所称医疗事故,是指医疗机构及其医务人员在医疗活动中,违反医疗卫生管理法律、行政法规、部门规章和诊疗护理规范、常规,过失造成患者人身损害的事故。

解读:本条例对"医疗事故"的概念做了阐述,医疗事故属于行政法概念。医疗事故的构成要件包括:其主体是医疗机构及其医务人员;医疗行为具有违法性;造成了患者人身和精神损害的不良后果;医疗机构和医务人员主观上存在过失。

(三)医疗事故的预防与处置

1.《医疗事故处理条例》第八条

医疗机构应当按照国务院卫生行政部门规定的要求,书写并妥善保管病历资料。因抢救急危患者,未能及时书写病历的,有关医务人员应当在抢救结束后6小时内据实补记,并加以注明。

解读:在现代医院管理中,病历作为医疗活动信息的主要载体,不仅是医疗、教学、科研的第一手资料,而且也是医疗质量、技术水平、管理水平综合评价的依据。发生医疗事故争议时,医疗机构和患者都有举证的义务,由医疗机构保管的病历资料是医疗事故技术鉴定中记录医疗行为和医疗过程的重要文书。因此,必须保证病历内容客观、真实、完整,对病历要实施科学管理。在抢救急危患者时,医师的首要职责是全力抢救患者生命。时间就是生命,医师在与病魔殊死搏斗的过程中不可能也没有时间书写有关记录,因此医师在不能及时书写有关病历时,可以在抢救结束之后的6小时内及时补记抢救过程等有关病历,并注明抢救完成时间和补记时间。

2.《医疗事故处理条例》第九条

严禁涂改、伪造、隐匿、销毁或者抢夺病历资料。

解读：本条主要对医疗机构及其医务人员的执业行为做出了规定。这条规定对于调整患者行为同样适用。病历的一部分可以由患者保管，在发生医疗事故争议时，也不得涂改、伪造、隐匿、销毁病历，否则，也要承担相应的法律责任。

3.《医疗事故处理条例》第十条

患者有权复印或者复制其门诊病例、住院志、体温单、医嘱单、化验单（检验报告）、医学影像检查资料、特殊检查同意书、手术同意书、手术及麻醉记录单、病理资料、护理记录以及国务院卫生行政部门规定的其他病例资料。患者依照前款规定要求复印或者复制病历资料的，医疗机构应当提供复印或者复制服务并在复印或者复制的病历资料上加盖证明印记。复印或者复制病历资料时，应当有患者或其关系人在场。

解读：本条对患者获得有关病历资料的范围、程序以及费用问题作出了规定。患者对其疾病以及疾病的诊断、治疗具有知情同意权，医疗机构和医务人员应承担告知的义务。患者有权了解其疾病情况，有权了解为其实施的检查、治疗的方法、内容等，患者也有权获得记录其客观疾病状况及相关信息的病历资料。

4.《医疗事故处理条例》第十一条

在医疗活动中，医疗机构及其医务人员应当将患者的病情、医疗措施、医疗风险等如实告知患者，及时解答其咨询；但是，应当避免对患者产生不利后果。

解读：本条是对医疗机构及其医务人员向患者履行告知义务的规定。医疗机构及其医务人员应履行必要的告知义务。患者享有知情权和隐私权，医师应为患者保守秘密，未经患者本人同意，不得向他人泄露。

5.《医疗事故处理条例》第十六条

发生医疗事故争议时，死亡病例讨论记录、疑难病例讨论记录、上级医师查房记录、会诊意见、病程记录应当在医患双方在场的情况下封存和启封。封存的病历资料可以是复印件，由医疗机构保管。

解读：本条是对死亡病例讨论记录、疑难病例讨论记录、上级医师查房记录、会诊意见、病程记录，在发生医疗事故争议时，保存方式的规定。由于主观性病历资料是记录医务人员对患者病情、治疗进行分析、讨论的主观意见的资料，可以反映出医务人员对患者疾病及其诊治情况的主观认识及其实施医疗行为的主观动机，因此，在医疗事故技术鉴定中这部分病历资料对于判定是否属于医疗事故以及责任程度具有重要作用。

6.《医疗事故处理条例》第十八条

患者死亡，医患双方当事人不能确定死因或者对死因有异议的，应当在患者死亡后48小时内进行尸检；具备尸体冻存条件的，可以延长至7日。尸检应当经死者近亲属同意并签字。

解读：本条是对尸检时限、承担尸检的机构和人员资质，拒绝尸检的责任的规定。尸检就是尸体医学解剖，目的就是通过剖验查明已死亡机体的死亡原因而进行的一种医学手段。发生医疗事故争议时，患者死亡原因难以确定或医患双方中的至少一方对死亡原因有异议的，医疗机构或死者近亲属（或两者兼具）均可以提出进行尸检的要求。一般情况下尸检应在患者死亡后48小时内进行，当具备尸体冻存条件时，尸检时间可延长至

7日。尸体冻存条件是指能够保持温度在-20~-18℃,这时可以保证尸体在一定时间内不发生尸体腐败。但是,有下列情形之一的,不能进行尸体冷冻保存:

(1)死者生前患有胰腺炎、肠炎等感染性疾病;

(2)死者生前做了开颅、开胸和剖腹探查手术的。

发生医疗事故争议后,医患双方均应当及时提出尸检的要求,否则,无论哪一方拒绝或拖延尸检,影响对死因的正确判定的,责任将由拒绝或拖延的一方承担。因此,当发生医疗事故争议后,在死因不明或对死因有异议时,医疗机构和死者家属对于尸检都应持积极的态度,这无论对查明死因、明确责任、维护合法权益,还是对促进医学科学的发展都具有十分重要的意义。

(四)医疗事故的技术鉴定

1.《医疗事故处理条例》第二十条

卫生行政部门接到医疗机构关于重大医疗过失行为的报告或者医疗事故争议当事人要求处理医疗事故争议的申请后,对需要进行医疗事故技术鉴定的,应当交由负责医疗事故技术鉴定工作的医学会组织鉴定;医患双方协商解决医疗事故争议,需要进行医疗事故技术鉴定的,由双方当事人共同委托负责医疗事故技术鉴定工作的医学会组织鉴定。

解读:本条是关于医疗事故技术鉴定程序如何启动的规定。本条例对如何启动医疗事故技术鉴定程序确定了两种方式:一是卫生行政部门移交鉴定;二是医患双方共同委托鉴定。前者是在医疗机构存在过失或应当事人要求时卫生行政部门启动鉴定程序,后者是医患双方需要"私了"时,为分配责任而共同委托鉴定时启动鉴定程序。

2.《医疗事故处理条例》第二十二条

当事人对首次医疗事故技术鉴定结论不服的,可以自收到首次鉴定结论之日起15日内向医疗机构所在地卫生行政部门提出再次鉴定的申请。

解读:本条是关于当事人申请再鉴定程序的规定。再次鉴定的申请,是医疗事故争议当事人或其法定代理人,不服地方医学会作出的首次鉴定结论,依照本《条例》和国务院卫生行政部门制定的《医疗事故技术鉴定办法》规定的程序和期限(首次鉴定结论之日起15日内),向医疗机构所在地卫生行政部门提交请求所在省、自治区或直辖市地方医学会给予再次鉴定的书面申请。

3.《医疗事故处理条例》第三十一条

专家鉴定组应当在事实清楚、证据确凿的基础上,综合分析患者的病情和个体差异,作出鉴定结论,并制作医疗事故技术鉴定书。鉴定结论以专家鉴定组成员的过半数通过。鉴定过程应当如实记载。医疗事故技术鉴定书应当包括下列主要内容:

(1)双方当事人的基本情况及要求;

(2)当事人提交的材料和负责组织医疗事故技术鉴定工作的医学会的调查材料;

(3)对鉴定过程的说明;

(4)医疗行为是否违反医疗卫生管理法律、行政法规、部门规章和诊疗护理规范、常规;

(5)医疗过失行为与人身损害后果之间是否存在因果关系;
(6)医疗过失行为在医疗事故损害后果中的责任程度;
(7)医疗事故等级;
(8)对医疗事故患者的医疗护理医学建议。

解读:专家鉴定组的鉴定结论是法院判案最重要的证据之一,具有技术性强、严谨度高的特点。因此专家鉴定组必须本着为医患双方负责任的态度进行科学、细致、严谨的技术鉴定。本条例规定了专家鉴定组书写鉴定文书的要求,涵盖了鉴定过程和结论的全部内容。

4.《医疗事故处理条例》第三十三条

有下列情形之一的,不属于医疗事故:

(1)在紧急情况下为抢救垂危患者生命而采取紧急医学措施造成不良后果的;
(2)在医疗活动中由于患者病情异常或者患者体质特殊而发生医疗意外的;
(3)在现有医学科学技术条件下,发生无法预料或者不能防范的不良后果的;
(4)无过错输血感染造成不良后果的;
(5)因患方原因延误诊疗导致不良后果的;
(6)因不可抗力造成不良后果的。

解读:在某特定情况下(包括时间、地点、客观条件),因合理合法的医疗活动导致了不良后果或者医疗意外,不构成医疗事故,则医疗机构与其雇员依法不承担责任与后果。这既是保护医方正确行使注意义务与忠实义务,又是维持良好医疗秩序的前提。

(五)医疗事故的赔偿

1.《医疗事故处理条例》第四十六条

发生医疗事故的赔偿等民事责任争议,医患双方可以协商解决;不愿意协商或者协商不成的,当事人可以向卫生行政部门提出调解申请,也可以直接向人民法院提起民事诉讼。

解读:本条是关于解决医疗事故赔偿等民事责任争议途径的规定。发生医疗事故的赔偿等民事责任争议后,医疗机构和患者可以采取3条基本途径解决争议:

(1)医患双方平等、自愿协商,自行解决争议;
(2)医患双方当事人向卫生行政部门提出调解申请,请求卫生行政部门对赔偿问题进行调解;
(3)医疗机构和患者可以直接向人民法院提起民事诉讼。

2.《医疗事故处理条例》第四十七条

双方当事人协商解决医疗事故的赔偿等民事责任争议的,应当制作协议书。协议书应当载明双方当事人的基本情况和医疗事故的原因、双方当事人共同认定的医疗事故等级以及协商确定的赔偿数额等,并由双方当事人在协议书上签名。

解读:本条是关于医患双方通过协商解决医疗事故的赔偿等民事责任争议,达到的结果、表达方式及协议书内容的规定。

课堂互动

紧急处置谁担责？

患者郑某,男,23岁,因与邻居发生口角,继而斗殴导致腰部疼痛。送医后,经B超检查,诊断为右肾破裂,左肾轻度挫伤。伤后两小时出现血尿,医院紧急进行输液及止血治疗,未见好转,并定于当晚23时行急症剖腹探查术,可能会切除左肾,该手术协议书经家属同意并签字。当晚19时许,外科主任会诊时,发现郑某烦躁不安,面色苍白,脉搏细弱,伤区饱满压痛剧烈,右肾区远大于原B超描记,加之入院后又排出1 000 mL高浓度血尿,说明郑某有持续性出血或者尿外渗,为争取抢救时间,外科主任当即决定将手术提前到当晚20时进行。

手术过程中医师发现右肾极度肿大,为其正常肾的4倍,张力很高,考虑严重外伤内出血。由于外部无法止血,为抢救郑某,医师决定切除其右肾。术后两天内郑某排尿不足10 mL,肾衰竭难以控制,于两个月后死亡。死亡原因为:血透不充分,致尿毒症终末期,呼吸循环衰竭而亡。患者死后,家属对诊治过程提出质疑,认为院方在没有对郑某进行双侧肾做检查的情况下将其伤肾切除,导致严重后果,院方玩忽职守导致其亲属死亡,为此与院方多次理论要求承担责任,院方以手术前已在协议书上签字为由拒绝。最后郑某家属将郑某尸体停放在医院门口,以此方式来维护患方的权利。

思考

以"停尸"的方式来维权是否合理合法？

第三节 公共健康相关法律基本常识

链接5-3
公共健康相关
法律基本常识

一、公共健康的概念

"健康"的定义有很多,最容易理解的是人未患有疾病,身体各项功能都处于稳定、合格的状态,除此之外还包括完整的生理、心理状态及适应社会的能力。公共健康是指导维持和改进所有人健康的科学、实际技能和信念的综合,研究的对象相比健康更为广泛和全面。公共健康研究的对象不仅包括上述健康的研究对象,还包括社会医疗体系与制度、社会卫生体制与应急系统、医院与医生、卫生医疗和保健资源的分配、劳动保护、卫生状况、环境保护、流行病、健康教育、交通以及一些个人行为等。

二、公共卫生的概念

公共卫生是指综合应用法律、行政、预防医学技术、宣传教育等手段,调动社会共同参与,消除和控制威胁人类生存环境质量和生命质量的危害因素,改善卫生状况,提高全民健康水平的社会卫生活动。侧重于预防卫生工作,与人类的生活质量与生存状态密切关联,它包括突发性公共卫生事件的应急处理、公共卫生的监督、环境保护等领域,而面向社会公众的公共卫生,则与生物心理社会医学模式相关。

三、公共健康与公共卫生的区别

公共健康最基本的目标就是提升人口健康质量,延长人口寿命,监测和评估健康状况,采取必要措施预防疾病发生、减少伤害、减少致残,促进公共健康和维持良好医疗秩序。公共健康的研究内容主要有以下两点。

1. 公共健康的主要关注点是人群

个体的人是公众的最小单位,群体是多个个体的集合,也是公众的一部分。群体健康的范围有大有小,大到整个世界,小到一个家庭,所以群体的概念是相对的。当发生烈性传染病时,公共健康机构为了防止其迅速蔓延、扩散为更多群体的传染病,也需要为个体提供医疗帮助。个体健康关系着群体健康,继而影响着公共健康,只有每个个体都尽可能避免遭受损害和疾病侵扰,整个社会人口才能达到健康。

2. 后天因素是公共健康研究的侧重点

公共健康主要关注的是人体外部环境因素,研究的不是个体的先天生理因素,而是研究作用于人体的后天外部环境因素,关注的是外部环境如何对人体健康产生影响,发现外部环境的作用机制,以及其与人类健康的潜在关系,提出改善外部环境的办法,从而最终促进公共健康。有学者认为:"通过组织公共资源为社会公众提供疾病预防措施和促进健康。"这可以用来诠释公共健康对于社会职能的赋予。

公共健康吸纳了伦理学、社会学、法学等学科的参与,着眼于整个社会系统多部门的有效配合,是从整体社会层面来治理公共健康问题,需要国家社会从全局角度整合各部门力量,调动各方面资源,因为局限于卫生系统并不能解决公共健康的根本问题,影响健康的因素除物质环境外,社会因素起着很大的作用。

四、《突发公共卫生事件应急条例》(2003 年 5 月 9 日国务院颁布)节选与解读

突发公共卫生事件(简称突发事件),是指突然发生,造成或者可能造成社会公众健康严重损害的重大传染病疫情、群体性不明原因疾病、重大食物和职业中毒以及其他严重影响公众健康的事件。

(一)立法目的

《突发公共卫生事件应急条例》(以下简称《条例》)是为有效预防、及时控制和消除突发公共卫生事件的危害,保障公众身体健康与生命安全,维护正常的社会秩序制定。经 2003 年 5 月 7 日国务院第 7 次常务会议通过。由国务院于 2003 年 5 月 9 日发布并实施。

(二)预防与应急准备

《条例》第十六条 国务院有关部门和县级以上地方人民政府及其有关部门,应当根

据突发事件应急预案的要求,保证应急设施、设备、救治药品和医疗器械等物资储备。

解读:根据应急处理的需要,应急指挥部有权紧急调集人员、储备物资、交通工具及相关设施、设备;必要时对人员进行疏散和隔离,并可以依法对传染病疫区进行封锁以及采取其他控制措施。

(三)报告与信息发布

《条例》第二十一条　任何单位和个人对突发事件,不得隐瞒、缓报、谎报或者授意他人隐瞒、缓报、谎报。

解读:有关单位和个人应当配合国务院卫生行政主管部门或者其他有关部门指定的专业技术机构进入突发公共卫生事件现场,进行调查、采样、技术分析和校验,对地方突发公共卫生事件的应急处理工作进行技术指导。

(四)应急处理

1.《条例》第三条

突发事件发生后,国务院设立全国突发事件应急处理指挥部,由国务院有关部门和军队有关部门组成,国务院主管领导人担任总指挥,负责对全国突发事件应急处理的统一领导、统一指挥。国务院卫生行政主管部门和其他有关部门,在各自的职责范围内做好突发事件应急处理的有关工作。

解读:应急指挥部是处理突发公共卫生事件的领导机构,对应急处理工作进行督查和指导。

2.《条例》第三十七条

对新发现的突发传染病、不明原因的群体性疾病、重大食物和职业中毒事件,国务院卫生行政主管部门应当尽快组织力量制定相关的技术标准、规范和控制措施。

解读:在发生重大疫情而还尚未确定原因时,国务院卫生行政主管部门有权利尽快调集各系统力量,统一领导、统一指挥,尽快制定相关的技术标准、规范和措施。

3.《条例》第四十条

传染病暴发、流行时,街道、乡镇以及居民委员会、村民委员会应当组织力量,团结协作,群防群治,协助卫生行政主管部门和其他有关部门、医疗卫生机构做好疫情信息的收集和报告、人员的分散隔离、公共卫生措施的落实工作,向居民、村民宣传传染病防治的相关知识。

解读:当发生传染病暴发时,阻止疾病继续扩散就显得尤为重要。单凭医务人员的医治是无法彻底战胜传染病的。要想取得疫情防控的胜利必须广泛动员群众、组织群众、凝聚群众。通过思想动员、组织动员、资源动员等,将各种社会力量融合在一起。众人拾柴火焰高,疫情的扩散才能在集体的巨大力量下被抑制和消除。基层的群防群治是人类社会中的一种普遍的社会合作现象(图5-1)。广大人民群众对传染病的正确认识同样重要,理智对待各类信息,学会识别真假信息,做到不信谣、不传谣。

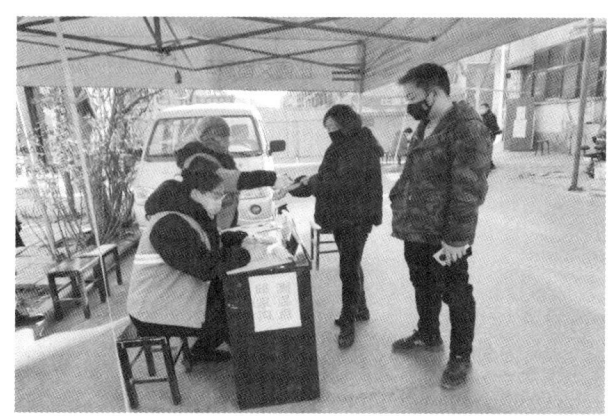

图 5-1 社区志愿者

4.《条例》第四十二条

有关部门、医疗卫生机构应当对传染病做到早发现、早报告、早隔离、早治疗,切断传播途径,防止扩散。

解读:落实四个"早"是防止疾病蔓延的重要措施。只有及早发现了疾病并上报,才能为"隔离"做好法律前提。只有早隔离,疾病才会得到控制,只有早治疗,人们的疾病才能尽快康复。

5.《条例》第四十四条

在突发事件中需要接受隔离治疗、医学观察措施的患者、疑似患者和传染病患者密切接触者在卫生行政主管部门或者有关机构采取医学措施时应当予以配合;拒绝配合的,由公安机关依法协助强制执行。

解读:本条例规定了凡是与疫情有关联的人员(包括已经感染、疑似、密切接触者等)都有责任和义务接受卫生行政主管部门或者是有关医疗机构的治疗和干预(包括询问生活轨迹、人员关系等)。拒绝配合将受到公安机关强制执行和法律的制裁。

(五)奖惩制度

1.《条例》第九条

县级以上各级人民政府及其卫生行政主管部门,应当对参加突发事件应急处理的医疗卫生人员,给予适当补助和保健津贴;对参加突发事件应急处理作出贡献的人员,给予表彰和奖励;对因参与应急处理工作致病、致残、死亡的人员,按照国家有关规定,给予相应的补助和抚恤。

解读:一线医务人员由政府部门统一部署、卫生健康部门调派或医疗卫生机构要求,直接参与防疫救治一线工作。他们直接于确诊或疑似患者接触。身体健康受着极大的威胁。在此期间,一线医务人员不应受编制、身份等限制。临时性工作补助、一次性慰问补助、卫生防疫津贴等要及时发放,要向一线医务人员特别是救治重症患者的医务人员倾斜,不得按行政级别确定发放标准。因参与突发公共卫生事件而致病、致残甚至死亡的人员,按照国家有关规定,给予相应的补助和抚恤。

2.《条例》第五十一条

在突发事件应急处理工作中,有关单位和个人未依照本条例的规定履行报告职责,隐瞒、缓报或者谎报,阻碍突发事件应急处理工作人员执行职务,拒绝国务院卫生行政主管部门或者其他有关部门指定的专业技术机构进入突发事件现场,或者不配合调查、采样、技术分析和检验的,对有关责任人员依法给予行政处分或者纪律处分;触犯《中华人民共和国治安管理处罚法》,构成违反治安管理行为的,由公安机关依法予以处罚;构成犯罪的,依法追究刑事责任。

解读:本条例明确了有关单位和个人不按照规定履行应急处理义务应当承担的责任。

> **课堂互动**
>
> **疫情当下不可儿戏**
>
> 某地发生霍乱疫情,已被确诊的患者李某被转至定点医院进行隔离治疗。由于内心恐慌和思念家人,李某在接受治疗的第三天晚上,悄悄从医院跑出来返回家中。次日清晨,医师查房时发现了上述情况。
>
> **思考**
> (1)此时医师应采取的措施是什么?
> (2)患者有哪些违法行为?

五、《中华人民共和国传染病防治法》(2013年6月29日全国人民代表大会常务委员会颁布)节选与解读

(一)立法目的

《中华人民共和国传染病防治法》(以下简称《传染病防治法》)是为了预防、控制和消除传染病的发生与流行,保障人体健康和公共卫生而制定本法。

(二)预防

《传染病防治法》第二条 国家对传染病防治实行预防为主的方针,防治结合、分类管理、依靠科学、依靠群众。

解读:《黄帝内经》中说:"上医治未病,中医治欲病,下医治已病。"说明医学的两项重要任务就是防病和治病,而且其前者更为重要。古人早已认为疾病"预防"胜于"治疗",在传染病防治方面,防更应大于治。本法具体规定了在传染病防治工作中的主要预防措施,是本法确定的国家对传染病实行预防为主的方针的具体体现。明确规定关于各级政府应当组织开展群众性爱国卫生活动的规定。明确规定关于我国现行预防接种制度的规定,预防接种是控制和消除某些传染病的有效手段之一,是国家贯彻预防为主方针、保护易感者的重要措施。

(三) 应对举措

1.《传染病防治法》第三十条

疾病预防控制机构、医疗机构和采供血机构及其执行职务的人员发现本法规定的传染病疫情或者发现其他传染病暴发、流行以及突发原因不明的传染病时,应当遵循疫情报告属地管理原则,按照国务院规定的或者国务院卫生行政部门规定的内容、程序、方式和时限报告。军队医疗机构向社会公众提供医疗服务,发现前款规定的传染病疫情时,应当按照国务院卫生行政部门的规定报告。

解读:疫情报告和公布是预防传染病的重要环节。明确疫情报告人的责任,并确定了有权公布疫情的部门。对传染病的疫情报告人、疫情报告时限和程序作出规定。保证疫情报告的真实与准确,维护疫情报告管理工作的严肃性,要求各级政府有关主管人员和从事传染病的医疗保健、卫生防疫人员,必须按规定及时、准确、完整地报告疫情,不得隐瞒、谎报或授意他人隐瞒、谎报疫情,隐瞒、谎报疫情除了不能如实反映发病状况以外,更为严重的是易造成传染病扩大蔓延,以致暴发、流行,对人民群众的生命健康构成严重危害。

2.《传染病防治法》第四十条

疾病预防控制机构发现传染病疫情或者接到传染病疫情报告时,应当及时采取下列措施:

(1)对传染病疫情进行流行病学调查,根据调查情况提出划定疫点、疫区的建议,对被污染的场所进行卫生处理,对密切接触者,在指定场所进行医学观察和采取其他必要的预防措施,并向卫生行政部门提出疫情控制方案。

(2)传染病暴发、流行时,对疫点、疫区进行卫生处理,向卫生行政部门提出疫情控制方案,并按照卫生行政部门的要求采取措施。

(3)指导下级疾病预防控制机构实施传染病预防、控制措施,组织、指导有关单位对传染病疫情的处理。

解读:本法主要规定了在传染病发生或暴发、流行时,政府和有关部门,如何组织调集力量,采取必要的控制措施。发现传染病后,医疗保健和卫生防疫机构应当及时采取控制措施,控制疾病进一步蔓延,防治已患人群,特别是疾病传播性较强患者的扩散,保护易感人群。重大疫情地区,患者密集度高,疫区范围较大,易感人数较多,很容易发生严重扩散,应当动员更多的医疗、防疫人员积极加入到疫区参与防疫工作,政府卫生部门应积极组织、调动各方力量,全力以赴救治患者。当发生跨省、自治区、直辖市范围的重大疫情,更需要疫情相关地区的共同协作、协调,采取联合防治措施,才能有效控制疫情。因此,在这种情况下,由国务院卫生行政部门负责组织,有关省、自治区、直辖市的医疗保健人员共同参加,以控制疫情,有关单位和人员在接到国务院卫生行政部门和地方各级政府部门的调集任务时,应当以大局出发,服从调配。

(四) 法律责任

1.《传染病防治法》第五十三条

县级以上人民政府卫生行政部门对传染病防治工作履行下列监督检查职责:

(1)对下级人民政府卫生行政部门履行本法规定的传染病防治职责进行监督检查;
(2)对疾病预防控制机构、医疗机构的传染病防治工作进行监督检查;
(3)对采供血机构的采供血活动进行监督检查;
(4)对用于传染病防治的消毒产品及其生产单位进行监督检查,并对饮用水供水单位从事生产或者供应活动以及涉及饮用水卫生安全的产品进行监督检查;
(5)对传染病菌种、毒种和传染病检测样本的采集、保藏、携带、运输、使用进行监督检查;
(6)对公共场所和有关单位的卫生条件和传染病预防、控制措施进行监督检查。省级以上人民政府卫生行政部门负责组织对传染病防治重大事项的处理。

解读:主要对执行传染病防治监督管理工作部门的职权,传染病管理监督员和传染病管理检查员的设立和职责等作了规定。

2.《传染病防治法》第六十五条

地方各级人民政府未依照本法的规定履行报告职责,或者隐瞒、谎报、缓报传染病疫情,或者在传染病暴发、流行时,未及时组织救治、采取控制措施的,由上级人民政府责令改正,通报批评;造成传染病传播、流行或者其他严重后果的,对负有责任的主管人员,依法给予行政处分;构成犯罪的,依法追究刑事责任。

解读:对违反本法规的行为应追究的行政责任、行政处分、刑事责任以及行政复议、行政诉讼和申请法院强制执行作了规定。本法对违反规定的行为追求行政责任,对行政复议、行政诉讼和申请法院强制执行作了规定,对造成传染病菌种、毒种扩散的行为追究刑事责任和行政责任的规定。对有关责任人员的玩忽职守行为追究行政责任和刑事责任。

课堂互动

动物实验检疫当先

2010年12月,东北农业大学动物医学学院有关教师,未按国家及黑龙江省实验动物管理规定,从哈尔滨市香坊区幸福镇纪家村青喜养殖场购入4只山羊,并对上述4只山羊进行了5次动物实验(共涉及4名教师、2名实验员、110名学生),未按规定对实验山羊进行现场检疫,同时在指导学生实验过程中未能切实按照标准的实验规范,严格要求学生遵守操作规程,进行有效防护。由于上述违规行为,2011年3月至5月,学校27名学生及1名教师陆续确诊感染布鲁菌病。

思考

说说在医学院校应如何做到预防传染病?

六、《中华人民共和国职业病防治法》(2018年12月29日全国人民代表大会常务委员会颁布)节选与解读

(一)立法目的

为了预防、控制和消除职业病危害,防治职业病,保护劳动者健康及其相关权益,促进经济社会发展,根据宪法,制定本法。从2001年10月27日起至2018年12月29日,历经三届全国人民代表大会常务委员会会议的四次修改。

(二)适用对象

《职业病防治法》第二条　本法适用于中华人民共和国领域内的职业病防治活动。本法所称职业病,是指企业、事业单位和个体经济组织等用人单位的劳动者在职业活动中,因接触粉尘、放射性物质和其他有毒、有害因素而引起的疾病。职业病的分类和目录由国务院卫生行政部门会同国务院劳动保障行政部门制定、调整并公布。

解读:本法规定了适用范围和职业病含义的规定。法律的适用范围,又称法律的效力范围,即法律对什么人,在什么时间,什么地点产生法律上的约束力和强制力。法律的效力范围一般包括对地域的效力、对时间的效力和对人的效力。

(三)职业病防治的基本方针、制度

《职业病防治法》第三条　职业病防治工作坚持预防为主、防治结合的方针,建立用人单位负责、行政机关监管、行业自律、职工参与和社会监督的机制,实行分类管理、综合治理。

解读:本法规定了职业病防治的重点在于防,特别强调了用人单位的负责制、管理方法以及行政机关监管的重要性。其根本还是在于行业的自律与职工的健康意识。

(四)前期预防

《职业病防治法》第十五条　产生职业病危害的用人单位的设立除应当符合法律、行政法规规定的设立条件外,其工作场所还应当符合下列职业卫生要求:

(1)职业病危害因素的强度或者浓度符合国家职业卫生标准;

(2)有与职业病危害防护相适应的设施;

(3)生产布局合理,符合有害与无害作业分开的原则;

(4)有配套的更衣间、洗浴间、孕妇休息间等卫生设施;

(5)设备、工具、用具等设施符合保护劳动者生理、心理健康的要求;

(6)法律、行政法规和国务院卫生行政部门关于保护劳动者健康的其他要求。

解读:本法规定了工作场所应符合的职业卫生要求。对可能产生职业病危害的用人单位提出了严格的要求。其内容涵盖了国家职业卫生标准、防护设施、有卫生设施的设置要求。

(五)劳动过程中的防护与管理

《职业病防治法》第二十条　用人单位应当采取下列职业病防治管理措施:

(1)设置或者指定职业卫生管理机构或者组织,配备专职或者兼职的职业卫生管理

人员,负责本单位的职业病防治工作;
(2)制定职业病防治计划和实施方案;
(3)建立、健全职业卫生管理制度和操作规程;
(4)建立、健全职业卫生档案和劳动者健康监护档案;
(5)建立、健全工作场所职业病危害因素监测及评价制度;
(6)建立、健全职业病危害事故应急救援预案。

解读:本法确立了用人单位应当采取的职业病防治管理措施。强调了劳动过程中防护与管理重要的重要性。涉及关于管理制度、工作场所的防护措施、个人防护要求、防治职业病人员培训、劳动者健康监护、劳动关系的调整,使职业病防治从预防措施的监督管理延伸到了经常性的、劳动过程中的防护与管理。

(六)职业病诊断机构应具备的条件

《职业病防治法》第四十六条　职业病诊断,应当综合分析下列因素:
(1)患者的职业史;
(2)职业病危害接触史和工作场所职业病危害因素情况;
(3)临床表现以及辅助检查结果等。

没有证据否定职业病危害因素与患者临床表现之间的必然联系的,应当诊断为职业病。职业病诊断证明书应当由参与诊断的取得职业病诊断资格的执业医师签署,并经承担职业病诊断的医疗卫生机构审核盖章。

解读:职业病的诊断是技术性、政策性都很强的工作。职业病的诊断,必须依据患者的职业史、接触职业危害的具体情况、现场调查与危害评价、结合临床表现及检查结果,并在排除其他致病因素所致类似疾病后,通过综合分析方能作出诊断。

(七)监督检查

《职业病防治法》第六十二条规定　县级以上人民政府职业卫生监督管理部门依照职业病防治法律、法规、国家职业卫生标准和卫生要求,依据职责划分,对职业病防治工作进行监督检查。

解读:职业病防治法是规范职业病防治活动的,除了规范用人单位的行为和保障劳动者的权益外,由卫生行政部门对职业病防治活动实施监督管理也是重要的组成部分,这是法律授予的权利,是代表国家行使的管理社会事务的权利,也是国家职能作用的体现。

(八)法律责任

《职业病防治法》第六十九条　建设单位违反本法规定,有下列行为之一的,由卫生行政部门给予警告,责令限期改正;逾期不改正的,处十万元以上五十万元以下的罚款;情节严重的,责令停止产生职业病危害的作业,或者提请有关人民政府按照国务院规定的权限责令停建、关闭。
(1)未按照规定进行职业病危害预评价的;
(2)医疗机构可能产生放射性职业病危害的建设项目未按照规定提交放射性职业病危害预评价报告,或者放射性职业病危害预评价报告未经卫生行政部门审核同意,开工建设的;

(3)建设项目的职业病防护设施未按照规定与主体工程同时设计、同时施工、同时投入生产和使用的;

(4)建设项目的职业病防护设施设计不符合国家职业卫生标准和卫生要求,或者医疗机构放射性职业病危害严重的建设项目的防护设施设计未经卫生行政部门审查同意擅自施工的;

(5)未按照规定对职业病防护设施进行职业病危害控制效果评价的;

(6)建设项目竣工投入生产和使用前,职业病防护设施未按照规定验收合格的。

解读:《职业病防治法》的立法目的就是为了预防、控制和消除职业病危害,使涉嫌违法的个人或机关都要受到法律的追究。只有这样,才能提高人们对职业病防治认识,保护自己在用人单位的合法权益。遵守法律规定,履行法律义务,在法制的轨道上,建立起职业病防治的法律秩序,以期获得良好的效果。

课堂互动

开胸验肺

张××,×省×市工人。2004年6月到郑州某公司上班,先后从事过杂工、破碎、开压力机等工作。工作3年多后,他被多家医院诊断为尘肺,但企业拒绝为其提供相关资料,在向上级主管部门多次投诉后他得以被鉴定,郑州某地某防治所却为其作出了"肺结核"的诊断。为寻求真相,这位28岁的年轻人只好跑到某医院,不顾医师劝阻铁心"开胸验肺",以此悲壮之举揭穿了谎言。其实,在张××"开胸验肺"前,某医院的医师便对他坦承,"凭胸片,肉眼就能看出你是尘肺"。2013年张××因尘肺患上气胸,换肺可能是唯一的希望,同年6月28日在无锡成功换肺。

2016年5月,张××走上了一条帮助尘肺患者维权的道路,创办"张××尘肺病防治网"。

思考

如何制定职业病诊断标准?

第四节 临床相关法律总论

链接 5-4
临床相关法律总论

一、《中华人民共和国药品管理法》(2019年8月26日全国人民代表大会常务委员会颁布)节选与解读

(一)立法目的

为了加强药品管理,保证药品质量,保障公众用药安全和合法权益,保护和促进公众

健康,制定本法。

(二)《中华人民共和国药品管理法》概论

《中华人民共和国药品管理法》(以下简称《药品管理法》)是以药品监督管理为中心,深入论述了药品评审与质量检验、医疗器械监督管理、药品生产经营管理、药品使用与安全监督管理、医院药学标准化管理、药品稽查管理、药品集中招投标采购管理等内容,对医药卫生事业和发展具有科学的指导意义。

《药品管理法》规定,药品是指用于预防、治疗、诊断人的疾病,有目的地调解人的生理机能并规定有适应证或者功能主治、用法和用量的物质,包括中药材、中药饮片、化学原料药及其制剂、抗生素、生化药品、放射性药品、血清、疫苗、血液制品和诊断药品等。

药品管理法律体系是以《药品管理法》为基本法,由一些药品管理行政法规、部门规章以及地方性法规、地方政府规章组成的多层次、多门类的法律体系。药品管理相关法律制度三个方面,其一,为法律方面,包括《药品管理法》《疫苗管理法》《中医药法》《刑法》等;其二,行政法规方面,包括《中华人民共和国药品管理法实施条例》《麻醉药品和精神药品管理条例》《放射性药品管理办法》《血液制品管理条例》《反兴奋剂条例》《易制毒化学品管理条例》等;其三,部门规章方面,包括《药品注册管理办法》《药品生产质量管理规范》《医疗机构药事管理规定》《处方管理办法》等。

(三)药品研制和注册

《药品管理法》第十六条　国家支持以临床价值为导向、对人的疾病具有明确或者特殊疗效的药物创新,鼓励具有新的治疗机理、治疗严重危及生命的疾病或者罕见病、对人体具有多靶向系统性调节干预功能等的新药研制,推动药品技术进步。国家鼓励运用现代科学技术和传统中药研究方法开展中药科学技术研究和药物开发,建立和完善符合中药特点的技术评价体系,促进中药传承创新。国家采取有效措施,鼓励儿童用药品的研制和创新,支持开发符合儿童生理特征的儿童用药品新品种、剂型和规格,对儿童用药品予以优先审评审批。

解读:明确鼓励方向,重点支持以临床价值为导向,对人体疾病具有明确疗效的药物创新;鼓励和促进儿童用药的研制和创新,予以优先审评审批。严格管理药品研制环节。

(四)药品上市后管理

《药品管理法》第三十条　药品上市许可持有人是指取得药品注册证书的企业或者药品研制机构等。药品上市许可持有人应当依照本法规定,对药品的非临床研究、临床试验、生产经营、上市后研究、不良反应监测及报告与处理等承担责任。其他从事药品研制、生产、经营、储存、运输、使用等活动的单位和个人依法承担相应责任。药品上市许可持有人的法定代表人、主要负责人对药品质量全面负责。

解读:新修订《药品管理法》对药品上市后管理提出明确要求。规定建立年度报告制度,持有人每年将药品生产销售、上市后研究、风险管理等情况按照规定向药品监管部门报告。同时持有人应当主动开展药品上市后研究,对药品安全性、有效性和质量可控性进行进一步确证,对已识别风险的药品及时采取风险控制措施。给用药者造成损害的,依法承担赔偿责任。

(五)药品储备和供应

《药品管理法》第九十二条 国家实行药品储备制度,建立中央和地方两级药品储备。发生重大灾情、疫情或者其他突发事件时,依照《中华人民共和国突发事件应对法》的规定,可以紧急调用药品。

解读:对"药品储备和供应"做出专章规定,明确国家实行药品储备制度、国家建立药品供求监测体系、国家实行短缺药品清单管理制度,国家实行短缺药品优先审评制度等,多部门共同加强药品供应保障工作。

(六)监督管理

《药品管理法》第九十八条 禁止生产(包括配制,下同)、销售、使用假药、劣药。

有下列情形之一的,为假药:

(1)药品所含成分与国家药品标准规定的成分不符;

(2)以非药品冒充药品或者以他种药品冒充此种药品;

(3)变质的药品;

(4)药品所标明的适应证或者功能主治超出规定范围。

有下列情形之一的,为劣药:

(1)药品成分的含量不符合国家药品标准;

(2)被污染的药品;

(3)未标明或者更改有效期的药品;

(4)未注明或者更改产品批号的药品;

(5)超过有效期的药品;

(6)擅自添加防腐剂、辅料的药品;

(7)其他不符合药品标准的药品。禁止未取得药品批准证明文件生产、进口药品;禁止使用未按照规定审评、审批的原料药、包装材料和容器生产药品。

解读:重新界定了假药和劣药的范围,将"假药""劣药"和"按假药论处""按劣药论处"两类四种违法行为所列情形综合考虑。除了原本就属于"假药"的两种情形——所含成分与国家药品标准规定的成分不符的药品,以非药品冒充药品或者以他种药品冒充此种药品之外,变质药品也被界定为假药。此外,所标明的适应证或者功能主治超出规定范围的药品,也被定性为假药。"劣药"和"按劣药论处"的条款同样进行了整合。与修改前相比,进口国内未批的境外合法新药不再按假药论处。但新法也明确,禁止未取得药品批准证明文件生产、进口药品,进口已获得药品注册证书的药品,未按照规定向允许药品进口的口岸所在地药品监督管理部门备案的,责令限期改正,给予警告;逾期不改正的,吊销药品注册证书。从药物警戒、监督检查、信用管理、应急处置等方面强化了药品全生命周期管理理念的落实,细化完善了药品监管部门的处理措施,提升监管效能。

(七)法律责任

《药品管理法》第一百一十五条规定 未取得药品生产许可证、药品经营许可证或者医疗机构制剂许可证生产、销售药品的,责令关闭,没收违法生产、销售的药品和违法所得,并处违法生产、销售的药品(包括已售出和未售出的药品,下同)货值金额十五倍以上三十倍以下的罚款;货值金额不足十万元的,按十万元计算。

解读:新修订《药品管理法》全面加大对违法行为的处罚力度,专条规定,违反本法规定,构成犯罪的,依法追究刑事责任,形成对药品安全犯罪行为之高压态势。提高了惩罚的幅度:如对无证生产经营、生产销售假药等违法行为,罚款数额由货值金额的2~5倍提高到15~30倍,货值金额不足十万元的以10万元计,也就是最低罚款150万元。生产销售劣药违法行为的罚款,也从货值金额的1~3倍提高到10~20倍。加大了资格罚力度:对假劣药违法行为责任人的资格罚由10年禁业提高到终身禁业,对生产销售假药被吊销许可证的企业,10年内不受理其相应申请。增加了自由罚手段:对生产销售假药和生产销售劣药情节严重的,以及伪造编造许可证件、骗取许可证件等情节恶劣的违法行为,可以由公安机关对相关责任人员处5日至15日的拘留。对严重违法的企业,新修订《药品管理法》落实"处罚到人",在对企业依法处罚的同时,对企业法定代表人、主要负责人、直接负责的主管人员和其他责任人员也予以处罚,包括没收违法行为发生期间其所获收入、罚款、一定期限甚至终身禁业等。新修订《药品管理法》还完善了民事责任制度。包括明确药品上市许可持有人和药品生产经营企业赔偿责任;规定境外药品上市许可持有人在中国境内的代理人与持有人承担连带责任;实行民事赔偿首负责任制;对生产假劣药或者明知假劣药仍销售使用的,受害人可以要求惩罚性赔偿等。在大幅提升对违法行为的处罚力度时,新修订的《药品管理法》严格贯彻"过罚相当"的原则,区分一般违法行为和情节严重、造成严重后果的违法行为,重点加大对主观故意或者严重违法行为的惩处力度。

名医故事

糖丸爷爷——顾方舟

顾方舟,1926年6月生于上海,浙江宁波人,中国医学科学院北京协和医学院原院长,研究员,曾就读于北京大学医学院医学系,博士就读于苏联医学科学院病毒学研究所病毒学专业。1955年,江苏南通暴发大规模的脊髓灰质炎疫情,随后疫情迅速蔓延。顾方舟临危受命,开始了脊髓灰质炎疫苗的研究工作。为了自主研制疫苗,顾方舟首次用猴肾组织培养技术分离出病毒,并用病原学和血清学的方法证明了Ⅰ型为主的脊髓灰质炎流行。终于在1960年年底研制成功,他以幼子试药,进一步验证了疫苗的安全性和可靠性。在团队人员的努力下,凭着高度的工作热情,他们在一年内完成了1960和1961年生产小儿麻痹减毒活疫苗3 500万份的任务。为了便于在全国推广免疫,顾方舟和研究团队成功改进剂型,将需要冷藏的液体疫苗制成固体糖丸,1名儿童只需服用1枚糖丸就可以达到免疫效果。这是中国消灭脊髓灰质炎之路的独特创举。1964年,糖丸疫苗在全国推广。脊髓灰质炎的年平均发病率从1949年的十万分之4.06,下降到1993年的十万分之0.046。自1994年发现最后一例患者后,至今未发现由本土野病毒引起的脊髓灰质炎病例。2000年,"中国消灭脊髓灰质炎证实报告签字仪式"在北京举行,顾方舟作为代表签下了自己的名字,我国成为无脊髓灰质炎国家。2019年1月2日,顾方舟在北京逝世,享年92岁。

"我一生只做了一件事,就是做了一颗小小的糖丸。"顾方舟一路艰辛跋涉,护佑中国儿童远离小儿麻痹症,荣获全国科学大会成果奖和"全国消灭脊髓灰质炎工作先进个人"等称号。在新中国成立70周年前夕,党和人民授予他"人民科学家"国家荣誉称号。

二、《中华人民共和国献血法》(1997年12月29日全国人民代表大会常务委员会颁布)节选与解读

(一)立法目的

《中华人民共和国献血法》(以下简称《献血法》)为保证医疗临床用血需要和安全,保障献血者和用血者身体健康,发扬人道主义精神,促进社会主义物质文明和精神文明建设,制定本法。

(二)《献血法》概述

血液管理法律制度是调整保证临床用血需要和安全,保障献血者和用血者身体健康以及原料血浆和血液制品生产管理活动中产生的各种社会关系的法律规范的总称。20世纪70年代后期,我国开始了无偿献血制度。1997年12月29日,第八届全国人民代表大会常务委员会第29次会议通过了《献血法》,自1998年10月1日起施行。1998年9月,卫生部根据《献血法》制定发布了《血站管理办法(暂行)》《医疗机构临床用血管理办法(试行)》《临床输血技术规范》等规章。1999年,卫生部、中国红十字总会颁布了《全国无偿献血表彰奖励办法》。2002年,卫生部开始实施WHO安全血液和血液制品四项方针,确保血液安全。《献血法》及其配套法规的颁布实施,标志着我国血液工作管理进入了法制管理的新阶段。

(三)无偿献血的主体

《献血法》第二条 国家实行无偿献血制度。国家提倡十八周岁至五十五周岁的健康公民自愿献血。

解读:《献血法》规定了无偿献血者的年龄范围,除此之外,《献血法》第七条还鼓励国家工作人员、现役军人和高等院校在校学生率先献血,为树立社会新风尚作表率。

(四)无偿献血工作的组织与管理

1.《献血法》第三条

地方各级人民政府领导本行政区域内的献血工作,统一规划并负责组织、协调有关部门共同做好献血工作。

解读:无偿献血工作下放到各地方人民政府,使得各部门在无偿献血的工作上能够做到统一协作、统一调配,为顺利做好无偿献血工作提供保障。

2.《献血法》第四条

县级以上各级人民政府卫生行政部门监督管理献血工作。各级红十字会依法参与、

推动献血工作。

解读:《献血法》规定了县级以上各级人民政府卫生行政部门负责各级各地方的监管工作。

3.《献血法》第五条

各级人民政府采取措施广泛宣传献血的意义,普及献血的科学知识,开展预防和控制经血液途径传播的疾病的教育。新闻媒介应当开展献血的社会公益性宣传。

解读:各地方有义务正确弘扬无私奉献精神,广泛宣传献血的意义与价值。为社会传递正能量,为构建和谐社会添砖加瓦(图5-2)。

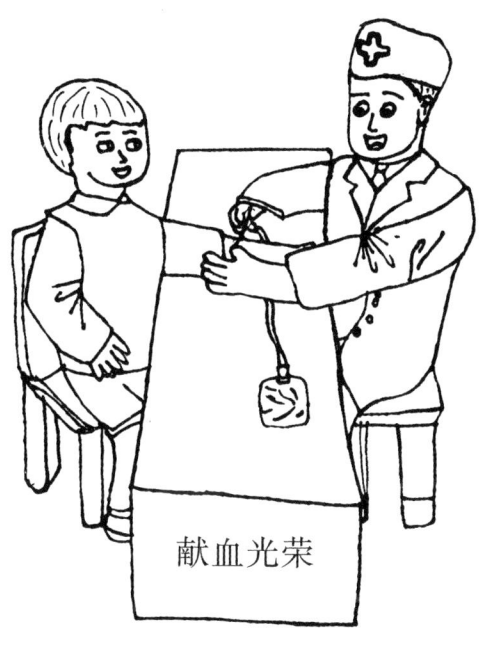

图5-2 献血光荣

(五)采供血机构

《献血法》第八条 血站是采集、提供临床用血的机构,是不以营利为目的的公益性组织。设立血站向公民采集血液,必须经国务院卫生行政部门或者省、自治区、直辖市人民政府卫生行政部门批准。血站应当为献血者提供各种安全、卫生、便利的条件。血站的设立条件和管理办法由国务院卫生行政部门制定。

解读:各级血站是采集、提供临床用血的机构。血站是不以营利为目的的采集、制备、储存血液、并向临床提供血液的公益性卫生机构。

(六)采血管理

1.《献血法》第九条

血站对献血者必须免费进行必要的健康检查;身体状况不符合献血条件的,血站应当向其说明情况,不得采集血液。献血者的身体健康条件由国务院卫生行政部门规定。

血站对献血者每次采集血液量一般为二百毫升,最多不得超过四百毫升,两次采集间隔不少于六个月。严格禁止血站违反前款规定对献血者超量、频繁采集血液。

解读:《献血法》规定了血站的基本采血原则。确保献血者身体状况符合献血条件,并规定了采集血液量的范围和间隔时间。

2.《献血法》第十条

血站采集血液必须严格遵守有关操作规程和制度,采血必须由具有采血资格的医务人员进行,一次性采血器材用后必须销毁,确保献血者的身体健康。血站应当根据国务院卫生行政部门制定的标准,保证血液质量。血站对采集的血液必须进行检测,未经检测或者检测不合格的血液,不得向医疗机构提供。

解读:《献血法》规定了血站的基本采血规则和流程,包括具备采血资格的人员、一次性医疗器材、血液检测等。

3.《献血法》第十四条

公民临床用血时只交付用于血液的采集、储存、分离、检验等费用;具体收费标准由国务院卫生行政部门会同国务院价格主管部门制定。无偿献血者临床需要用血时,免交前款规定的费用;无偿献血者的配偶和直系亲属临床需要用血时,可以按照省、市、自治区、直辖市人民政府的规定免交或者减交前款规定的费用。

解读:《献血法》规定了用血的收费标准,包括采集费、储存费、分离费及检验费用。无偿献血者用血时可免交以上费用,无偿献血者配偶和直系亲属免交或减交上述费用。

(七)法律责任

1.《献血法》第十八条

有下列行为之一的,由县级以上地方人民政府卫生行政部门予以取缔,没收违法所得,可以并处十万元以下的罚款;构成犯罪的,依法追究刑事责任:

(1)非法采集血液的;

(2)血站、医疗机构出售无偿献血的血液的;

(3)非法组织他人出卖血液的。

解读:血站违反有关操作规程和制度采集血液,医疗机构的医务人员违反规定,将不符合国家规定标准的血液用于患者,由县级以上地方人民政府卫生行政部门责令改正;对直接负责的主管人员和其他直接责任人员,依法给予行政处分。临床用血的包装、储存、运输,不符合国家规定的卫生标准和要求的,责令改正,给予警告,并处1万元以下罚款。血站违反《献血法》规定,向医疗机构提供不符合国家规定标准的血液的,责令改正;情节严重,造成经血液途径传播的疾病传播或者有传播严重危险的,限期整顿,对直接负责的主管人员和其他直接责任人员,依法给予行政处分。卫生行政部门及其工作人员在献血、用血的监督管理工作中,玩忽职守,造成严重后果,尚不构成犯罪的,依法给予行政处分。

2.《侵权责任法》第五十九条

规定,"因药品、消毒药剂、医疗器械的缺陷,或者输入不合格的血液造成患者损害的,患者可以向生产者或者血液提供机构请求赔偿,也可以向医疗机构请求赔偿。患者向医疗机构请求赔偿的,医疗机构赔偿后,有权向负有责任的生产者或者血液提供机构追偿。"

解读:此条规定,对于因药品、消毒药剂、医疗器械的缺陷,或者输入不合格的血液造成患者损害的,生产者、血液提供者与医疗机构一起对患者承担事实上的连带责任。此时医疗机构是否明知器械缺陷、血液不合格的情况,并不影响其对患者承担赔偿责任。如上述事故中医疗机构在医疗行为中同时存在过错,共同造成患者的损害结果,那么医疗机构和上述单位应属于共同侵权,其对患者承担连带责任后,对内应根据责任大小划分承担份额,对超出自己应承担份额的部分才能行使追偿权。

三、《放射诊疗管理规定》(2006年1月24日卫生部颁布)节选与解读

(一)立法目的

为加强放射诊疗工作的管理,保证医疗质量和医疗安全,保障放射诊疗工作人员、患者和公众的健康权益,依据《中华人民共和国职业病防治法》《放射性同位素与射线装置安全和防护条例》和《医疗机构管理条例》等法律、行政法规的规定,制定本规定。

(二)放射诊疗的概念与分类

1.《放射诊疗管理规定》(以下简称《规定》)第二条

本规定适用于开展放射诊疗工作的医疗机构。《放射诊疗管理规定》所称放射诊疗,是指使用放射性同位素、射线装置进行临床医学诊断、治疗和健康检查的活动。

解读:《规定》限定了放射诊疗工作开展的地点并诠释了概念。

2.《规定》第四条

放射诊疗工作按照诊疗风险和技术难易程度分为四类管理:
(1)放射治疗;
(2)核医学;
(3)介入放射学;
(4)X射线影像诊断。

医疗机构开展放射诊疗工作,应当具备与其开展的放射诊疗工作相适应的条件,经所在地县级以上地方卫生行政部门的放射诊疗技术和医用辐射机构许可。

解读:《规定》根据难易程度不同分类。医疗机构应采取有效措施,保证放射防护、安全与放射诊疗治疗符合相关规定、标准和规范的要求。

(三)执业条件

1.《规定》第六条

医疗机构开展放射诊疗工作,应当具备以下基本条件:
(1)具有经核准登记的医学影像科诊疗科目;
(2)具有符合国家相关标准和规定的放射诊疗场所和配套设施;
(3)具有质量控制与安全防护专(兼)职管理人员和管理制度,并配备必要的防护用品和监测仪器;

(4)产生放射性废气、废液、固体废物的,具有确保放射性废气、废物、固体废物达标排放的处理能力或者可行的处理方案;

(5)具有放射事件应急处理预案。

解读:《规定》限制了医疗机构开展放射诊疗工作的条件。

2.《规定》第七条

医疗机构开展不同类别放射诊疗工作,应当分别具有下列人员:

(1)开展放射治疗工作的,应当具有中级以上专业技术职务任职资格的放射肿瘤医师;病理学、医学影像学专业技术人员;大学本科以上学历或中级以上专业技术职务任职资格的医学物理人员;放射治疗技师和维修人员。

(2)开展核医学工作的,应当具有中级以上专业技术职务任职资格的核医学医师;病理学、医学影像学专业技术人员;大学本科以上学历或中级以上专业技术职务任职资格的技术人员或核医学技师。

(3)开展介入放射学工作的,应当具有大学本科以上学历或中级以上专业技术职务任职资格的放射影像医师;放射影像技师;相关内、外科的专业技术人员。

(4)开展X射线影像诊断工作的,应当具有专业的放射影像医师。

解读:《规定》限制了医疗机构相关人员条件。只有相关人员的学历层次达标、专业素质、道德素质过硬,并通过一系列严格的培训和考核才有资格承担此项工作。

(四)放射诊疗的设置与批准

1.《放射诊疗管理规定》第十九条

医疗机构应当配备专(兼)职的管理人员,负责放射诊疗工作的质量保证和安全防护。其主要职责包括:

(1)组织制定并落实放射诊疗和放射防护管理制度;

(2)定期组织对放射诊疗工作场所、设备和人员进行放射防护检测、监测和检查;

(3)组织本机构放射诊疗工作人员接受专业技术、放射防护知识及有关规定的培训和健康检查;

(4)制定放射事件应急预案并组织演练;

(5)记录本机构发生的放射事件并及时报告卫生行政部门。

解读:《规定》限定了管理人员的职责。放射诊疗无小事,它关系着患者的切身利益,在对患者进行疾病检查和诊疗之前,应需核实患者的病情,评估治疗效果及预后,科学使用放射性设备及药物。辐射防护的三原则为:实践的正当性、辐射防护的最优化和个人剂量限值。

2.《放射诊疗管理规定》第二十一条

医疗机构应当定期对放射诊疗工作场所、放射性同位素储存场所和防护设施进行放射防护检测,保证辐射水平符合有关规定或者标准。放射性同位素不得与易燃、易爆、腐蚀性物品同库储存;储存场所应当采取有效的防泄漏等措施,并安装必要的报警装置。放射性同位素储存场所应当有专人负责,有完善的存入、领取、归还登记和检查的制度,做到交接严格、检查及时、账目清楚、账物相符、记录资料完整。

解读:具有放射性的诊疗场所必须设有安全屏蔽措施。放射诊疗、同位素储存等场所需要由专业人士参与定期的维护和检测,对防护设施也应做定期的保养和检测并使之符合国家制定的相关标准。本条还规定了放射性同位素的储存禁忌,储存场所的密闭性也有很高的要求。对保管放射性物质的专业人士还应进行严格的培训。

3.《放射诊疗管理规定》第二十三条

规定,"医疗机构应当按照有关规定和标准,对放射诊疗工作人员进行上岗前、在岗期间和离岗时的健康检查,定期进行专业及防护知识培训,并分别建立个人剂量、职业健康管理和教育培训档案。"

解读:2018年11月19日在《电离辐射防护与放射源安全基本标准》中对剂量限值又作了新的规定:放射工作人员连续5年不应超过100 mSv,其中某一年超过了20 mSv,后续的几年就要严格控制,确保5年内的照射剂量在100 mSv以内,公众的照射则降低为每年1 mSv。

(五)监督管理

《放射诊疗管理规定》第三十三条　医疗机构应当加强对本机构放射诊疗工作的管理,定期检查放射诊疗管理法律、法规、规章等制度的落实情况,保证放射诊疗的医疗质量和医疗安全。

解读:医疗机构首先应做到自查,杜绝一切违规违法行为,保障患者和放射工作人员的利益。建立安全规范的放射诊疗环境,为相关设备和屏蔽措施做定期检查,避免技术、设备和管理的漏洞可能导致的不良后果。

(六)法律责任

《放射诊疗管理规定》第四十一条　医疗机构违反本规定,有下列行为之一的,由县级以上卫生行政部门给予警告,责令限期改正;并可处一万元以下的罚款:

(1)购置、使用不合格或国家有关部门规定淘汰的放射诊疗设备的;

(2)未按照规定使用安全防护装置和个人防护用品的;

(3)未按照规定对放射诊疗设备、工作场所及防护设施进行检测和检查的;

(4)未按照规定对放射诊疗工作人员进行个人剂量监测、健康检查、建立个人剂量和健康档案的;

(5)发生放射事件并造成人员健康严重损害的;

(6)发生放射事件未立即采取应急救援和控制措施或者未按照规定及时报告的;

(7)违反本规定的其他情形。

解读:上述六项规定都是违反了放射诊疗操作规范和流程的行为。在诊疗过程中,无论是患者还是医务人员,在具有放射线的环境中,需要佩戴放射防护装置,以减少放射所带来的不必要的损害;平时工作时的设备、防护装置等都会出现陈旧老化现象,在做好日常保养的同时还需要检测和检查;放射诊疗工作人员的工作环境比较特殊,有暴露在放射环境下的风险,故需要对此类人员进行剂量监测、健康检查等一系列的监控措施;放射剂量和放射方法对患者至关重要的,应谨慎选择放射方法,精密计算,细致操作;如遇突发放射事件需要及时上报并采取紧急救援。

四、医疗新技术面临的法律挑战

随着科学的发展，医学技术突破了很多医学难题，从技术角度为人类解决了很多困扰。现代生命科学技术的发展使得科学技术和社会、伦理、法律等问题交织在一起，尤其在法律上的问题最为突出。传统的法制观念、法律制度受到冲击和启迪，促使人们法律思想观念的改变。

基因编辑、癌症分子靶向治疗、代孕和安乐死这些名词我们并不陌生。以代孕为例，患者由于各种原因导致无法生育，医学技术上只能借助她人子宫才能完成怀孕称之为代孕。代孕合法化一度成为我国生殖医学科的讨论热点，因为现实中存在有不愿自己生育的正常妇女请人代孕的情况出现，代孕根据是否存在商业化分为无偿代孕和有偿代孕。一般来说，无偿代孕一般出现在亲属或朋友之间的委托且不接受报酬。有偿代孕也称商业代孕，即代母收取报酬来为他人进行代孕。从伦理的角度来说，有偿代孕的实质是出租人体器官，达到妊娠继而孕育生命的目的。此行为已违背了康德"人只能作为目的而不能成为手段"的绝对主义道德信条，构成对人性尊严侵犯。代孕目前在我国是一种为法律所禁止的行为，拒绝实施代孕技术是我国医疗机构和医务人员的法定义务。但对于接受代孕的代母和中介，我国立法并不对其处罚。近些年我国对人类辅助生殖技术立法需求高涨，但我国在人类辅助生殖技术方面的立法仍相对滞后。

现代医学科学的发展与新科学技术的应用必须顺应科学技术的发展，更新法律理念，不断调整，充实和完善医事法律制度，构建新的医药卫生法律体系，才能保障医学科学技术健康有序地发展，促进社会进步。

本章小结

医事法律素养是当今医学人才培养的重要课题，随着我国医事法律的修改与完善，越来越多的医疗纠纷在法律的规章制度下得以公平公正地解决。国家的立法离不开公民的参与，同样公民的权利义务又离不开法律的规章制度。法律面前人人平等，任何人都不得逾越法律的边界，任何人都不得通过损害他人的方式为自己获利。医学生在培养自己高尚医德医风的同时，更要将医事法律牢牢地记在心里并逐渐内化为法律意识、法律习惯。在进行医疗活动的过程中，要谨记患者的权利，充分尊重患者；与患者建立信任，给予患者足够的人文关怀；科学利用各种医学手段为患者带来最大利益。生老病死，人之常情。患者可能永远无法成为医师，但是医师一定会成为患者。多从患者的角度出发，了解患者的内心世界，并给予充足的关心关爱，在多元化法律范围内与患者建立合作关系，才是医事法的初衷。

课后思考

患者陈某，自述因肚子剧烈疼痛、3个月未见月经来潮来院就诊。医师经过初步检查，怀疑其腹内出血，穿刺检出凝血功能异常，就诊过程中患者出现休克，最后诊断为宫外孕破裂失血性休克。患者陈某很快昏迷,无自主意识,需紧急输血并手术。但是患者的丈夫一直在外务工,无法取得联系。陪同前来就诊的是患者的婆婆和小姑子。

思考

(1)医师应该找谁进行告知并签署《知情同意书》?

(2)你都可以从哪些法律法规中找到有关患者隐私保护的相关规定?

(马静芳　刘红霞)

第六章 医学人文素养评价

知识目标

(1)掌握医学人文素养评价指标体系的设定原则、方法和指标的选择。
(2)熟悉医学人文素养评价指标体系的运用方法。
(3)了解医学人文素养评价体系指标的设定依据和意义。

技能目标

具备完成特定医学人文素养目标的评价能力。

素质目标

具备"以患者为中心"的职业情感、良好的职业道德和职业精神。

案例导入

案例

现欲对某高校影像技术专业学生进行医学人文素养评价,其中一个评价目标要求针对学生具有的创新能力来进行评价。初步设定如表6-1。

表6-1 评价指标的设定

一级指标	二级指标	评分
创新能力 (10分)	创新意识(6分)	
	创新成果(4分)	

思考

(1)该评价体系是否全面、合理?
(2)如何进行修改完善?

第一节　医学人文素养评价概述

链接6-1
医学人文素
养评价概述

一、概念

(一) 评价

通常是指对一件事或人物进行判断、分析后的结论。评价的过程是一个对评价对象的判断过程;评价的过程是一个综合计算、观察和咨询等方法的一个复合分析过程。由此可见,评价是一个非常复杂的过程,是对一定的想法(ideas)、方法(methods)和材料(material)等做出的价值判断的过程,是一个运用标准(criteria)对事物的准确性、实效性、经济性以及满意度等方面进行评估的过程。

(二) 医学人文素养评价

医学人文素养是医务工作者在维护他人健康(包括预防、治疗与康复)的过程中,所具备和表现出的价值观、认知水平、交流沟通能力、同理心、责任心、利他主义等人文关怀和人文精神。对医学生进行医学人文素养评价旨在考察其在校期间的医学人文素养的认知情况、实践情况以及实施人文素养教育的效果与目标的一致性程度。评价内容包括医学人文社科知识、人文精神、人文行为能力等方面。医学人文素养评价与普通的评价相比,虽然有很多相似之处,但是,对人文素养的评价要比对普通事物的评价复杂、困难得多。

二、医学人文素养评价的特点

(一) 间接性

人类真正把握事物的本质属性和规律,以及预测未来的发展,都是借助于间接性的方法来实现的。人的情感、态度和个性特征等,都会在人的具体活动中表现出来。人们通过借助一定的测评工具,将这些外显性行为活动特征加以测量,间接地分析和推断个体的道德修养、个性特征等。

(二) 相对性

一般来说,物理测量的结果具有绝对的意义,这是由它的绝对零点所决定的。而对人文素养以及所表现出来的行为特征进行测量时,它没有绝对的标准,即没有绝对的零点。即使有一个代表性好、样本含量足够大的标准常模作为参照点,那么这个参照点仍然是相对零点,其结果仍然只具有相对意义。

(三) 客观性

素养评价的客观性也就是在多大程度上真实反映客观事物的本质,是指评价的科学性和可靠性。素养评价的客观性是测评工作的最基本要求,也是最重要的准则,特别是在人文素养评价中要控制的变量很多的情况下。

(四)多样性

一般来说,测量物体的具体属性,内容比较单一,可以测得全部想要测的内容。而人文素养评价涉及的内容广泛,结构复杂,某一种测评方法仅仅只能在某一方面、某一维度上反映人的某种素质和某些特性,即任何一种测评方法既有它的客观性和实效性,同时又具有它的局限性。

因此,对于医学人文素养的评价都是将各项指标分级分层,先确定一级指标,再对一级指标进行分解,确定二级指标,然后再对二级指标进行分解,最终构建出一个指标群。接着,专家咨询,确定这些指标的重要性,最终取得指标。其次,指标的选取也是科学的。分级分层的指标紧密结合医学生人文素养的内涵,依据人文素养的内涵确定一级要素,然后根据医学专家学者的研究,筛选出合适的二级和三级要素,使各项指标要素不但精简,而且能够全面评价医学人文素养水平。

三、医学人文素养评价的方法

医学人文素养的复杂性决定了,对于医学人文素养的评价不可能是单方面的、唯一角度的,必须是整体的、多角度的评价。就在校医学生而言,对其医学人文素养的科学评价以课内评价为主,包括以下几个方面。

(一)教师在课堂上对医学生的医学人文素养进行考核和评价

1. 考评标准

在医学人文素养的课堂上教师通过对医学人文素养的讲授,教育和培养并逐步提高广大医学生的人文素养,在教育教学过程中,授课教师可以根据医学生课堂上的实际收获和学习态度对其进行全方位的综合考量。在考量中,学生的考试成绩是当中的一个重要组成方面,这是检验学生学习效果的一个有效的方法,同时这也是判断医学生通过医学人文素养课学习,对于当中有关人文素养教育思想理论掌握程度的一个衡量标准。

2. 理论考评

考试的内容以人文素养理论课为主,侧重于医学与人文素养精神的有机结合,从侧面考察医学生的人文素质、人文精神、人文理念和在实践中的具体应用。马克思曾指出:"理论一经群众掌握,也会变成物质力量。"对于医学生而言,其人文素质、人文精神、人文理念的提升,同样会对他们的实践产生巨大的反作用,在实践中处处体现着其人文素质、人文精神和人文理念。理论的掌握是实践的前提和基础,因而必须要高度重视对于医学生人文精神思想理论的教育和学习,思想是行动的先导,只有思想理论素质水平提高了,人文精神素养提高了,这才能为在实践中实施和运用这些人文精神和思想理论,为培养合格的具有人文素质精神的医疗卫生人才奠定良好的基础。

3. 综合考评

除学生的课内学习考试成绩外,课堂内学生的学习态度也是对其进行人文素养考量的一个重要方面。例如,在课堂教学过程中,学生是否尊重教师的劳动成果,学生学习是否有积极性,是否主动学习和研究课程的相关内容,是否认真按时完成课堂作业,是否积极参与问题的讨论和回答,是否注意维护课堂教学秩序,不随意出入,不随意接打电话,不玩手机,不大声喧哗,保持课堂安静,创造良好有序的学习环境等。同时在对医学生学习态度考核中还应注意考核学生是否无故旷课、迟到、早退等现象,这也是衡量医学生人文素质的一个重要的标准,是其学习态度的一个最直观最真实的反映。同时,人文素养理论课教师作为医学生人文素质能力和水平的考核者,也必须不断地强化自身人文知识的学习和人文素养的提高,提升自我人文素质理念和精神,并以此指导自身的教育教学实践,这样才能够以身作则,形成榜样的示范作用,才能有资格成为一名对于医学生人文素养能力和水平进行考核和评价的合格师者。

(二)人文素养理论课课堂上医学生之间的互相评价

医学生是人文素养理论课课堂上的受教育者和教育教学活动的积极参与者,同时也是将其所学习的知识理论加以运用实施的实践者,在课堂的共同学习过程中,同班同学相互熟识,彼此之间了解、接触、互动较多,对于彼此之间在人文素养方面评价具有较大的发言权。因此,人文素养理论课教师可以根据这一现实情况,在课堂上,以学生为主体,进行同学之间的人文素养考核与评价。

教师可以根据预先设计好的题目和问题,针对医学生在人文素质、人文精神和人文理念等方面的表现和实际,充分发挥广大医学生的主观能动性,使他们参与其中,按照一定的客观标准和规程,在人文素养理论教师的主导下,让学生之间进行相互的人文素养评价。但应注意,教师应提醒学生要出于公心,认真对待考核评价问题,不能敷衍了事,强调提升人文素养的重要意义和作用,找出各自在人文素养方面的不足之处,及时通过学习和教育弥补,以进一步地提升完善自身的人文素质、人文精神和人文理念。由于同学之间相互比较熟识,因而评价结果也相对客观和较为准确。

(三)人文素养理论课课堂上医学生个人的自评

对于人文素养教育方面,医学生个人有着自我的判断和认知,并形成一定的人文素养观。因此,在人文素养的评价方面是离不开医学生个人自评的,他们可以通过对于所学习的人文素养知识和理论,对于自身在人文素养方面所展现出来的个性特征进行自我认知和评价,在评价的过程中其不仅能看到自身在人文素养方面的优势,同时也能及时总结出自身的不足之处。这有利于他们找准自身问题,有针对性地开展自身人文素质、人文精神和人文理念相关知识的学习和应用,以进一步培养和提升自身的人文素养及能力。医学生个人在人文素养方面的自评需要教师的合理协助,这样才能把握医学生人文素养评价的总体方向,教师应在学生需要时给予指导和解释,使学生的自评不至于陷入迷茫,形成对于自身人文素养方面的准确评价。

在校医学生的医学人文素养评价是一个多方面因素相互作用的综合体,在评价的过程中,需要将教师的评价和学生之间的互评与学生自评三者进行有机的结合,从整体出发,合理设计、恰当操作、分项考核和评价,进而形成一个对医学生人文素养教育的客观、科学、合理的考核评价结果。

当然,课内评价只是医学生人文素养的评价方式方法之一,其作用的发挥还必须结合实践教学评价和动态发展性评价等方式方法,这样才能对医学生人文素养进行全面客观准确地认识和评价。人文素养理论课教学过程中,医学生人文素养的评价方式方法也

医学人文素养

会随着实践的发展不断地更新创新和丰富发展。无论怎样,关键在于准确有效地对医学生的人文素养进行考量和评价,科学地判断医学生的人文素养能力和水平,通过查找问题根源并及时修正,不断地提高医学生的人文素养能力和水平,为其进一步完善医学生自我和实现未来职业发展目标提供必备的有利条件。

名医故事

"心病"更要用"心"治

早在战国时期,我国就已经出现"心理疗法"的记载。传说齐闵王患了抑郁症,请宋国名医文挚来诊治。文挚详细诊断后对太子说:"齐王的病,只有用激怒的方法来治疗才能治好,如果我激怒了齐王,他肯定会把我杀死的。"太子听了恳求道:"只要能治好父王的病,我一定会保证你的生命安全。"文挚推辞不过,只得应允。于是文挚与齐王约好看病的时间,结果第一次文挚没有来,又约第二次,第二次又没来,再约第三次。第三次到了时间,居然还是同样失约,齐王心想:事不过三嘛,这是拿本王开涮吗?齐王当下勃然大怒,痛骂文挚不止。过了几天,文挚自己却突然来了!来就来了,竟敢不向齐王行礼,也不脱鞋,就径直来到齐王的床铺上问疾看病,并且尽说一些粗话野话。齐王再也按捺不住,起身便大骂文挚。这一怒一骂,郁闷一泻,齐王的抑郁症一下子就好了。

明朝的名医李时珍也运用过心理疗法。曾有个自认为得了腹泻的"患者",一步三摇来到李家门前,请求李时珍一定要给他看病。李时珍给他把了脉,发现并无大碍,只需静养两日,恢复体力便可,于是让他回去。谁知"患者"这个偏不信,死活不肯罢休,一定要李时珍给他开些药吃吃才行。李时珍想了想,就在路边拔了几根草,交给患者并告诉他回家洗净用水煎服即可。几日后,那人体力渐渐恢复,果然变得有生气起来——疗效不错哦!这"患者"高兴地来答谢李时珍。李时珍告诉他,只是给了他几根没有药性的野草而已,不是什么药。"患者"这才佩服李时珍,真是无药胜有药。

在清朝时期,有这么一位巡按大人,患了抑郁症,终日闷闷不乐,愁眉不展,几经治疗,都没效果,病情反而是一天天地加重。经人举荐,一位老中医前往诊治。老中医望闻问切后,对巡按大人说:"你得的是月经不调症,调养调养就好了。"巡按大人一听,顿时勃然大怒,大声痛斥道:"大胆庸医,谁不知道'月经不调'是妇人才得的病,竟敢侮辱本官……"一顿痛骂之后,巡按大人自觉身体轻松了许多,好久都没有这么舒服了!巡按大人是聪明之人,很快就悟到这是老中医用了激将之疗法。于是十分感激并重谢了老中医。

第二节 医学人文素养评价的内容

链接6-2
医学人文素养
评价内容

一、医学人文素养评价的内涵与意义

(一)内涵

梳理中国及西方的医学发展史,可以发现从古至今,社会对名医的要求有两方面:第一,医生必须具备高尚的品德修养;第二,医生必须对患者的病"感同身受",具备同理心。而通过对当前医学人文研究的文献整理,可以发现在当前生物-心理-社会医学模式下,医患关系紧张的一个重要因素是两者沟通不到位。卓越的医务工作者都具备与患者进行良好的沟通、互动的能力。另外,根据当前对医务工作者胜任力的研究及医学教育标准的要求,卓越的医务工作者还具备超强的持续学习能力,这个能力是提高医务工作者人文素养的重要因素。因此,结合一般的人文素养概念及对医生的要求,可以尝试将医学生人文素养评价的内涵概括为四项基本指标:高尚的品德修养、对他人富有同理心、良好的沟通与互动、具备持续学习能力。这些指标可以作为医学生人文素养评价的一级指标。

(二)意义

医学生的医学人文素养评价意义在于,以此为契机,深化教育改革、创新教学方法、提高教学效果、提高人才培养质量。医学人文素养评价对医学人文教育具有重要的反馈和调节作用。通过评价可以向医学院校的教育管理部门提供关于医学人文素养教育的教学改革的反馈信息,并进行科学判断,为其医学人文素养教育决策和教学改革提供科学依据。对于医学生而言,通过医学人文素养评价,可以及时发现他们在学习过程中存在的问题,从而帮助他们采取有效措施调整自己的行为和学习状态,更好的实现既定的教学目标,对医学生回归医学本源,有着极为重要的意义。故建立完善有效的评价指标体系对医学生的人文素养进行评价必不可少。

知识链接

人文素养——化解医患矛盾的利器

从理论上讲,人的生命过程都有医务工作者的参与:医务工作者迎接人生命的降临,为人们缓解痛苦、治疗疾病,甚至在临终前都有医务工作者的陪伴。可以说医患之间的关系是世界上最亲密的关系之一。但在医疗改革逐步推进的今天,医患之间紧张的关系却没有得到有效的缓解,医患纠纷不断,暴力伤医事件仍在发生。

中国医师协会在2018年发布的《中国医师执业状况白皮书》显示,仅有34%的医师从未亲身经历过暴力伤医师事件,66%的医师经历过不同程度的医患冲突,其中绝大多数为语言暴力(51%)。其原因是多方面的,但也不能忽视在医疗技术发展迅速的当今社会,医学人文精神却渐行渐远。呼唤医学人文回归,重视医学人文精神,从教育源头培养医学生的人文素养对加强医患沟通、化解医患矛盾、缓和医患关系都有重要意义。

二、医学人文素养评价的研究方法

现有的医学人文素质评价的研究方法存在着差异性。但使用频率较高的有文献资料研究法、专家咨询法和调查问卷法。

(一)文献资料研究法

文献资料研究法主要指搜集、鉴别、整理文献,并通过对文献的研究形成对事实的科学认识的方法。文献法是一种古老而又富有生命力的科学研究方法。通过对文献和信息收集与检索,及时了解同类评价的研究进展情况,筛选出对本次评价有价值的资料,借鉴其他评价研究的可行性和优缺点,调整本次评价的研究方向、方法,促进本次评价的顺利进行。

从操作角度看,文献法不受时空限制,具有相当强的灵活性。可不用亲临现场;在时间上,既可在工作时间研究,也可在业余时间研究,可灵活安排时间。另外,通过比较和借鉴,可对原有文献加以重新组合、升华,从而找出事物间的新联系、新规律,形成新观点、创造出新理论。但文献资料研究法缺乏直观性、客观性,往往带有作者的主观思想观念,使查阅者容易受到已有文献的制约,从而限制自身的研究思路;并且当文献资料短缺时无法弥补。

(二)专家咨询法

专家咨询法是利用专家在特定领域的知识、经验和分析判断能力,对本次评价的观点、意见、方案形成借鉴,对保障评价的科学性和前瞻性具有重要意义。目前,国内关于医学人文素质评价研究中,评价指标和评价要素的确定主要通过专家咨询法(图6-1)。

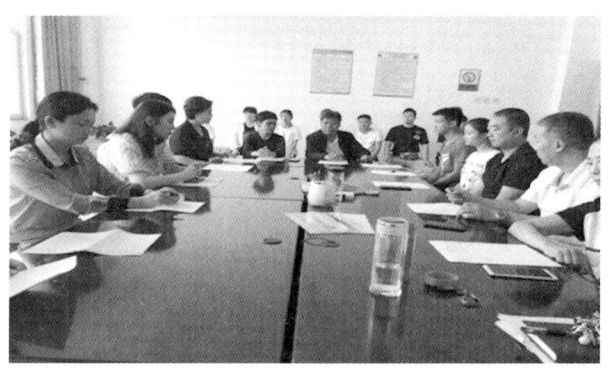

图6-1 行业专家共议评价方案

专家咨询法又称德尔菲(Delphi)法,是一种利用函询形式进行的集体匿名思想交流过程,其本质上是一种匿名反馈函询法。在对所要评价的问题征得专家的意见之后,进行整理、归纳、统计,再匿名反馈给各专家,再次征求意见,再集中,再反馈,直至得到一致的意见。大致流程可分为4个步骤:①开放式的首轮调研;②评价式的第2轮调研;③重审式的第3轮调研;④复核式的第4轮调研。并不是所有评价目标都要经过4步,根据进展可以简化。

匿名是德尔菲法的极其重要的特点,参与评价的专家彼此不知道有何人员参与评价,在完全匿名的情况下进行思想交流。参与评价的所有专家组成员不直接见面,只是通过函件交流,这样就可以消除权威的影响。专家的选择是否合适是决定评价结论质量高低的关键。一般所选择的专家,应是与本次评价目标密切相关的专业领域内,从事多年工作的专业技术人员。专家要精通业务,有一定名望,有一定代表性。一般来讲,专家人数不少于3人。

(三)调查问卷法

调查问卷法是目前国内外社会调查中较为广泛使用的一种方法。问卷是指为统计和调查所用的、以设问的方式表述问题的表格。问卷法就是研究者用这种控制式的测量对所研究的问题进行度量,从而搜集到可靠资料的一种方法。一般来讲,问卷表要详细、完整和易于控制。问卷法是以设计好的问卷工具进行调查,问卷的设计要求规范化并可计量,无须被调查者署名,并且可在短时间内获取大量信息和资料。例如,安阳职业技术学院利用网络平台,向学校126名各类教师、1 447名医学类相关专业学生进行问卷调查(链接6-3)。使用问卷网软件对数据进行处理分析。对医学类高职院校医学人文教育情况进行统计处理,分析医学人文素质教育的现状(图6-2)。问卷法的主要优点在于标准化、成本低、匿名性强和效率高。但存在设计比较麻烦、回收率较低、被调查者从众回答等缺点,从而影响信息的准确性。

链接6-3
医学生人文情况
调查问卷

49.您认为学校开设人文素养课程的目的有哪些[多选]( )
答题人数:1447

选项	回复情况/人次
A.扩大视野,训练思维,培养创造性和终身学习能力	1253
B.陶冶高尚情操,追求有价值的生活方式	1022
C.学习优秀文化,传承民族文化	1018
D.培养健全的人格	978
E.仅为完成学校的课程要求	258

注:回答人数1447。

图6-2 调查问卷分析

调查人员搜集、整理问卷和进行数据处理,根据结果对评价指标做出改进,并可在相关被测人员中进行实测,以此来验证所制定的评价指标体系是否能够到达预期目标,并根据反馈信息完善该评价体系。

综上所述,3种设定方法各有优缺点。故各院校在构建医学人文素养评价体系过程中,单一的设定方法是不够的,还需要综合其他方法来完成某次评价。在评价体系建立后,随后也需要用其他方法来验证其是否合理及是否可解决具体问题。

三、医学人文素养评价指标的设定标准与依据

医学生的医学人文素养评价指标体系的制定要科学化、规范化,要具有可操作性、客观性,更要具有一定的实用价值。既可对医学人文教育教学质量进行评估,又要对医学人文教育课程的改革和完善起到导向作用。

(一)医学人文素养评价指标的设定原则

1. 系统性原则

医学生的医学人文素养评价,需要首先符合社会对医学生人文素养教育的要求。随着医学模式的转变,社会越来越关心患者的非生理致病因素。再加上叙事医学的发展,医务工作者的人文素养越来越重要。医务工作者的人文素养培养要从医学生阶段抓起,所以,当前高等医学院校越来越重视医学生人文素养的培养,通过开设医学生人文素养教育课程、医学生导师制等方式来提高医学生的人文素养。同样,要构建衡量医学生医学人文素养的评价指标体系,也必须使各项评价指标符合当前社会的主流价值观、符合卓越医务工作者培养计划及医学教育标准对医学生人文素养的规定。各指标之间要有一定的逻辑关系。每一个子系统由一组指标构成,各指标之间相互独立,又彼此联系,共同构成一个有机统一体。指标体系的构建要具有层次性,自上而下,从宏观到微观层层深入,形成一个不可分割的评价体系。

2. 典型性原则

评价指标设定务必确保评价指标具有一定的典型代表性,尽可能准确反映出评价目标的综合特征,即使在减少指标数量的情况下,也要便于数据计算和提高结果的可靠性。另外,评价指标体系的设置、权重在各指标间的分配及评价标准的划分都应该与院校和社会实际情况相适应。

3. 动态性原则

医学生的医学人文素养评价要以人文社会知识的掌握为基础,向知识内化所表现出的人文社会能力延伸,最终体现出人文精神,体现出对人类生存意义和价值的关怀,多层次、多角度地评价医学生的人文素养水平。评价指标设定时应该注重理论与实际相结合,要能根据具体情况灵活调整。学生、院校、社会均在不断发生变化,评价指标要根据不同时期的具体变化做出相应调整,以确保评价结果的准确性。

4. 科学性原则

医学生的医学人文素养评价必须能够科学评价医学生的人文素养水平,也就是说指标设计方法必须是科学的。一般情况下,评价指标设计都是将各项指标分级、分层,先确

定一级指标,再对一级指标进行分解,确定二级指标,然后再对二级指标进行分解,最终构建出一个指标群。接着,专家咨询,确定这些指标的重要性,最终取得指标。并且,指标的选取也必须是科学的。分级分层的指标紧紧依据医学生人文素养的内涵,依据人文素养的内涵确定一级要素,然后根据医学专家学者的研究,筛选出合适的二级和三级要素,使各项指标要素不但精简,而且能够全面评价医学生人文素养水平。

各指标体系的设计及评价指标的选择必须能客观真实地反映评价目标的特点和状况,能客观全面反映出各指标之间的真实关系。各评价指标应该具有典型代表性,不能过多过细,使指标过于烦琐,相互重叠;指标又不能过少过简,避免指标信息遗漏,出现错误、不真实现象,并且数据易获取且计算方法简明易懂。

5. 可比、可操作、可量化原则

医学生的医学人文素养评价需要能够与医务工作者的人文素养评价相衔接。根据系统学理论,医学人文素养是一个大的系统,而医学生人文素养和医务工作者人文素养都是其中的子系统。这两个子系统之间,存在着环环相扣的联系。由于医务工作者职业必须经历医学生阶段,所以,医学生的人文素养是医务工作者人文素养的基础;而医学生导师一般为一定水平的卓越医务工作者,特别是在实习环节,医务工作者的人文素质水平影响着医学生人文素养水平的高低。所以,在构建医学生医学人文素养评价指标时,不仅考虑医学生对自身、对他人、对社会的责任感和人文关怀,还要考虑将这种评价指标与医务工作者的人文素养评价指标相衔接。这样,一方面可以考察医学生人文素养水平情况,另一方面建立起医学生-医务工作者的人文素养评价的评估联动机制,全面提高医学生、医务工作者的医学人文素养水平。

指标选择时要特别注意在总体范围内的一致性。指标体系的构建是为院校政策制定和科学管理服务的,指标选取的计算量度和计算方法必须一致统一,各指标尽量简单明了、微观性强、便于收集,各指标应该要具有很强的现实可操作性和可比性。而且,选择指标时也要考虑能否进行定量处理,以便于进行数学计算和分析。

6. 综合性原则

学生-院校-社会的互动"双赢"是医学人文教育工作的最终目标,也是综合评价的重点。在相应的评价层次上,全面考虑环境、经济、家庭、社会等诸多影响因素,并进行综合分析和评价。

(二)医学人文素养评价指标的设定依据

随着社会的发展,医疗环境和改革的变化,医学模式与医患关系的转变,新时期的医学专业教育决定了医学生不仅要具备专业的医学知识,还需要具备沟通能力、心理承受能力等其他素质,从而实现医学生各项能力的全面提高。

高等医学教育是培养医学专业人才的重要手段,可使学生接受新的医学科学技术,为将来发展自我、服务社会打下基础。所以高等医学教育的教学重心要适应时代、社会的发展,从而培养出与时代、社会相适应的高素质人才。

因此,各医学院校应在国家教育政策引导下,依据《教育部关于全面提高高等职业教育教学质量的若干意见》《教育部关于推进高等职业教育改革创新引领职业教育科学发展的若干意见》《教育部关于全面提高高等教育质量的若干意见》等政策精神,结合本院校实际情况,建立完善适合时代需要、社会需要的医学人文素养评价体系。

(三)医学人文素养评价指标

在评价体系中,针对不同的评价个体和评价目标,如何设定评价指标就成为关键。评价指标的精准设定可以准确地表达评价目标,直接促进评价目标的实现;同时,良好的评价指标设定对评价个体的活动亦会起到一定的引导作用。因此,评价指标在整个评价体系中处于基础和核心地位,评价指标的设定可以决定整个评价活动的成败。

目前对于评价指标的设定存在差异性,没有统一的标准。各院校应从实际出发,建立符合各个专业的评价体系;结合本专业的师生情况、教学特色、发展方向、毕业前景等方面设定评价指标,不要从一而论。

评价指标可设定为一级指标、二级指标,需要时可增加三级指标。评价指标的设定可分为如下几个步骤。

1. 确定一级指标体系

一级指标就是指本次评价的总体框架内容。应根据评价目标有目的的设定,对评价对象要有很好的涵盖度。

2. 确立二级指标、三级指标体系

二级指标、三级指标是在一级指标范围内的总体内容的具体细化,是决定量化评价的关键所在。

一级指标的涵盖度,决定了二级和三级指标的内容和覆盖面;一级指标涵盖度越大,二级指标和三级指标的内容就越丰富,覆盖面就越广泛。那么评价结果就越准确,就更具说服力。

3. 确立指标权重

也称加权,表示对某种指标重要程度的定量分配。指标权重确立的方法一般可分为两种:①经验加权,也称定性加权,由专家直接评估,简单易行;②数学加权,也称定量加权,以经验为基础,数学为背景,间接生成,具有较强的科学性。指标权重的制定能体现评价原则,而评价原则的确立又必须遵从学科教育的任务与要求。

4. 分析结果

比如一级指标若设定为良好的沟通能力,二级指标可以设定为语言沟通、肢体沟通和文字沟通三项;还可再把二级指标进一步细化为三级指标,例如,文字沟通根据需要可设定为文字规范、用词准确、条理清晰、语言简洁等。再如,案例中的指标设定,通过与学生共同分析案例,一致认为该方案指标设定过于宽泛,目标无法精确评价。经讨论,现修改为表6-2。

表6-2 医学人文素养评价指标

一级指标	二级指标	三级指标	评分
创新能力 (10分)	创新意识 (6分)	善于观察、总结与思考(2分)	
		善于发现问题、提出问题(2分)	
		科学地、有效地解决实际问题(2分)	
	创新成果 (4分)	积极参加校内外组织的能力培养和科技竞赛(2分)	
		在学术科研、社会活动及其他方面取得创新成果(2分)	

四、医学人文素养评价指标的设定方法

通过梳理文献资料、整理分析调查问卷，了解医学生人文素养现状，拟定提高医学生人文素养的途径和对策，构建医学人文素养评价体系，确定医学生人文素养评价指标体系(表6-3)，依据层次进行分析，将各项指标细化，确定一级、二级、三级指标。但是最终指标的确定必须通过专家咨询来完成。

医学人文素养评价指标的设定根据医学生人文素养的内涵，对文献资料整理的结果，初步确定其指标包含4个一级指标：即高尚的品德修养、对他人富有同理心、良好的沟通与互动、具备持续学习能力。根据各项标的含义，又细化出12个二级指标、45个三级指标。其层次具体如下：高尚的品德修养包含3个二级指标，即尊重生命、尊重他人、对个人隐私保密。尊重生命可以细化为：相信每一个人的价值、对挽救生命有责任感。尊重他人可以细化为：与人为善、不苛责、欣赏别人、不歧视。对个人隐私保密可以细化为：个人信息保密、个人私事保密、个人私人领域保密。对他人富有同理心包含两个二级指标，分辨他人情绪和感受他人情绪。其中分辨他人情绪可以细化为：觉察并且判别他人的喜怒哀乐、正确判别他人的喜怒哀乐。感受他人情绪可以细化为：想象他人感受、猜测他人感受、理解他人感受。良好的沟通互动能力包含3个二级指标，语言表达、文字表达及肢体表达。其中语言表达可以细化为：情感真挚、礼貌用语、言语耐心。文字表达可以细化为：文字规范、文字工整、逻辑清晰、用词准确。肢体表达可以细化为：表情真诚、微笑表达、手势沟通、实物对照沟通、着装整洁大方。持续学习能力包含4个二级指标，医学知识、心理知识、人文知识、科研能力。其中医学知识可以细化为：临床技能、医学及相关知识。心理知识可细化为：社会心理学知识、儿童心理学知识、青少年心理学知识、老年人心理学知识。人文知识可以细化为：历史知识、文学知识、政治知识、哲学知识、法律知识、伦理学、家庭道德、社会公德。科研能力可以细化为：创新精神、论文撰写能力、资料收集和处理能力、发现问题及解决问题的能力、团队合作能力。

医学人文素养

表6-3 医学生人文素养指标体系

一级指标	二级指标	三级指标
高尚的品德修养	尊重生命	相信每一个人的价值 对挽救生命有责任感
	尊重他人	与人为善 不苛责 不歧视 欣赏别人
	对个人隐私保密	个人信息保密 个人私事保密 个人私人领域保密
对他人富有同理心	分辨他人情绪	觉察并且判别他人的喜怒哀乐 正确判别他人的喜怒哀乐
	感受他人情绪	想象他人感受 猜测他人感受 理解他人感受
良好的沟通互动能力	语言表达	情感真挚 礼貌用语 言语耐心
	文字表达	文字规范 文字工整 逻辑清晰 用词准确
	肢体表达	表情真诚 微笑表达 手势沟通 实物对照沟通 着装整洁大方

续表6-3

一级指标	二级指标	三级指标
持续学习能力	医学知识	临床技能 医学及相关知识
	心理知识	社会心理学知识 儿童心理学知识 青少年心理学知识 老年人心理学知识
	人文知识	历史知识 文学知识 政治知识 哲学知识 法律知识 伦理学 家庭道德 社会公德
	科研能力	创新精神 论文撰写能力 资料收集和处理能力 发现问题及解决问题的能力 团队合作能力

必须强调,构建医学生人文素养评价指标主要目的是培养医学生人文素养,提高高等医学院校、医疗卫生机构中医学生及医务工作者的人文素养水平。这就要求指标必须具备可操作性,为了检验指标体系的信度和效度,验证指标是否可行,后续还需要根据已完成的评价指标体系设立调查问卷对医学生进行人文素质自评,以便进一步对指标体系进行完善和修改。

课堂互动

观察与思考

观察医学生人文素养差异分析表(表6-4)。

思考

(1) 为什么医学生的人文素养在性别、学历和专业等方面存在如此的差异?

(2) 通过医学人文素养评价,如何认识自己?如何才能提高自身的医学人文素养?

表 6-4　医学生人文素养差异

类别	项目	总体得分	t/F 值	P 值
性别	男 女	3.53±0.69 3.61±0.54	1.117	0.590
学历	专科 本科 研究生	3.11±0.66 3.54±0.74 3.77±0.84	13.897	<0.001
专业	临床 基础 医学相关 护理	3.46±0.87 3.34±0.94 3.72±0.58 3.10±0.37	4.517	0.004
兴趣爱好	很少 一般 很多	3.12±0.88 3.48±0.75 3.75±0.33	14.468	<0.001

五、医学人文素养评价体系的构建

(一) 构建路径

立足于我国医学教育考试的实际,洋为中用、古为今用,结合我国医师队伍面临的现实及亟待解决的问题,努力构建一个有着中华优秀传统文化特色的、吸纳了人类文明进步成果的医学人文素养评价指标体系,以实现对医学生的医学人文素养的客观全面的评价。

1. 客观考评

一方面改革对理论知识的考试方式,另一方面对医学生的道德和素养进行客观判断。考生在面对医学人文素养方面的考题时,根据真实想法、实际情况作答,真实客观反映其医学人文素养状况。国外采取标准患者(standard patient,SP)、心理测评、教师评议、院校鉴定等方式来综合考核评价医学生的医学人文素养,如美国医师执照考试运用 SP,并结合复杂和逼真的临床环境,突出以患者为中心意识的考核,提高了医学人文知识考查的效度。但这些评价方法也有一定的局限性,不能盲目照搬。我们应该结合国情、医学院校的人文素养教育情况构建考评体系。突出知识与能力、理论与实践、知识与情感相结合,形成性评价与终结性评价相结合。对医学人文素养中知识层面的考核可以主要采取笔试的形式进行,按医学人文的核心学科来构建理论考试评价体系;对医学人文素养中能力和精神层面的考核可以采取实践技能考试、情景模拟测试等考核形式,对学生的行为观察、分析、描述,研究和评价学生的学习心得体会、实践感触、调查问卷等方面进行质性评价,并按医学人文素养的核心评价指标并结合临床实际案例科学研判。

2. 动态考评

一方面，人的人文性不是一成不变的，较高的医学生人文素养不是一朝一夕形成的，而是医学生和教师、家长、社会共同努力的结果。对于一名医学生而言，其医学人文素养的养成也是分阶段的，对医务工作者的医学人文素养考核其实是个长期的动态过程，需要建立一个多元化、全方位、全程化和社会化的评价和监督体系。另一方面，随着社会经济的发展，医学人文素养教育的不断普及、社会医疗环境的不断变化，对医学生的要求也会不断地改变。因此医学人文素养的评价可以采用动态的评价方法，分阶段、分目标地实施。达到引导医学生不断完善自我、不断提高自我追求的根本目的。考评采用主观与客观结合评价、理论与实践综合评价、定性与定量结合评价、笔试与答辩结合评价、课内与课外结合评价等方法，以全面评价学生不同阶段的专业知识、技能、行为、态度和思维能力、分析与解决问题的能力，自主学习能力及沟通交流能力。发挥考评对学习的导向作用，鼓励学生融会贯通地学习。

3. 全过程考评

改革以一次考核定成绩的评价方式，采取全过程、全方位评价方式，即"课程技能成绩＝平时成绩＋技能抽考成绩＋技能总考成绩"，将以往仅由教师评价的单一评价改为学生自我评价、同学相互评价和教师评价的"三主体"评价方式。如参加社会实践活动的评价、临床实践学习过程中的评价，包括教师对学生的评价、患者对学生的评价、学生对老师的评价、学生对学生的评价、学生的自我评价等。平时成绩来源于学习过程，对学习起到监控、督促和激励作用。实习阶段考核以医院考核为主。由医院各实习科室带教老师对学生实习情况进行评定，最后由医院实习管理部门根据学校要求及各科室评定情况对学生进行综合评定。在注重对在校生的评价的基础上，逐步建立对毕业生跟踪评价的长效机制，建立毕业生跟踪反馈档案，在毕业1年、3年、5年、10年甚至更长时间，进行毕业后的跟踪调查；深入到其所在单位获得所在单位同事、领导对其的评价；深入到医院获得患者以及患者家属对其的评价；通过各种渠道了解其社会声誉等。并对这些反馈信息进行分析研究，以指导人才培养方案的修订、实施、完善，进一步提高人才培养的质量。

(二) 构建内容

1. 综合素质测评

制定医学生综合素质测评考核体系，由任课教师、学生代表、辅导员组成考评小组。从道德品质、实践能力、身心素质、持续学习能力等几方面考评，旨在客观反映学生的人文素养水平和技能水平，思维能力和创造力。

2. 评优评先细则

结合学校每年组织的评优评先活动，表扬在学习、生活、社会实践等方面表现突出的优秀学生、生活贫困且品学兼优的学生。结合学院的文件精神，将医学人文素养与学院各种评优评先工作考评细则相结合，设定量化考评指标，旨在鼓励学生不断地完善自我、提升自我。

3. 思政教育活动

一方面充分发挥学生党员的作用，学生支部定期召开党员扩大会议，由党员、预备党员、入党积极分子及学生代表参加,教师与学生、学生与学生进行深度思想交流,使学生备受党性的熏陶,在生活和学习中不断提高党性觉悟,养成积极向上的良好习惯,积极传播正能量,用自己的人格魅力把更多的学生吸引到党的队伍中来。另一方面,积极推行课程思政教学模式,与思政课程同向同行。

4. 医患沟通技能

对即将进入实习的医学生实施"医患沟通"考评。通过设置临床案例、创设医患纠纷情景,使医学生模拟医务人员、患者、导诊角色,通过导诊技巧、问诊艺术、医患交流、诊疗过程、辅助检查、检查结果解读、合理建议等方面进行评价考核。医学生通过灵活运用口语语言、肢体语言、神态表情等技巧,展现语言、文字、肢体表达能力,通过良好的沟通互动能力,达到与患者信息交流、情感传递的效果。

5. 社会实践活动

组建"大学生志愿者服务队"。对志愿者活动进行统一安排和管理,保障志愿活动的有序进行。教师、辅导员、学生会干部集体参与,做好引导、协助工作。考评要求:大学生志愿者参加志愿活动并记录超过 10 学时者,颁发志愿者证书,超过 20 学时者,授予"优秀志愿者"称号,并颁发荣誉证书。"优秀志愿者"在年度评优评先、入党、优秀毕业生等评选中优先考虑。所参加的活动及取得的荣誉均将记录在个人档案。在年度的综合测评中,给予相应的加分奖励。

培养高质量、高素质人才始终是高等教育的主题。医学院校作为培养医学生的载体,既要承担理论教学任务,也要担负学生思想政治教育工作,在医学生的培养体系中具有至关重要的地位。所以,医学人文素养评价指标体系的设定可以对医学生进行有效的评价,得出相对真实、可靠的结论;既是医学教育人才培养的本质要求,也是提升医学院校教育教学水平的需要。医学人文素养评价指标体系的设定可以对医学人文素养教育进行实践上的检验。在国家政策精神引导下,在全面考虑社会、院校及学生自身需求前提下所进行的科学评价,可以使各医学院校进一步明确办学方向,确立办学目标,制定人才培养方案,为医学院校的课程建设和人文教育提供依据。医学人文素养评价指标体系的设定具有导向性。科学的、客观的评价过程加强了评价者和被评价者相互之间的交流与沟通。评价者将评价结果反馈给被评价者,肯定其优点,指出其缺点。这样可以促使后者在今后的学习中,充分调动学习积极性,主动改进不足,自我完善。

本章小结

本章从现今医患关系紧张角度出发,引出人文素养及人文素养培养的重要性;并且分析造成医学人文素养缺失的因素。从而表明医学人文素养课程及医学人文素养评价指标体系设立的必要性。重点介绍了医学人文素养评价指标体系的设定原则、设定依据、指标的设定选择、设定方法、评价方法及设定意义等内容。旨在让学生掌握医学人文素养评价指标体系的基本构成、基本的设立流程,能够熟练的针对某一特定评价目标进行科学地、全面地、公正地评价;也可以让学生及时认识到自身的不足,及时作出改进,为将来走上社会、适应社会打下基础。

课后思考

患者李某,女,42岁。患者因"不明原因停经数月",挂了知名妇产科专家符教授的号,经过2个多小时的耐心等候,终于轮到她就诊。因时间不早了,要求符教授将其泌尿道感染一并处理,此时就诊的人还有好多,因此符教授拒绝写处方给药,两人为此产生了争论,在争论之中,符教授在诊室门大开的情况下,一时性急,大声说她是"更年期",令其自尊心受到伤害,于是向院方投诉,要求其道歉。从李某角度来看:在公众场合,符教授的语言侵犯了自己的隐私权,故提出正式投诉,要求对方道歉。从符教授角度来看:作为本专业的翘楚,技术水平毋庸置疑,但在医学人文素养方面尚需加强学习,在不方便"实话实说"的场合就应该讲究语言的艺术。

分析:医生与患者沟通过程中,应特别注意说话的场合,要充分考虑患者心理,也就是医患沟通的"语言环境";对于患者提出的不合理要求,能够耐心解释;涉及患者隐私问题,应委婉告知,禁忌大声喊叫。条件允许的情况下,最好避免外人在场。案例中的符教授并没有真正地去感受患者、关心患者,与患者没有较好的交流,没有在言语上对患者表示关心、尊重和理解,更没有照顾患者心理,感受患者情绪。在就诊过程中,医生的态度泄露了他的目的:因候诊患者较多,符教授急于接诊其他患者。他没有很好的设身处地的从患者的角度去体会并理解患者的情绪、需要和意图,并耐心解释,而是不能控制自己的情绪,将患者的病情公然泄露,显然是缺乏情绪排解能力及沟通技巧。

思考

如果你是案例中的医生,在患者提出"处理泌尿道感染"的要求时,应该如何运用自身的医学人文素养从专业的角度提出自己的建议,争取对方的体谅?

(徐耀琳 徐 赞 刘红霞)

附　录

附录1　医疗文书书写规范

一、《病历书写基本规范》(卫生部2010年颁布)节选

(一)基本要求

第一条　病历是指医务人员在医疗活动过程中形成的文字、符号、图表、影像、切片等资料的总和,包括门(急)诊病历和住院病历。

第二条　病历书写是指医务人员通过问诊、查体、辅助检查、诊断、治疗、护理等医疗活动获得有关资料,并进行归纳、分析、整理形成医疗活动记录的行为。

第三条　病历书写应当客观、真实、准确、及时、完整、规范。

第四条　病历书写应当使用蓝黑墨水、碳素墨水,需复写的病历资料可以使用蓝或黑色油水的圆珠笔。计算机打印的病历应当符合病历保存的要求。

第五条　病历书写应当使用中文,通用的外文缩写和无正式中文译名的症状、体征、疾病名称等可以使用外文。

第六条　病历书写应规范使用医学术语,文字工整,字迹清晰,表述准确,语句通顺,标点正确。

第七条　病历书写过程中出现错字时,应当用双线划在错字上,保留原记录清楚、可辨,并注明修改时间,修改人签名。不得采用刮、粘、涂等方法掩盖或去除原来的字迹。

上级医务人员有审查修改下级医务人员书写的病历的责任。

第八条　病历应当按照规定的内容书写,并由相应医务人员签名。

实习医务人员、试用期医务人员书写的病历,应当经过本医疗机构注册的医务人员审阅、修改并签名。

进修医务人员由医疗机构根据其胜任本专业工作实际情况认定后书写病历。

第九条　病历书写一律使用阿拉伯数字书写日期和时间,采用24小时制记录。

第十条　对需取得患者书面同意方可进行的医疗活动,应当由患者本人签署知情同意书。患者不具备完全民事行为能力时,应当由其法定代理人签字;患者因病无法签字时,应当由其授权的人员签字;为抢救患者,在法定代理人或被授权人无法及时签字的情况下,可由医疗机构负责人或者授权的负责人签字。

因实施保护性医疗措施不宜向患者说明情况的,应当将有关情况告知患者近亲属,

由患者近亲属签署知情同意书,并及时记录。患者无近亲属的或者患者近亲属无法签署同意书的,由患者的法定代理人或者关系人签署同意书。

(二)门(急)诊病历书写内容及要求

第十一条 门(急)诊病历内容包括门(急)诊病历首页(门(急)诊手册封面)、病历记录、化验单(检验报告)、医学影像检查资料等。

第十二条 门(急)诊病历首页内容应当包括患者姓名、性别、出生年月日、民族、婚姻状况、职业、工作单位、住址、药物过敏史等项目。

门诊手册封面内容应当包括患者姓名、性别、年龄、工作单位或住址、药物过敏史等项目。

第十三条 门(急)诊病历记录分为初诊病历记录和复诊病历记录。

初诊病历记录书写内容应当包括就诊时间、科别、主诉、现病史、既往史,阳性体征、必要的阴性体征和辅助检查结果,诊断及治疗意见和医师签名等。

复诊病历记录书写内容应当包括就诊时间、科别、主诉、病史、必要的体格检查和辅助检查结果、诊断、治疗处理意见和医师签名等。

急诊病历书写就诊时间应当具体到分钟。

第十四条 门(急)诊病历记录应当由接诊医师在患者就诊时及时完成。

第十五条 急诊留观记录是急诊患者因病情需要留院观察期间的记录,重点记录观察期间病情变化和诊疗措施,记录简明扼要,并注明患者去向。抢救危重患者时,应当书写抢救记录。门(急)诊抢救记录书写内容及要求按照住院病历抢救记录书写内容及要求执行。

(三)住院病历书写内容及要求

第十六条 住院病历内容包括住院病案首页、入院记录、病程记录、手术同意书、麻醉同意书、输血治疗知情同意书、特殊检查(特殊治疗)同意书、病危(重)通知书、医嘱单、辅助检查报告单、体温单、医学影像检查资料、病理资料等。

第十七条 入院记录是指患者入院后,由经治医师通过问诊、查体、辅助检查获得有关资料,并对这些资料归纳分析书写而成的记录。可分为入院记录、再次或多次入院记录、24小时内入出院记录、24小时内入院死亡记录。

入院记录、再次或多次入院记录应当于患者入院后24小时内完成;24小时内入出院记录应当于患者出院后24小时内完成,24小时内入院死亡记录应当于患者死亡后24小时内完成。

第十八条 入院记录的要求及内容。

1. 患者一般情况包括姓名、性别、年龄、民族、婚姻状况、出生地、职业、入院时间、记录时间、病史陈述者。

2. 主诉是指促使患者就诊的主要症状(或体征)及持续时间。

3. 现病史是指患者本次疾病的发生、演变、诊疗等方面的详细情况,应当按时间顺序书写。内容包括发病情况、主要症状特点及其发展变化情况、伴随症状、发病后诊疗经过及结果、睡眠和饮食等一般情况的变化,以及与鉴别诊断有关的阳性或阴性资料等。

(1) 发病情况:记录发病的时间、地点、起病缓急、前驱症状、可能的原因或诱因。

(2) 主要症状特点及其发展变化情况:按发生的先后顺序描述主要症状的部位、性质、持续时间、程度、缓解或加剧因素,以及演变发展情况。

(3) 伴随症状:记录伴随症状,描述伴随症状与主要症状之间的相互关系。

(4) 发病以来诊治经过及结果:记录患者发病后到入院前,在院内、外接受检查与治疗的详细经过及效果。对患者提供的药名、诊断和手术名称需加引号("")以示区别。

(5) 发病以来一般情况:简要记录患者发病后的精神状态、睡眠、食欲、大小便、体重等情况。

与本次疾病虽无紧密关系、但仍需治疗的其他疾病情况,可在现病史后另起一段予以记录。

4. 既往史是指患者过去的健康和疾病情况。内容包括既往一般健康状况、疾病史、传染病史、预防接种史、手术外伤史、输血史、食物或药物过敏史等。

5. 个人史,婚育史,月经史,家族史。

(1) 个人史:记录出生地及长期居留地,生活习惯及有无烟、酒、药物等嗜好,职业与工作条件及有无工业毒物、粉尘、放射性物质接触史,有无冶游史。

(2) 婚育史、月经史:婚姻状况、结婚年龄、配偶健康状况、有无子女等。女性患者记录初潮年龄、行经期天数、间隔天数、末次月经时间(或闭经年龄),月经量、痛经及生育等情况。

(3) 家族史:父母、兄弟、姐妹健康状况,有无与患者类似疾病,有无家族遗传倾向的疾病。

6. 体格检查应当按照系统循序进行书写。内容包括体温、脉搏、呼吸、血压,一般情况,皮肤、黏膜、全身浅表淋巴结,头部及其器官,颈部,胸部(胸廓、肺部、心脏、血管),腹部(肝、脾等),直肠肛门,外生殖器,脊柱,四肢,神经系统等。

7. 专科情况应当根据专科需要记录专科特殊情况。

8. 辅助检查指入院前所作的与本次疾病相关的主要检查及其结果。应分类按检查时间顺序记录检查结果,如系在其他医疗机构所作检查,应当写明该机构名称及检查号。

9. 初步诊断是指经治医师根据患者入院时情况,综合分析所作出的诊断。如初步诊断为多项时,应当主次分明。对待查病例应列出可能性较大的诊断。

10. 书写入院记录的医师签名。

第十九条 再次或多次入院记录,是指患者因同一种疾病再次或多次住入同一医疗机构时书写的记录。要求及内容基本同入院记录。主诉是记录患者本次入院的主要症状(或体征)及持续时间;现病史中要求首先对本次住院前历次有关住院诊疗经过进行小结,然后再书写本次入院的现病史。

第二十条 患者入院不足24小时出院的,可以书写24小时内入出院记录。内容包括患者姓名、性别、年龄、职业、入院时间、出院时间、主诉、入院情况、入院诊断、诊疗经过、出院情况、出院诊断、出院医嘱、医师签名等。

第二十一条 患者入院不足24小时死亡的,可以书写24小时内入院死亡记录。内容包括患者姓名、性别、年龄、职业、入院时间、死亡时间、主诉、入院情况、入院诊断、诊疗经过(抢救经过)、死亡原因、死亡诊断,医师签名等。

第二十二条 病程记录是指继入院记录之后,对患者病情和诊疗过程所进行的连续性记录。内容包括患者的病情变化情况、重要的辅助检查结果及临床意义、上级医师查房意见、会诊意见、医师分析讨论意见、所采取的诊疗措施及效果、医嘱更改及理由、向患者及其近亲属告知的重要事项等。

(四)病历书写范文

● 住院志

患者×××,女性,60岁,已婚,汉族,农民,现住河北省××县××村。主因×××于2000-5-10,9:00入院。

患者缘于……

(1)呼吸系统:发热、寒战、咳嗽、咯血、潮热、盗汗、呼吸困难、有无浓臭痰(色、量)等;

(2)消化系统:反酸、烧心、嗳气、恶心、呕吐(性质、色、量)、腹痛、腹泻、里急后重等;

(3)心血管系统:头痛、头晕、胸闷、胸痛(发作持续时间)、喘憋、心悸、气短、大汗等;

(4)神经系统:言语、肢体、黑蒙、意识、晕厥、精神障碍等。

……曾于当地诊所诊断为"×××",给予××等药物治疗(具体药量不详),无明显好转,为进一步诊治而来我院。

自发病以来,一般情况可,精神、食欲、睡眠、大小便……

既往患者,否认肝炎、结核等传染病史,无手术、外伤及药物过敏史。

生于原籍,久居本地,未到过疫区及牧区,无烟酒嗜好,月经 $14\left(\dfrac{3\sim5}{28}\right)55$,孕3产3,子女健康,家族中无传染病及遗传性疾病记载,无同类疾病记载。

体格检查:

发育正常,营养中等,(自动、端坐、强迫、平卧)体位,神志(清楚、不清),查体合作。全身皮肤黏膜无黄染、出血点、瘀斑、蜘蛛痣、皮下结节,周身浅表淋巴结未触及肿大,头五官无畸形,眼睑无水肿,巩膜无黄染,结膜无(充血、苍白),两侧瞳孔等大正圆,对光反射(灵敏、迟钝、消失),耳鼻未见异常,口唇无发绀,咽无充血,两侧扁桃体不大,颈两侧对称,无颈静脉怒张及颈动脉异常搏动,颈无抵抗,气管居中,甲状腺不大。胸廓无畸形,两侧呼吸动度一致,语颤无增强及减弱,双肺叩清音,肺肝浊音界位于右锁骨中线第5肋间,双肺呼吸音(清或粗),(可或未)闻及干湿啰音。心前区无隆起,心尖搏动不明显,未触及震颤,心界不大,心率80次/分,律整,各瓣膜听诊区未闻及杂音,腹平坦,未见肠型及蠕动波,腹软,无压痛及反跳痛,肝脾未触及,叩鼓音,肝区无叩击痛,移动性浊音阴性,肠鸣音正常存在,肛门、外生殖器未见异常,脊柱、四肢无畸形,双肾无叩击痛,关节无红肿,肌张力正常,活动自如,双侧肱二、三头肌及膝腱反射存在,双侧巴氏征、克氏征、布氏征均阴性。

初步诊断:

×××××

医师签名:

×××

20××-××-××

●病程记录

20××-××-××,9:00

患者×××,女性,60岁,主因×××于2000-5-10,9:00收入院。根据:①患者为老年女性;②既往……③患者缘于……④查体……⑤血常规、X线、CT提示……,初步诊断……给予……治疗,进一步完善各项辅助检查。

●出院记录单

入院时情况:包括主因……入院、查体情况、辅助检查结果、考虑……而收入院。

住院诊治经过:根据患者症状、体征、辅助检查结果,初步诊断为……给予……治疗,第×天(病情变化情况、辅助检查结果、药物变动等)。

出院时情况:自觉症状、体征、一般情况好转,食欲转佳,体温、肺、心、腹、辅助检查结果……

●会诊意见

敬阅病史如上,既往及现病史……

查体情况……

诊断:

建议:①注意休息,防止劳累;②注意饮食;③口服药物;④病情变化,及时随诊。

●出院病历排列顺序

①病历首页;②出院记录;③住院志;④病程记录;⑤会诊记录;⑥放射报告单;⑦心电图单;⑧胃镜、超声波单;⑨甲种化验单、乙种化验单;⑩治疗记录(长期医嘱、临时医嘱);⑪体温单。

●门诊病历要求

(1)时间。

(2)主诉[空2格]。

(3)现病史[空2格]。

(4)既往史及个人史(简要)[空2格]。

(5)T P R BP(必要时)[空2格]。

(6)体格检查及辅助检查(扼要)[空2格]。

(7)初步诊断(右侧)。

(8)处理(左侧)[空2格]。

(9)签名(右侧)。

(五)病历书写的七大要点

1. 精辟和正确地表达主诉

主诉是患者就诊时的主要症状或体征和发病期限。期限用阿拉伯数字表示。症状或体征在前,发病时限在后,通过主诉可引导医生对疾病的诊断思路。如咽或咯血时间1年,就提示是肺部或支气管的某种疾病。主诉时间与现病史时间一致,第一诊断要与主诉相符合。特殊患者可用诊断式体检做主诉,如食管癌患者6个月后来院化疗而住院,可以写成食管癌术后6个月,第2次住院化疗等有癌症和手术部位、时间、治疗需求即可。

2. 现病史

现病史是指患者本次疾病的发生、演变、诊疗等方面的详细情况,应当按时间顺序书写,内容包括发病的主要症状特点及其发展变化情况,伴随症状发病后诊疗经过及结果、睡眠、饮食等情况的变化,以及与鉴别诊断有关的阳性或阴性资料等。过去史不能遗漏,重点是输血史、药物过敏史、传染病史、手术史、外伤史。询问病史要按系统逐项进行。体检要认真仔细进行,按诊断学入院记录的要求书写好,重点是体温、脉搏、呼吸、血压、神志、瞳孔大小和巩膜是否黄染、角膜反射如何、皮肤是否有出血点、蜘蛛痣、瘀斑、黄染等,颈抵抗感是否有,颈静脉是否充盈,双肺是否有啰音,心脏是否有各种杂音及其传导,胸部叩诊是否有实变,腹部的望、触、叩、听检查情况,重点是肠鸣音和移动性浊音,腹壁是否有压痛和反跳痛,是否有触及肿块。病理反射的检查。如何化验、心电图、X 射线、CT、超声波等检查是按病情情况进行选择,反对大检查,也反对无检查,总之是要选择有助于疾病诊断和鉴别诊断的检查。

3. 病程记录

病程记录是患者入院的治疗转归和病情变化的记录,重点要反映患者休克、心力衰竭、咯血、发热、腹痛、呕吐、手术时间的确定和治疗经过和转归。首次病志应由当班医生书写,病志能反映医生的思维。病志要体现二级查房、三级查房、疑难病讨论。危重患者抢救一定要有上级医生参与,不能只有一人参与。即使医生是主治医生也不能这样,对防患医疗纠纷有好处。重要药物的更改,如抗生素、强心药、降压药、升压药等。各种辅助检查结果在当天病志中要有记录,腹穿、腰穿、导尿、胸穿等操作要书写专门的记录,外科患者要体现手术的指征和手术时间,争取时间就是生命。术前讨论和手术记录都要按卫生部要求书写完成。要重视会诊医生的意见,会诊单要有具体会诊时间。要重视手术主刀写手术记录。请院外教授手术也要亲自书写有关医疗文书,如写手术记录和会诊单等。

4. 诊断

诊断要按医学院校的教材诊断标准和鉴别诊断进行,要重视第一诊断和重要并发症的书写。各种症状不能写成第一诊断,如肾绞痛、急性尿潴留,第一诊断应是肾结石或输尿管结石并肾绞痛。死亡患者的第一诊断应是死亡的主要疾病所致。修改或补充诊断要写入入院记录和病志中。

5. 医嘱

医嘱要有针对性,如诊断冠心病并发肺部感染的患者要把抗生素治疗写在前面。心衰、休克患者更应如此。这点往往在临床中有所忽视的产生了不应有的后果。医嘱要与诊断相符合。长期医嘱和临时医嘱应由当班医生书写。

6. 关键的变化和措施要交代清楚

大型抢救要有专门记录,患者死亡时要有心电图记录。要认真确实观察病情变化,抢救要及时,抢救时间要准确到几点几分。抢救措施要得力,记录要体现科室的力量和人员参与,使患者及家属满意。

7. 其他

（1）入院后的各种告知书要按时、准确、完全。这是防止各种医疗纠纷的重要一环。

（2）死亡讨论记录要认真讨论和书写。对这点不能走过场，只有这样才能吸取经验教训，求得不断提高，特别是对死因要认真分析，科主任要听取各级医生的意见。讨论7天内完成，并有科主任审查和签字。

（3）出院医嘱要具体，不能笼统写，如继续抗感染治疗、继续换药、必要时化疗之类的空洞语言，应该有药物的名称、数量、用法、时间，出院后什么时间来院化疗或伤口拆线等。如果没写就有可能会产生医患纠纷。

（4）任何患者住院过程中至少要有一次科主任查房记录，即使是主治医生、副主任医生管的患者或住院时间只有几天的患者。

（5）病历首页要严格按卫生部的要求书写，项目要填写完整。如常漏写电话号码、住址、损伤、中毒的外部因素，医院感染名称、诊断符合情况、手术操作编码、年龄、职业等。出院记录和病历首页的诊断要一致，转归要真实。

（6）各种签名不能别人代写，要医生本人签字。

（7）各种修改要按卫计委要求修改，不能采用擦、挖等手段。

二、处方书写规范

（1）患者一般情况、临床诊断填写清晰、完整，并与病历记载相一致。

（2）每张处方限于一名患者的用药。

（3）字迹清楚，不得涂改；如需修改，应当在修改处签名并注明修改日期。

（4）药品名称应当使用规范的中文名称书写，没有中文名称的可以使用规范的英文名称书写；医疗机构或者医师、药师不得自行编制药品缩写名称或者使用代号；书写药品名称、剂量、规格、用法、用量要准确规范，药品用法可用规范的中文、英文、拉丁文或者缩写体书写，但不得使用"遵医嘱""自用"等含糊不清字句。

（5）患者年龄应当填写实足年龄，新生儿、婴幼儿写日、月龄，必要时要注明体重。

（6）西药和中成药可以分别开具处方，也可以开具一张处方，中药饮片应当单独开具处方。

（7）开具西药、中成药处方，每一种药品应当另起一行，每张处方不得超过5种药品。

（8）中药饮片处方的书写，一般应当按照"君、臣、佐、使"的顺序排列；调剂、煎煮的特殊要求注明在药品右上方，并加括号，如布包、先煎、后下等；对饮片的产地、炮制有特殊要求的，应当在药品名称之前写明。

（9）药品用法用量应当按照药品说明书规定的常规用法用量使用，特殊情况需要超剂量使用时，应当注明原因并再次签名。

（10）除特殊情况外，应当注明临床诊断。

（11）开具处方后的空白处划一斜线以示处方完毕。

（12）处方医师的签名式样和专用签章应当与院内药学部门留样备查的式样相一致，不得任意改动，否则应当重新登记留样备案。

（13）药品剂量与数量用阿拉伯数字书写。剂量应当使用法定剂量单位：重量以克

（g）、毫克（mg）、微克（μg）、纳克（ng）为单位；容量以升（L）、毫升（mL）为单位；国际单位（IU）、单位（U）；中药饮片以克（g）为单位。片剂、丸剂、胶囊剂、颗粒剂分别以片、丸、粒、袋为单位；溶液剂以支、瓶为单位；软膏及乳膏剂以支、盒为单位；注射剂以支、瓶为单位，应当注明含量；中药饮片以剂为单位。

三、常用检查检验申请单、报告单书写规范

（一）各种常用检查申请单、报告单书写及粘贴要求

各种检查申请单、报告单是医疗文件的重要组成部分，要求书写整洁、字迹清楚、术语确切、不得涂改，书写及粘贴要求如下。

1. 申请单

（1）申请单由经治医师按规定逐项填写，眉栏项目不得遗漏，字迹清楚，术语规范，严禁涂改，内容包括患者姓名、性别、年龄、床号、住院号；送检标本名称、检验目的，医师签全名或盖印章，如为实习、进修人员开单，则必须由经治医师签全名或盖印章。

（2）相关检查申请单应简明扼要书写病情摘要，包括重要体征及治疗史和过去相关检查结果等，以及临床初步诊断。

（3）紧急检查应在申请单右上角标明"急诊"字样或盖相应的印章，同时应注明取样时间和取样人或通知时间及取样者和被通知人。

（4）申请项目，可用"√"在项目的序号上表示；若院内联网时，申请单所用的名称应与网络中所用的名称一致，以便于收费与统计。

（5）送检标本上所贴号码应与申请单上号码一致。

2. 报告单

（1）报告单应由检查医师或技师按规定逐项填写，包括姓名、性别、年龄、床号、住院号和检查号。

（2）报告单填写务必字迹清楚，内容科学完整，术语规范，严禁涂改；特殊检验报告应作出相应诊断或提出相关意见。

（3）检测项目应注明检测的方法，定量检测结果采用法定计量单位；定性检测结果采用"阴性""阳性"和"可疑"表示，或者用"阴性（-）"和"阳性（+）"表示，不得单独用符号"+""-""+/-"表示。

（4）危急值应及时通知临床医师，并在报告单上注明通知时间及被通知人。

（5）检验者及审核者应签全名或盖印章；重要异常报告或特殊标本的报告须经专业主管复核、签名或盖印章；实习、进修人员操作检验的报告由带教者签名或盖印章。

注：输血检查申请单、报告单的书写要求及表样等参照卫生部《临床输血技术规范》执行。

3. 粘贴要求

检验报告单，依报告日期先后叠瓦式横贴在"检验报告粘贴单"上，每单退下0.5~1.0 cm，注意上下列齐，后一张盖前一张，露出"××医院检验报告单"字样，并在左上角注明检查日期及项目，正常报告用蓝黑墨水笔，异常报告用红墨水笔书写。心电图、X射

线、脑电图、超声波等检查报告单,应贴在"特殊检查报告粘贴单"上,贴法同检验报告单。其他与病历纸等大的检查报告单,依报告日期置于"特殊检查报告粘贴单"之前。

(二)检验申请单、报告单

1. 检验申请单

(1)申请单由经治医师按规定逐项填写,眉栏项目不得遗漏,送检标本名称、检验目的应明确,医师签全名或盖印章,如为实习、进修人员开单,则必须由经治医师签全名或盖印章。

(2)紧急检验应在申请单右上角标明"急诊"字样或盖相应的印章,同时应注明采样时间及采样者。

(3)申请项目,可用"√"在项目的序号上表示;若院内联网时,申请单所用的名称应与网络中所用的名称一致,以便于收费与统计。

(4)送检标本上所贴号码应与申请单上号码一致。

2. 检验报告单

(1)报告单填写务必字迹清楚,严禁涂改;报告日期需填年、月、日,急诊检验报告及重要报告应具体到时、分。

(2)检测项目应注明检测的方法,如尿化学 11 联试纸法、Beckman-Coult 三分类血细胞计数仪、酶活性测定(IFCC 法)的速率法、化学发光法、免疫学方法、Taqman 荧光定量法等。

(3)定量检测结果采用法定计量单位;定性检测结果采用"阴性"、"阳性"和"可疑"表示,或者用"阴性(-)"和"阳性(+)"表示,不得单独用符号"+""-""+/-"表示。

(4)危急值应及时通知临床医师,并在报告单上注明通知时间及被通知人;重要报告应及时与经治医师联系。

(5)同一标本检验两次以上者,应注明复查次数。

(6)检验者及审核者应签全名或盖印章;重要异常报告或特殊标本的报告须经专业主管复核、签名或盖印章;实习、进修人员操作检验的报告由带教者签名或盖印章。

(7)检验报告单不得直接粘贴分析仪器打印的结果。

(8)检验报告单须经核对无误后方可发出;电脑打印报告单时,审核人应签全名或盖印章。

(三)放射摄片及放射透视检查申请单、报告单

(1)申请单由经治医师按规定逐项填写,医师签全名或盖印章。

(2)急诊或需紧急检查,应在申请单右上角注明"急"字。患者不能站立,敷料不能去除,患者不能移动,需到病室检查或需特定体位摄片等,应在申请单上注明。复查者应注明前次检查 X 射线号。

(3)申请单应简明书写病历摘要,前次检查所见,临床诊断,检查部位、方位及目的。

(4)检查报告单必须逐项填写,一般项目、X 射线片号、检查日期、报告日期必须填写清楚;检查医师签全名或盖印章。

(5)报告内容。

1)检查部位、范围、方法与过程(具体写出本次检查包括的解剖部位,照片的大小与张数;造影剂的名称、浓度、剂量、注射方法、投照时间及方位;检查是如何进行的,说明检查次序的先后)。

2)X射线的发现及解释,按系统如实描述病变形态、数目、大小、位置、密度、结构、边界以及与周围关系等所有异常,同时提出重要的正常部分。

3)X射线诊断(肯定性诊断、否定性诊断、可能性诊断)以及建议。

(6)危急值应及时通知临床医师,并在报告单上注明通知时间及被通知人;重要报告应及时与经治医师联系。

(7)报告单一式两份,正页归入病案或交患者,副页纳入片袋归档保存。透视报告可写在透视单或门诊病历上。

(四)心电图检查申请单、报告单

(1)申请心电图检查的医师必须了解心电图检查临床应用范围与限度。

(2)申请单由经治医师按规定要求逐项填写,医师必须签清晰可认的全名或盖印章。

(3)急诊或需紧急检查,应在申请单右上角注明"急诊"字,需到病室检查者在申请单上注明。

(4)申请单应简明扼要、重点突出地书写病历摘要,心脏用药(如洋地黄、奎尼丁等)和电解质情况以及临床诊断。

(5)检查报告单须逐项正确填写:被检查者姓名、年龄、性别、住院号或检查号、检查日期和时间以及导联名称必须填写清楚。

(6)报告内容应包括心律、心率、P-R间期、QRS间期、QT间期、心电轴、各波形特征等,然后结合临床进行分析,写出初步诊断。

(7)心电图报告诊断要考虑4个注意点。

1)诊断时至少要考虑以下4个问题:①心律问题;②传导问题;③房室肥大问题;④心肌方面的问题。

2)看诊断是否与临床有明显不符合的地方,并提出适当的解释。

3)分析中有时可有两种或两种以上的解释,原则上能用一种道理解释的不要设想过多的可能性,应首先考虑常见的、多见的疾病。

4)应从临床角度出发,诊断要顾及患者的治疗和安全。

(8)心电图报告诊断应包括5个要素。

1)心律的类别。

2)心电图是否正常。此项可分4类:①正常心电图;②大致正常心电图;③可疑心电图;④不正常心电图。

3)符合临床诊断。综合心电图改变能与临床诊断相符合者应加以说明,但必须慎重。

4)结合临床诊断。如疑有心肌梗死者需结合心梗的表现和酶学检查。药物(如洋地黄等)及电解质紊乱(如低钾、高钾等)对心肌的损害更需要结合临床资料才能加以判断。

5)追踪观察心电图。若可疑心肌梗死时,必须追踪观察心电图,应注明定期复查。

(9)检查医师必须签清晰可认的全名或盖印章以及报告日期。

(10)报告单与图纸归入病历或交患者。

(五)超声检查申请单、报告单

(1)超声检查申请医师必须了解超声检查临床应用范围与限度。

(2)申请单由经治医师按规定要求逐项填写,医师必须签清晰可认的全名或盖印章。

(3)急诊或紧急检查,应在申请单右上角注明"急诊"字样,需到病房检查者请在申请单上注明。

(4)申请单应简明扼要、重点突出地书写病历摘要,临床诊断,检查部位及目的。

(5)报告单须逐项正确填写:被检查者姓名、年龄、性别、住院号或检查号及检查日期必须填写清楚。

(6)报告内容。

1)超声心动图:根据申请单要求和超声所见作出符合疾病变化的血流动力学诊断和解剖结构诊断,其内容包括:血流动力学诊断、病因诊断、解剖结构诊断和心脏功能(病理生理)估测或诊断等。基本原则是"见到什么,报什么",为临床提供参考。

2)腹部超声:应将检查中所发现的病变、声像图特征、与邻近脏器关系等详细描述,必要时绘出示意图,同时标明检查体位及探头位置。有条件的应附图文报告。

3)浅表器官(如眼、甲状腺、甲状旁腺、腮腺、乳腺、阴囊、睾丸等)和浅表组织(如皮肤、肌肉与肌腱、骨与关节等)超声:基本原则是"见到什么,报什么",为临床提供参考。

4)血管超声:主要报告血管走向、结构,腔内有无异常回声,外加压力是否闭合,彩色显像及频谱情况等。

5)脑彩色多普勒血流显像(transcranial color Doppler flow imaging;TCD):根据所显示的血流频谱的速度、峰值、流向、形态、收缩与舒张期血流速度比值以及多普勒声频性质等进行描述。

(7)检查医师必须签清晰可认的全名或盖印章以及报告日期。

(8)报告单一式两份,正页归入病历或交患者,副页登记存档。

(六)内腔镜检查申请单、报告单

(1)申请内腔镜检查的医师必须了解常见内腔镜临床检查适应证及禁忌证。

(2)申请单由经治医师按规定要求逐项填写,医师必须签清晰可认的全名或盖印章。

(3)急诊或需紧急检查者,应在申请单右上角注明"急诊"字样。

(4)申请单应简明书写病历摘要,有关实验室检查、影像检查结果和既往内镜检查的结果,临床诊断,检查治疗目的和要求。

(5)报告单必须逐项正确填写,一般项目(姓名、年龄、性别)、住院号或检查号及检查日期。

(6)报告内容。

1)胃镜:应包括病变部位、大小、深浅、形态、性质、分泌物、异物名称、数量和部位、活检组织块数、涂片张数,治疗方法及麻醉方法等。

2)膀胱镜:应描述膀胱内有无结石、血块及肿块,有无异物,有无憩室等。

3)阴道镜:应描述宫颈有无糜烂、出血,有无隆起性病变,部位、形态、大小及范围等。

(7) 检查医师必须签清晰可认的全名或盖印章以及报告日期。

(8) 报告单一式两份,正页归入病历或交患者,副页登记存档。

(七) 病理检查申请单

(1) 病理检查申请单由经治医师按规定逐项填写,医师签全名或盖印章。字迹务必清楚,字迹潦草难以辨认或填写过于简单者,应退回给申请医师补充填写或重新填写。

(2) 申请单应简明书写病史摘要、手术所见、临床诊断、送检标本名称及采取部位、固定液名称和送检日期。如拟在手术中做冷冻切片,应提前预约并在申请单右上角注明;如曾做过病理学检查,应注明原检查单位、原病理号及诊断。

四、手术记录书写规范

(一) 完成时限

一般在术后 24 小时内完成,危重患者即刻完成。

(二) 完成人员

一般由手术者完成,特殊情况下由第一助手完成时,应有手术者审查签名。手术记录必须由本院具有执业医师资格的医师书写,其他人员不得书写。

(三) 记录内容

按照"手术记录"专页完整填写,手术经过记录应包括:患者体位、皮肤消毒及铺巾方法、手术切口、暴露方法、探查过程及发现、决定继续手术的依据、手术的主要步骤、所用缝线的种类和号数、缝合方式、引流材料及其放置位置和数目、吸出物及取出物名称、性质和数量、曾送何种标本检验、培养和病理检查、术中及手术结束时患者的情况和麻醉效果、出血量及输血量、输液内容及数量等。

注意以下几点。

(1) 如变更或修改术前手术方案,应征得患方同意并签名,并在手术记录中阐明理由。

(2) 术中所使用的特殊医用器材的名称、型号、产地、期限等说明贴在手术记录单上备查。

(3) 术中病理采集及送检结果情况应记录,术中切除脏器或器官应征得患方同意并签名后方可处理,须记录。

(4) 术中如遇意外,应详细记录抢救措施及过程。

(收集整理 徐耀琳 徐 赞)

附录2　历代名医名家人文思想语录

一、清朝以前时期

1. 扁鹊

骄恣不论于理,一不治也;轻身重财,二不治也;衣食不能适,三不治也;阴阳并,脏气不定,四不治也;形羸不能服药,五不治也;信巫不信医,六不治也。

2. 张仲景《伤寒杂病论》

(1) 自非才高识妙,岂能探其理致哉?

(2) 勤求古训,博采众方。

(3) 上以疗君亲之疾,下以救贫贱之厄,中以保身长全,以养其生。

(4) 但竞逐荣势,企踵权豪,孜孜汲汲,惟名利是务,崇饰其末,忽弃其本,华其外而悴其内,皮之不存,毛将安附焉?

(5) 观今之医,不念思求经旨,以演其所知,各承家技,终始顺旧。

(6) 省疾问病,务在口给。相对斯须,便处汤药,按寸不及尺,握手不及足,人迎趺阳,三部不参,动数发息,不满五十,短期未知决诊,九候曾无仿佛,明堂阙庭,尽不见察,所谓窥管而已。夫欲视死别生,实为难矣。

3. 巢元方《诸病源候论》

然死生大事也,如知可生,而不救之,非仁者也。唯仁者心不已,必冒犯怨而治之。

4. 葛洪《神仙传》

悬壶济世,桔井情深,杏林春暖。

5. 孙思邈《备急千金要方》

(1) 大医精诚。

(2) 世无良医,枉死者半,此言非虚。

(3) 人命至重,有贵千金。

(4) 世有愚者,读方三年,便谓天下无病可治;及治病三年,乃知天下无方可用。故学者必须博极医源,精勤不倦,不得道听途说,而言医道已了,深自误哉。

(5) 凡大医治病,必当安神定志,无欲无求,先发大慈恻隐之心,誓愿普救含灵之苦。

(6) 勿避险巇、昼夜寒暑、饥渴疲劳,一心赴救,无作功夫形迹之心。如此可为苍生大医,反此则是含灵巨贼。

(7) 其有患疮痍下痢,臭秽不可瞻视,人所恶见者,但发惭愧、凄怜、忧恤之意,不得起一念蒂芥之心,是吾之志也。

(8) 夫为医之法,不得多语调笑,谈谑喧哗,道说是非,议论人物,炫耀声名,訾毁诸医。自矜己德。偶然治瘥一病,则昂头戴面,而有自许之貌,谓天下无双,此医人之膏肓也。

（9）医人不得恃己所长，专心经略财物。

（10）不得以彼富贵，处以珍贵之药，令彼难求，自炫功能，谅非忠恕之道。

（11）夫杀生求生，去生更远。

（12）以为人命至重，有贵千金，一方济之，德逾于此，故以为名也。

（13）夫大医之体，欲得澄神内视，望之俨然，宽裕汪汪，不皎不昧。

（14）省病诊疾，至意深心，详察形候，纤毫勿失，处判针药，无得参差。虽曰病宜速救，要须临事不惑，唯当审谛覃思，不得于性命之上，率尔自逞俊快，邀射名誉，甚不仁矣。

（15）又到病家，纵绮罗满目，勿左右顾眄，丝竹凑耳，无得似有所娱，珍馐迭荐，食如无味，醽醁兼陈，看有若无。所以尔者，夫一人向隅，满堂不乐，而况患者苦楚，不离斯须，而医者安然欢娱，傲然自得，兹乃人神之所共耻，至人之所不为。

（16）凡欲为大臣，必须谙《素问》《甲乙》《黄帝针经》明堂流注、十二经脉、三部九候、五脏六腑、表里孔穴、本草药对、张仲景、王叔和、阮河南、范东阳、张苗、靳邵等诸部经方，又须妙解阴阳禄命，诸家相法，及灼龟五兆、《周易》六壬，并须精熟，如此乃得为大医。

（17）若不读五经，不知有仁义之道。不读三史，不知有古今之事。不读诸子，睹事则不能默而识之。不读《内经》，则不知有慈悲喜舍之德。不读《庄》《老》，不能任真体运，则吉凶拘忌，触涂而生。至于五行休王，七耀天文，并须探赜。若能具而学之，则于医道无所滞碍，尽善尽美矣。

6. 王焘《外台秘要》

（1）良药善言，触目可致，不可使人必服。法为信者施，不为疑者说。

（2）痛莫大于不闻过，辱莫大于不知耻。

7. 吴孔嘉《外台秘要》序

天下事，久坏于庸人，而庸医均之。所谓庸者，皆不学无术之人也。其遇事也，初不晰其受病之源，并不审其对治之方，而或以姑息养痈，或以卤莽尝试……所谓庸臣误国与庸医误人，其情同，其罪均，而其原皆本于不学。

8. 黄庭坚《庞先生伤寒论序》

然人疾诣门，不问贫富，为便房曲斋，调护寒暑所宜，珍膳美蔬，时节其饥饱之度，爱老而慈幼，不以人之疾尝试其方，如疾痛在己。盖其轻财如粪土，耐事如慈母而有常。

9. 寇宗奭《重刊本草衍义》

（1）医者不可不慈仁，不慈仁则招非。病者不可猜鄙，猜鄙则招祸。

（2）凡为医者，须略通古今，粗守仁义，绝驰惊能所之心，专博施救拔之意。如此则心识自明，神物来相，又何必戚戚沽名，龊龊求利也。

（3）用药如用刑，刑不可误，误即于人命。用药亦然，一误即便隔生死。然刑有鞫司，鞫成然后议定，议定然后书罪，盖人命一死，不可复生，故须如此详谨。

（4）今医，人才到病家，便以所见用药，若高医识病知脉，药又相当，如此，即应手作效。或庸下之流，孟浪乱投汤剂，逡巡便致困危。如此杀人，何太容易。

10. 林逋《省心录》

无恒德者，不可以作医。

11. 刘昉《幼幼新书·自序》

业医者,活人之心不可无,而自私之心不可有。未医彼病,先医我心。

12. 刘跂《钱仲阳传》

乙非独其医可称也。其笃行似儒,其奇节似侠,术盛行而身隐约,又类夫有道者。

13. 刘完素《素问病机气宜保命集》

(1)夫医道者,以济世为良,以愈疾为善。盖济世者,凭乎术,愈疾者,仗乎法,故法之与术,悉出《内经》之玄机,此经固不可力而求,智而得也。

(2)革庸医之鄙陋,正俗论之舛讹,宣扬古圣之法则,普救后人之性命。

(3)欲为医者,上知天文,下知地理,中知人事,三者俱明,然后可以语人之疾病。不然,则如无目夜游,无足登涉,动致颠殒,而欲愈疾者,未之有也。故治病者,必明天地之理道,阴阳更胜之先后,人之寿夭生化之期,乃可以知人之形气矣。

14. 刘完素《河间六书》

医道以济世为良,而愈病为善。

15. 史堪《史载之方》

(1)浅深轻重之间,医者之精粗,病者之性命,差之毫厘,失之千里。得失之间,死生性命之所系,医之道不得不为之难也。

(2)天地无全功,圣人无全能,虽黄帝、岐伯之论,尚有不治之病,则今有非常之候,不得其详,未明其实,阙而勿治,医者不为之辱也。

16. 孙准《小儿斑疹备急方论》序

凡人之疾苦,如己有之,其往来病者之家,虽祁寒大暑,未尝少惮;至于贫者,或昏夜自惠薪粲,以周其乏者多矣。

17. 汪元量《药市》

天下苍生正狼狈,愿分良剂救膏肓。

18. 王珪《泰定养生主论》

(1)况医者之学,艺兼九流,其学岂有穷极哉!

(2)医者人之司命,任大责重之职也。

19. 王好古《此事难知·序》

盖医之为道,所以续斯人之命,而与天地生生之德不可一朝泯也。

20. 王怀隐《太平圣惠方》

(1)必须傍探典籍,邈审妍媸,服勤以求,探赜无厌。勿恣道听,自恃己长,炫耀声称,泛滥名誉。心中未了,指下难明。欲别死生,深为造次。

(2)夫如是则须洞明物理,晓达人情,悟造化之变通,定吉凶之机要。视表知里,诊候处方,常怀拯物之心,并救含灵之苦。苟用药有准,则厥疾必瘳。若能留心于斯,具而学之,则为医之道,尽善尽美,触事皆通矣。

21. 危亦林《世医得效方》

夫病者悬命医师,方必对脉,药必疗病,譬之抽关启钥,应手而决,斯善之有善矣。

22.《小儿卫生总微论方》

(1)凡为医之道,必先正己,然后正物。正己者,谓能明理以尽术也;正物者,谓能用药以对病也。如此,然后则事必济而功必著矣。若不能正己,则岂能正物,则岂能愈疾!

(2)凡为医者,性存温雅,志必谦恭,动须礼节,举止和柔,无自妄尊,不可矫饰。

(3)广收方论,博通义理,明运气,晓阴阳,善诊切,精察视,辨真伪,分寒热,审标本,识轻重。

(4)疾小不可言大,事易不可云难,贫富用心皆一,贵贱使药无别。苟能如此,于道几希;反是者,为生灵之巨寇。

(5)凡为医者,遇有请召,不择高下,远近必赴。如到其家,须先问曾请未曾请师,即问曾进是何汤药,已未经下,乃可得知虚实也。如已曾经下,即虚矣。更可消息参详,则无误矣。

23. 曾世荣《活幼心书》

(1)为医先要去贪嗔,用药但凭真实心,富不过求贫不倦,神明所在俨如临。

(2)医门一业,慈爱为先,尝存救治之心,方集古贤之行。近世医者,诊察诸疾,未言理疗,訾毁前医,不量病有浅深,效有迟速,亦有阴虚阳实,禽合转移,初无定论,惟务妒贤嫉能,利己害人,惊谲病家,意图浓赂,尤见不仁之心甚矣。

(3)凡有请召,不以昼夜寒暑远近亲疏,富贵贫贱,闻命即赴。视彼之疾,举切吾身,药必用真,财无过望,推诚拯救,勿惮其劳,冥冥之中,自有神佑。

(4)医戒毁同道,大抵行医片言处,深思浅发要安详。更兼忠厚斯为美,切戒逢人恃己长。

24. 曾世荣《活幼口议》

(1)大凡人事,处性愚鲁,用心狠戾者,不可以学医。师不择善,祸难逃迹。其或秉志怯心,为性懦弱者,亦不可以言药。

(2)学者请预究其纯粹,施其精研,克效斯时,以副规矩,不可得而述者,医之良工也。

(3)信夫执术为医,荷术至重,其或轻举,有乎得失,稍失其理,如盲索途,事致疏虞,呜呼!断不复续,死不复生,哀哀之诚,谁与罹叹?

(4)须知医家者,流遵九道,聊伸鉴诫,犯者责己为幸,志在前贤圣哲,无时不习者,方可谓良医,受道之职也。果能守之以道,分之以安,天地副焉,神明钦焉。

(5)医之务业,其道有四,不可遗其一焉。行之恻悯,施之济惠,行之周至,受之平等。恻悯者,每务仁慈;济惠者,常加爱护;周至者,运用无亏;平等者,勿论高下。如此推诚,稍入医学之道。

(6)若也纵恣身心,嬉游妄作,以其访问,临时检束,以齐规矩,斯乃自败之端,殃积于后。

25. 张杲《医说》

(1)凡为医者,须略通古今,粗守仁义。绝驰骛利名之心,专博施救援之志。如此则心识自明,神物来相,又何戚戚沽名,龊龊求利也。

(2)医勿以色欲为贪。

26. 陈实功《医家五戒十要》

(1) 五戒

一戒：凡病家大小贫富人等，请观者便可往之，勿得迟延厌弃，欲往机时不往，不为平易。药金毋论轻重有无，当尽量一例施与，自然阴骘日增，无伤方寸。

二戒：凡视妇人及孀尼僧人等，必候侍者在旁，然后入房诊视，倘旁无伴，不可自看。假有不便之患，更宜真诚窥睹，虽对内人不可读，此因闺阃故也。

三戒：不得出脱病家珠珀珍贵等送病家合药，以虚存假换，如果该用，令彼自制人之。倘服不效，自无疑谤，亦不得称赞彼家特色之好，凡此等非君子也。

四戒：凡救世者，不可行乐登山，携酒游玩，又不可非时离去家中。凡有抱病至者，必当亲视用意发药，又要依经写出药帖，必不可杜撰药方，受人驳问。

五戒：凡娼妓及私伙家请看，亦当正已视如良家子女，不可他意见戏，以取不正，视毕便回。贫寨者药金可璧，看回只可与药，不可再去，以希邪淫之报。

(2) 十要

一要：先知儒理，然后方知医理，或内或外，勤读先古明医确论之书，须旦夕手不释卷，参明融化机变，印之在心，慧之于目，凡临证时自无差谬矣。

二要：选买药品，必遵雷公炮炙，药有依方修合者，又有因病随时加减者，汤散宜近备，丸丹须预制，常药愈久愈灵，钱药越陈越异，药不吝珍，终久必济。

三要：凡乡进同道之士，不可生轻侮傲慢之心，切要谦和谨慎，年尊者恭敬之，有学者帅事之，骄傲者逊让之，不及者荐拔之，如此自无谤怨，信和为贵也。

四要：治家与治病同，人之不惜元气，斫丧太过，百病生焉，轻则支离身体，重则丧命。治家若固根本而奢华，费用太过，轻则无积，重则贫窘。

五要：人之受命于天，不可负天之命。凡欲进取，当知彼心顺否，体认天道顺逆，凡顺取，人缘相庆，逆取，子孙不吉。为人何不轻利远害，以防还报之业也？

六要：里中亲友情，除婚丧疾病庆贺外，其余家务，至于馈送往来之礼，不可求奇好胜。凡飧只可一鱼一菜，一则省费，二则惜禄，谓广求不如俭用。

七要：贫困之家及游食僧道衙门差役人等，凡来看病，不可要他药钱，只当奉药。再遇贫难者，当量力微赠，方为仁术。不然有药而无伙食者，命亦难保也。

八要：凡有所畜，随其大小，便当置买产业以为根本，不可收买玩器及不紧物件，浪费钱财。又不可做银会酒会，有妨生意，必当一例禁之，自绝谤怨。

九要：凡室中所用各样物具，俱要精备齐整，不得临时缺少。又古今前贤书籍，及近时明公新刊医理词说，必寻参看以资学问，此诚为医家之本务也。

十要：凡奉官衙所请，必要速去，无得怠缓，要诚意恭敬，告明病源，开具方药。病愈之后，不得图求扁礼，亦不得言说民情，至生罪戾。闲不近公，自当守法。

27. 程国彭《医学心悟》

(1) 殊觉此道精微。思贵专一，不容浅尝者问津；学贵沉潜，不容浮躁者涉猎。其操术不可不工，其处心不可不慈，其读书明理，不至于豁然大悟不止。

(2) 博览群言，沉思力索，以造诣于精微之域，则心如明镜，笔发春花，于以拯救苍生，而药无虚发，方必有功。仰体天帝好生之心，修证菩提普救之念，俾闾阎昌炽，比户安和，永杜夭札之伤,咸登仁寿之域。岂非业医者所深快乎!

28. 程杏轩《医学溯源》

医家有割股之心,安得有轻忽人命者哉。

29. 费伯雄《医方论》

欲救人而学医则可,欲谋利而学医则不可。我若有疾,望医之救我者何如?我之父母妻子有疾,望医之相救者何如?易地以观,则利心自澹矣!利心澹则良心现,良心现斯畏心生。

30. 冯兆张《冯氏锦囊秘录》

(1)凡病家请看,当以病势缓急,为赴诊之先后。病势急者,先赴诊之,病势缓者,后赴诊之。勿以富贵贫贱,而诊视便有先后之分。用药复存上下之别,此心一有不诚,难图感格之功效。

(2)凡诊视妇女,及孀妇、尼姑,必俟侍者在旁,然后入房观看,既可杜绝自己邪念,复可明白外人嫌疑,习久成自然,品行永勿坏矣。即至诊视娼妓人家,必要存心端正,视如良家子女,不可一毫邪心儿戏,以取不正之名,久获邪淫之报。

(3)凡诊视贫窘之家,及孤寡茕独,尤宜格外加意。盖富贵者,不愁无人调治,贫贱者,无力延请名师,何妨我施一刻之诚心,他便得一生之命活。至于孝嗣贤妇,因贫致病者,付药之外,量力周给,盖有药而无饮食,同归于死,务必生全,方为仁术。

(4)凡医者,当时以利物为念,不可任意行乐登山,携酒游玩。片时离寓。倘有暴病求援,宁无负彼倒悬望救之思,误人性命垂危之惨,要知所司何事。谚云:闲戏无益,惟勤有功。

(5)凡当道官府延请,尤宜速去诊视。盖富贵者,性急而躁,何苦延缓片时,受彼怨尤轻薄。至于病愈之后,切勿图求匾礼,盖受人赐者常畏人,况富贵之人,喜怒不常,求荣常多受辱。至于说人情,图厚利,尤多变生罪戾,牵涉荡费已财。故清高之术,尤必要立清高之品也。

31. 傅青主《霜红龛集》

生理何颜面,柴胡骨相寒。为人储得药,如我病差安。裹叠行云过,浮沉走水看。下帘还自笑,诗兴未须阑。

32. 龚廷贤《万病回春》

(1)夫医为仁道,况授受相传,原系一体同道,虽有毫末之差,彼此亦当护庇,慎勿訾毁。斯不失忠厚之心也。吾道中有等无形之徒,专一夸己之长,形人之短,每至病家,不问疾疴,惟毁前医之过,以骇患者。

(2)医道,古称仙道也,原为活人。今世之医,多不知此义,每于富者用心,贫者忽略,此非医者之恒情,殆非仁术也。以余论之,医乃生死所寄,责任非轻,岂可因其贫富而我为厚薄哉?

(3)一存仁心,乃是良箴,博施济众,惠泽斯深。二通儒道,儒医世宝,道理贵明,群书当考。三精脉理,宜分表里,指下既明,沉疴可起。四识病原,生死敢言,医家至此,始至专门。五知气运,以明岁序,补泻温凉,按时处治。六明经络,认病不错,脏腑洞然,今之扁鹊。七识药性,立方应病,不辨温凉,恐伤性命。八会炮制,火候详细,太过不及,安危所系。九莫嫉妒,因人好恶,天理昭然,速当悔晤。十勿重利,当存仁义,贫富虽殊,药施无二。

33. 龚廷贤《鲁府禁方·卷四·医有百药》

古之圣人,其为善也,无小而不崇;其于恶者,无微而不改。

34. 龚信《古今医鉴》

(1)今之明医,心存仁义;博览群书,精通道艺。洞晓阴阳,明知运气;药辨温凉,脉分表里。治用补泻,病审虚实;因病制方,对症投剂。妙法在心,活变不滞;不炫虚名,惟期博济。不计其功,不谋其利;不论贫富,药施一例。起死回生,恩同天地;如此明医,芳垂万世。

(2)今之庸医,炫奇立异,不学经书,不通字义。妄自矜夸,以欺当世;争趋人门,不速自至。时献苞苴,问病为意;自逞明能,百般贡谀。病家不审,模糊处治;不察病原,不分虚实。不畏生死,孟浪一试;忽然病变,急自散去。误人性命,希图微利;如此庸医,可耻可忌。

(3)至重惟人命,最难却是医。病源须洞察,药饵要详施。当奏万全效,莫趁十年时。死生关系大,惟有上天知。叮咛同志者,济世务如斯。

35. 顾世澄《疡医大全》

(1)医士贫富一体,细心审察定方,疗一轻疾,不取酬。一功。疗一关系性命重疾,虽取酬。准十功。不取酬者。准百功。若待极贫人,并能施药不吝,照钱数记功。虽一剂药不满十文,亦准一功。

(2)不因钱少银低迟滞。不因饮酒宴乐推辞。不因严寒暑雨,惮于远赴。

(3)诊脉不轻率。用药极慎重。不因错认病证,曲自回护。认病不真实,必令邀医会议。细心询问病由。不可以病试药。不用霸道药,求其速效。不用相反药,迟其痊愈。疾本易治,故意延之,以图厚谢,不因重病险疮,背勒厚谢。

(4)不与同道水火,误及患者。不妄惊病家。不哄用假药。不轻忽贫贱患者。肯捐药救治贫病。不定乘车轿费人财物。

36. 怀抱奇《古今医彻》

(1)医本仁术也。见人疾苦,则起悲悯,伊之属望既殷,非我救之而谁哉。

(2)夫医必爱自重,而后可临大病而足托。

(3)医之为道,无论富贵贫贱,闺阃有疾,必藉手焉。

(4)医之临病,胜于临敌。运筹帷幄之中,决胜千里之外,良将是也。存乎呼吸之间,而远退二竖之舍,良医是也。

37. 江涵暾《笔花医镜》

人之性命在我掌握中,专心揣求尚虞有失,此事岂同儿戏乎。

38. 柯琴《伤寒来苏集》

世徒知通三才者为儒,而不知不通三才之理者,更不可言医。

39. 寇平《全幼心鉴》

（1）为医者当自存好心，彼之病犹己之病，药契天不敢以一毫客气，勿问贫富贵贱，则与善药，专以救人为念，以慕尊生乐道之意，造物者自祐之以福。

（2）今有一等医士，用心不臧，乘人之急，才见一病，视为奇货，不用的剂，惟恐效速，是祸不极而功不大。或以一二药为秘传，不肯示人。或已知前人已用之药，妄如一二味，改易其名便为秘方，以惑众听。又有一等，平昔初无寸长，全恃吻口，强谈谎说，及至治病，莫能措手。病家未免他身，同道至门，便为仇雠，枉用小人之心而终不曾见本事。此皆含灵之巨贼。又有一等，惟务奔驰，争趋人门，不请自至，时献苞苴，以问病为由，自逞明能，漫谈毕说，出示一人，且云是某处收效，某处曾用此等，无非贡谀病家无主，易于摇惑，则便修合，忽然病变，急自散去，病家虽悔何及。

（3）医要十全，一要识字，二晓阴阳，三通运气，四辨浮沉，五知反恶，六会针灸，七尝药性，八观虚实，九要礼貌，十要人和，此乃十全也。

（4）何为三德？一德者深明仁义，博览经书，通三教之幽微，知性命之理趣，仁在昆虫之外，智超众人之前，此为一德也。二德者情性敦厚，道艺深沉，正值处德，心善无毒，艳色红妆，见如不睹，笙箫嘹亮，听若不闻，锦绣罗绮，观如流水，满堂金玉，视若浮云，千锺之禄不可费其志，万锺之贵不可损其心，不可为其财而损其德，不可为其利而损其仁，此乃二德也。三德者痴聋喑哑不可以欺瞒，英雄豪杰不可以趋奉，富贵之家不可以犀象脑子以为圆，贫贱之家不可以麻渣曲末以为散。高低无二药，贫贱一般医。上不欺乎天，下不欺乎地，中不欺乎人，依方修合，积德救人。

40. 雷丰《时病论》

（1）医以苏人之困，拯人之危，性命为重，功利为轻，而可稍存嫉妒哉！

（2）吾愿医者，必须志在轩岐，心存仲景，究四诊而治病，毫不自欺，方不愧为医者也。

41. 黎澄《南翁梦录》

医当有善艺又有仁心。

42. 李梴《医学入门》

（1）医司人命，非质实而无伪，性静而有恒，真知阴功之趣者，未可轻易以习医。志既立矣，却可商量用工。

（2）如诊妇女，须托其至亲，先问症色与舌及所饮食，然后随其所便，或症重而就床隔帐诊之，或症轻而就门隔帷诊之，亦必以薄纱罩手。贫家不便，医者自袖薄纱。寡妇室女，愈加敬谨，此非小节。

（3）治病既愈，亦医家分内事也。纵守清素，藉此治生，亦不可过取重索，但当听其所酬。如病家赤贫，一毫不取，尤见其仁且廉也。盖人不能报，天必报之，如是而立心，而术有不明不行者哉！

（4）读《入门》书，而不从头至尾灵精熟得一方一论，而便谓能医者，欺也；熟读而不思悟融会贯通者，欺也；悟后而不早起静坐调息，以为诊视之地者，欺也；诊脉而不以实告者，欺也；论方用药，潦草而不精详者，欺也！病愈后而希望贪求，不脱市井风味者，欺也！盖不患医之无利，特患医之不明耳。屡用屡验，而心有所得，不纂集以补报天地，公于人人者,亦欺也。欺则良知日以蔽塞,而医道终失;不欺则良知日益发挥,而医道愈昌。

43. 李时珍《本草纲目》

医之为道,若子用之以卫生,而推之以济世,故称仁术。

44. 李中梓《医宗必读》

(1)行欲方而智欲圆,心欲小而胆欲大。唔乎! 医之神良,尽于此矣。

(2)宅心醇谨,举动安和,言无轻吐,目无乱观,忌心勿起,贪念罔生,毋忽贫贱,毋惮疲劳,检医典而精求,对疾苦而悲悯,如是者谓之行方。

(3)望、闻、问、切宜详,补、泻、寒、温须辨,当思人命至重,冥报难逃,一旦差讹,永劫莫忏,乌容不慎,如是者谓之心小。

(4)禀赋有厚薄,年岁有老少,身形有肥瘦,性情有缓急,境地有贵贱,风气有柔强,天时有寒热,昼夜有重轻,气色有吉凶,声音有高下,受病有久新,运气有太过不及,知常知变,能神能明,如是者谓之智圆。

45. 刘纯《杂病治例》

(1)早起晏眠,不可片时离店中。凡有抱病者至,必亲自诊视,用心发药,莫仍前,只靠郎中,惟务安闲。盖一日之计在于寅,一生之计在于勤。

(2)照彼中乡原立价,一则有益于己,二则同道不怪。仍可饶药,不可减价。谚云:不怕你卖,只怕你坏。

(3)行医及开首发药,当依经方写出药贴,不可杜撰药名,胡写秘方,受人驳问。

(4)同道中切宜谦和,不可傲慢于人。年尊者恭敬之。有学者师事之。倘有医头,但当义让,不可攘夺,致招怨谤。经云:礼之用,和为贵。

(5)郎中磨作,量其所入,可用几人。莫言人多好看,工价虽廉,食用甚贵。

(6)不可轻信人言,求为学官。加尔只身年幼,难以支持,恐因虚名,而妨实利也。

(7)开筵会客,命妓作乐,非不美也。当有故而为之,量力而行之。若不守本业,惟务宴逸,其窘可待矣。及有行院干谒,送至茶笔扇帕之类,初焉便不可接,当赠汤药一二贴,连物回还,自然绝其后患,若图风流之报。故《太上经》曰:乐与饵,过客止。宜细末之。

(8)药术全据利泽心,活人阴在居仁。若无道谊精诚者,必有神明暗伺人。济物共登同寿域,修真半养自家身。杏林橘井俱陈迹,尚赖余芳种德新。

(9)但以活人之心为心,本于因民之所利而利之,一则生意自有,二则祸患自无也。

46. 毛世洪《医学三信编》

(1)凡遇贫贱之人,当存救济之心,勿因其简慢无酬而怠忽。勿因其卑陋无礼而遂弃。

(2)今人往往不能终其天年而夭折于病,或又不死于病而多死于药,岂不哀哉。大凡草药单方,举世信之,倘服不对证,一害也。又或隐病讳而不告医者,二害也。又不能真知其理,适有对症之方妄自增减,三害也。亲朋荐医,雄黄鼓舌,朝张暮李,功咎罔知,四害也。至若市中购药,真赝莫辨,贵贱分量,一任枝梧,五害也。倘有高明仁德之士,有感予言,必须明告病家,正言雄辩,以杜其害,故谓之曰恒情。

47. 孟今氏《医医医》

(1)医道务从正心博学为体,而以继往开来为用。

(2)富贵不易其心,所谓宁可人负我,不可我负人,此正心之说也,即自医之第一方也。

48.缪希雍《本草经疏·祝医五则》

凡作医师,宜先虚怀。灵知空洞,本无一物。苟执我见,便与物对。我见坚固,势必轻人。我是人非,与境角立。一灵空窍,动为所塞。虽日亲至人,终不获益。白首故吾,良可悲已。

49.潘楫《医灯续焰》

(1)当自重,不当自轻。自重必多道气,自轻必无恒心。

(2)当自谦,不当自傲。自谦者久必学进,自傲者久必术疏。

(3)当计功,不当计利。计功则用心于治病而伎巧生,计利则心于肥家而诡诈出。

(4)当怜贫,不当谄富。怜贫则不择人而医,阴德无穷。谄富则不待请而至,卑污莫状。

50.裴一中《言医·序》

(1)学不贯今古,识不通天人,才不近仙,心不近佛者,宁耕田织布取衣食耳,断不可作医以误世!

(2)医,故神圣之业,非后世读书未成,生计未就,择术而居之具也。是必慧有夙因,念有专习,穷致天人之理,精思竭虑于古今之书,而后可言医。

51.沈德潜《叶香岩传》

医可为而不可为,必天资敏悟,读万卷书,而后可借术济世。不然,鲜有不杀人者,是以药饵为刀刃也。吾死,子孙慎勿轻言医。

52.孙震元《疡科会粹》

(1)况医司人命,任大责重,不可轻易,临病之际,兢兢业业,心到眼到、手到,因病立方,因方用药,视人之疾,如己之疾,不别其贵贱亲疏,推广天地好生之德,贫则施惠,富不苟取,推诚拯救,务俾此业为仁术,勿为盗环劫人于道路。

(2)医乃九流中之高术,人称曰医师,岂可使下同于盗哉。

53.王孟英《言医选评》

(1)首要体贴人情,临证用药,务期切病,不可故尚珍贵,以糜人财。

(2)有学无识,一也;有识无胆,二也;知常不知变,三也;意有他属,四也;心烦冗时,五也;偶值精神疲倦,六也。为医者,不可不深加自省也。

(3)至有一等重惜名誉,知有生机而袖手;更有一等中怀势利,因富贵贫贱而歧心;甚有一等未经明理,强作知医,而率意妄投汤剂,以致误彼苍生者。

54.王清任《医林改错》

医,仁术也。乃或术而无仁,则贪医足以误世;或仁而无术,则庸医足以杀人。

55.王绍隆《医灯续焰》

(1)医以活人为心。故曰,医乃仁术。

(2)当自重,不当自轻;当自谦,不当自傲;当计功,不当计利;当怜贫,不当谄富。

(3)医虽小道,实具甚深三味。须收摄心体,涵泳性灵,动中习存,忙中习定。

(4)必有忍,其乃有济;有容,德乃大。医者术业既高,则同类不能无忌。识见出众,则庸庶不能无疑。疑与忌合,而诽谤指责,无所不至矣。须容之于不校,付之于无心,而但尽力于所事。间有排挤殴詈,形之辞色者,亦须以曾子三自反之法应之。彼以逆来,我以顺受。处之超然,待之有礼,勿使病家动念可也。"

56. 王旭高《西溪书屋夜话录》

(1)医仁术也,其心仁,其术智,爱人好生为之仁,聪明权变为之智,仁有余而智不足,尚不失为诚厚之士,若智有余而仁不足,则流为欺世虚狂之徒。

(2)一要工候,二要见识,三要人品,四要时运,五要人情,六要旁衬。旁衬者,亲戚交游皆好,住宅房屋华美,此二者亦扶助之一种。七要不贪利。贪图多看,必多失误。八要寡言语。言多必败。九要不游玩。心耽游玩,必多失察。十要存心地。

(3)存心积善以济人。

57. 王燕昌《王氏医存》

诊室女视如侄女,诊幼妇视如姐妹嫂娣。故在闺门言病,则有引证比例,无谈笑戏谑。或脉证未明,病家之夫姑婶嫂妈姆等人,宜代为明告,纵有隐暗苦疾,万勿忍而不语,倘致遗误,是自贻害耳!

58. 吴楚《吴氏医话二则》

(1)人有病,医亦有病。欲医人,先医医。人病不藉医,安能去病。医病不自医,安能医人。夫人病不医,伤在性命。医病不医,伤在阴骘。性命伤仅一身之害也,阴骘伤乃子孙之害也。

(2)医以生人,亦以杀人。夫医所以生人也,而何以亦杀人?惟学则能生人,不学则适足杀人。盖不学则无以广其识,不学则无以明其理,不学不能得其精,不学则不能通其权、达其变,不学则不能正其讹、去其弊。如是则冒昧从事,其不至杀人也,凡希矣。

(3)故善学者,不论有传无传,总非求得乎古昔圣贤之理不可也,欲深得乎古昔圣贤之理,则非多读书不可也。自《灵》《素》而下以及于近代诸书,无不细心探讨,而又参考互订。就其旨归,别其醇疵,辨其得失,弃其糟粕,取其精微,悉其源流,悟其奥义。夫然后识高理透,眼快心灵。凡遇一病必认得准,拿得定,不为邪说所惑,不为假象所欺,不为俗说所扰,得心应手,实能起死回生,肉人白骨。以此言学则真学也,学真而术自神矣。

(4)又且有一味世法,只教人行医,不教人知医。但授以保名获利之方,而于人之死生置之勿问。或示以不担利害之法,而于病之缓急置而不言。而学医者遂谓道在是矣,及其临症施治,非隔靴搔痒,即傍皮切血,非画饼充饥,即鸩酒解渴。此术之不精,由学之不足也。

59. 吴谦《医宗金鉴·凡例》

医者,书不熟则理不明,理不明则识不精。

60. 吴瑭《医医病书》

(1)医虽小道,非真能格致诚正者不能。

(2)医也,儒也,德为尚矣。

61. 吴瑭《温病条辨·苏序》

医,任道也,而必智以先,勇以副之,仁以成之。

62. 吴瑭《温病条辨·自序》

生民何辜,不死于病而死于医,是有医不若无医也,学医不精,不若不学医也。

63. 吴亦鼎《神灸经论》

(1)诊病必详问病因,参以色脉,务得其表里虚实,不敢少存率略。立方不拘大小奇偶,必法古而不滞于古,务期当理中病。用药不取隐僻奇异之品,用引不过借以引经,不学时习多选新奇希贵之物,以标异邀名,作难文过。

(2)病有万变,治亦有万变。非具圣明之质,不能尽彻其微。予或心有疑似,即使就正明哲,不敢苟且误人。

64. 夏鼎《幼科铁镜》

残忍之人必不恻怛,不可学。驰骛之人必无静气,不可学。愚下之人必无慧思,不可学。卤莽之人必不思索,不可学。犹豫之人必无定见,不可学。固执之人必不融通,不可学。轻浮之人必多忽略,不可学。急遽之人必期速效,不可学。怠缓之人必多逡巡,不可学。宿怨之人借此报复,不可学。自是之人必以非为是,不可学。悭吝之人必以此居奇,不可学。贪婪之人必以此网利,不可学。

65. 萧京《轩岐救正论》

(1)僭评诸医学识才品,淑慝贞邪,悬此明鉴,愿医为上医,愿人择好医耳。

(2)凡诊疾无论贵若王侯卿相,贱如倩仆丐儿,皆一视同仁,亦无计恭慢恩怨,悉心救疗。遇有奇病未明,我见不到处,便令其延识者商治,勿专私意,勿违我短,勿没人长,期愈人病。遇急来请,勿避风雨,此便是受用不尽的德也。

(3)所谓名医者,非明良之士,乃庸手粗工,貌无实学,巧窃虚声,以炫人者也。

(4)今之承籍者,多恃炫名,不能精心研习。郡国诸人皆尚声誉,不取实学,闻风竞往。

(5)凡有治疗率尔狂诞,偶然幸效,需索百端,至误伤则曰尽命。俗多习此为套,而曰医学无难。语云:学到知羞处,方知艺不精,则又渐灭愧耻之心矣。

66. 徐春甫《古今医统大全》

(1)相彼天下之人所重者生也,生之所系者医也,医之所原者理也。

(2)医本活人,学之不精,反为夭折。

(3)医学贵精,不精则害人匪细。

(4)医惟大道之奥,性命存焉。凡业者必要精心研究,以抵於极,毋谓易以欺人,惟图侥幸。道艺自精,必有知者,总不谋利于人,自有正谊在己。《易》曰:积善积恶,殃庆各以其类至。安得谓不利乎?

(5)医当戒巧彰虚誉。

67. 徐大椿《洄溪医案》

余遂导以行医之要,惟存心救人,小心谨慎……若欺世徇人,止知求利,乱投重剂,一或有误,无从挽回,病者纵不知,我心何忍。

68. 徐大椿《医学源流论》

(1)医之高下不齐,此不可勉强者也。然果能尽智竭谋,小心谨慎,犹不至于杀人。

(2) 故医者能正其心术,虽学不足,犹不至于害人,况果能虚心笃学,则学日进。学日进,则每治必愈,而声名日起,自然求之者众,而利亦随之。若专于求利,则名利必两失,医者何苦舍此而蹈彼也。

(3) 为医者,无一病不穷究其因,无一方不洞悉其理,无一药不精通其性。

69. 徐延祚《医粹精言》

(1) 读书而不临症不可以为医,临症而不读书亦不可以为医。

(2) 无卓识不可以为医,失厚道曷足以济世。

(3) 人有富贵贫贱,病无彼此亲疏,医当一例诊之,不失心存普济。

(4) 医者治病不至诚,无以察病之根源。病家延医不至诚,不能感医之谆切。

70. 叶桂《临证指南医案》

(1) 良医处世,不矜名,不计利,此其立德也;挽回造化,立起沉疴,此其立功也;阐发蕴奥,聿著方书,此其立言也。

(2) 夫以利济存心,则其学业必能日造乎高明;若仅为衣食计,则其知识自必终囿于庸俗。

71. 喻昌《医门法律》

(1) 医之为道大矣,医之为任重矣。

(2) 医,仁术也,仁人君子,必笃于情,则视人犹己,问其所苦,自无不到之处。

(3) 不学无术,急于求售,医之过也。

72. 张介宾《景岳全书》

(1) 必有真人,而后有真知;必有真知,而后有真医。

(2) 凡看病施治,贵乎精一……治病用药,本贵精专,尤宜勇敢。

(3) 吾尽吾心,菲不好生,然势有不由我者,不得不见机进止。

(4) 一言失当,则遗祸无穷;一剂妄投,则害人不浅。

73. 张介宾《类经图翼》

惟是死生反掌,千里毫厘,攸系匪轻,谭非容易。故不有精敏之思,不足以察隐,不有果敢之勇,不足以回天;不有圆融之智,不足以通变,不有坚持之守,不足以万全。凡此四者,缺一不可,必欲备之,则惟有穷理尽性,格物致知,以求圣人之心斯可也。

74. 张璐《诊宗三昧》

欺世盗名,借口给之便佞,赖声气之交通,高车衍术,曲体趋时,日杀无辜,以充食客之肠。竭厥心力,以博妻孥之笑。斯皆地狱种子,沉沦业识之故。

75. 章楠《医门棒喝》

医虽小道,职是业者,岂可不知自重哉!

76. 赵濂《医门补要》

是以医贵乎精,学贵乎博,识贵乎卓,心贵乎虚,业贵乎专,言贵乎显,法贵乎活,方贵乎纯,治贵乎巧,效贵乎捷,知乎此,则医之能事毕矣。

77. 赵献可《医贯》

夫有仁术,有医道,术可暂行一世,道则流芳千古。

78. 张锡纯《医学衷中参西录》

(1)人生有大愿力而后有大建树……学医者为身家温饱计则愿力小,为济世活人则愿力大。

(2)吾人生古人之后,贵发古人所未发,不可以古人之才智囿我,实贵以古人之才智启我,然后医学有进步也。

二、近现代时期

1. 陈灏珠

(1)心动图、超声心动图再先进也不能代替医生问病史、做检查。因为视触叩听永远是诊断疾病、把握疾病的客观依据。更重要的是,患者会在医生问病史、做检查的过程中感受到人性的温暖。如果不给患者以人性的温暖,把患者视作等待修理的机器,那即使有再丰富的医学知识也不可能成为一个真正的好医生。

(2)医学是生命的科学,医生面对的是生命,最重要的是要有一种敬畏生命的人文精神。

(3)做医生要有事业心,因为医生不仅仅是一份赚钱营生的职业,更是一份值得为之奋斗的事业。一定要用事业的追求去践行职业的责任。

2. 陈可冀

(1)在科学研究和医疗方面,我们要有包容的思想;对患者,我们要有宽容的精神;在学术上,中、西医之间,各有优点,各有不足,我们应该互相学习、互相尊重、取长补短,因此,我们提倡"和谐创新"。

(2)医生应当精益求精,经常检查成功和失败的原因,改进治疗方案,同时要诚心诚意地对病家负责,实事求是。自信,但不能说空话。

3. 程门雪

(1)名医必然饱学,断无俭腹名医。

(2)我诗为上,书次之,医又次之。

4. 邓铁涛

医学是关乎国计民生的大事情、大学问,如孙思邈所说"医学乃真至危之事",不能以"至粗至浅之思"而草率从事。必须"精勤不倦",以人为本、以德为本。

5. 关幼波

当我真正理解了"知识的最大敌人,就是没有任何新的欲求"的时候,我每时每刻都准备向知识的大海,提出新的欲求,并决心在发展中医学术的征途中,继续向前挺进。

6. 顾玉东

一名医生只有把患者看成是培养自己成长的人,才能把他们的痛苦看成是自己的痛苦,一名医生也只有经常将心比心,把自己放在患者的地位加以思考,即人们常说的"心理换位",才会有一颗同情心,满腔热情地为他们服务。我想,这是成为一名合格医生的条件。

7. 何任

(1)要多读书,不断充实新知和创新。要多诊病,不断累积经验。我们要做到"上工十全其九",要把百分之九十的患者治好,学生教好。患者、学生的口碑就是对我们的肯定、鼓励。

(2)患者找你看病,就等于把他的生命完全交付给你。医生的任何一点轻率或自负,都有可能使患者付出痛苦乃至生命的代价。在这个问题上,容不得一点私心和粗心!

8. 贺普仁

(1)以医正人,以义正己。

(2)努力给患者解除病痛,真心实意为患者服务,就是医生最基本的医德。

9. 华益慰

(1)一个医生,只有从内心里尊重患者,才能对患者有耐心。

(2)生病本来就是一件不幸的事,很多人有病治不起,不到万不得已,是不会轻易住院的。廉洁是医生的本分,贪财图利,乘人之危,根本不配当医生。

10. 江育仁

作为一个年资较高的中医,身负着承前启后的双重任务,肩挑着医疗、教学、科研几付担子,责任是重大的。事物在发展,形势在前进,应当活到老,学到老,不断探索,向新的水平前进。

11. 孔伯华

精于医,仁而品,修于道,不问贫富济世为怀,治病救人,医之天职。

12. 林巧稚

(1)医生不知道患者的冷暖,没有与患者同呼吸共命运感情,怎么能治好病?

(2)我随时随地都是值班医生,无论是什么时候,无论在什么地方,救治危重的孕妇,都是我的职责。

(3)我们不仅要解除患者身体的痛苦,更要解除他们心灵上的痛苦。

(4)上帝如果让我继续生存在这个世界上,那么我存在的场所便是在医院病房,我存在的价值便是治病救人。

13. 李振华

(1)学中医要严谨治学,博采众长,刻意攻读,深求经旨,熟读经典,悉心揣摩,领悟真谛。

(2)人家既然找到我了,我就应该给人家看,这是我们的责任。

14. 刘渡舟

心如秋月,行如向壁;春风满面,蔼然可亲。

15. 刘仁廉

医学之道,非精不能明其理,非博不能致其得。

16. 郎景和

(1)我们可以认为医学是人类情感的一种表达,是维系人类自身价值,并保护其生存、生产能力的重要手段。

(2)自从有人类开始,便有了医学。尽管它的起动是原始的、落后的,甚至是自然性的、不自觉的,如对出血的局部压迫、病灶的烧灼、针砭等。也会遇到缺乏人道的"医疗"服务。但救死扶伤毕竟为人性善良的体现,进而成为文明社会的一种责任。

(3)医生给患者所开的第一张处方应该是关爱。

(4)医生载负着、体现着社会的精神道德底线,医生、公众与社会都应该维护它!

(5)我们要保持对医学人文的眷顾,营建医学活动的理性境界、完美天使的形象、赎救仁爱的诺亚方舟。

17.南丁格尔

护士的工作对象不是冷冰冰的石块、木头和纸片,而是有热血和生命的人类。护理工作是精细艺术中之最精细者,其中一个原因就是护士必须具有一颗同情的心和一双愿意工作的手。

18.秦伯未

(1)做人要有人格,看病要有医德,贫莫贫于无才,贱莫贱于无志,却此不可为良医。

(2)专一地研讨医学可以掘出运河,而整个文学修养的提高则有助于酿成江海。

(3)医非学养深者不足以鸣世。

19.裘法祖

(1)医术不论高低,医德最是重要。医生在技术上有高低之分,但在医德上必须是高尚的。要经常想到,医生是做人的工作,只有良好的医德、医风,才能发挥医术的作用。

(2)一个好的医生应该做到急患者之所急,想患者之所想,把患者当作自己的亲人。

(3)急患者之所急,想患者之所想,痛患者之所痛。

(4)技术有高低,但医德必须是高标准的。

(5)德不近佛者不可以为医,才不近仙者不可以为医。

20.裘吉生

见重症应用重药者,切勿顾忌,所谓救病如救火;急诊请诊虽深夜须急住;凡诊贫病更宜和蔼周到;诊妇女病,至深房必须病家有人陪同,为女医者亦然;立方须写简明脉案,使病者可知;写方勿过草;不可毁谤同道,勿自售秘药,如备药店所不卖之药,方子必须公开;病者一到,即宜诊治;遇危重患者勿在当面谢绝。

21.裘沛然

(1)夫医道为活人术,而古今名家果能生死肉骨者有几,一草一木之功用犹不易知,乃至配伍之变化,计量之轻重,标本缓急邪正虚实之辨析,均为极难明之事,医者可以雄谈惊座,惜肺腑不能言耳。

(2)中医工作者要有民族自尊心,一定要牢牢掌握中医学的精髓,同时还要有海纳百川的襟怀。学习不止是为了充实,更重要的是为了超越。

22.裘诗庭

(1)医之有道,能生死人而白肉骨,医者道少,即草菅人命。医士可不言道德哉。

(2)医生以道德为第一,学其次。盖医为斯命,虽学问渊博而诊治草率从事,不啻大盗之不操戈矛,杀人于不知不觉中。

23. 任继学

现在好多患者不富裕,看病贵,看病难,我们应尽量用有效且便宜的药品才是。

24. 施今墨

文人相轻,医者相轻,即损人名誉,又无补于社会,宜除之。

25. 吴阶平

(1)医生的服务对象是人。要做一名好医生,首先一点要研究人,全心全意为人民服务,这就是医德。医德不光是愿望,更是一种行动,这个行动要贯穿医疗的全过程,贯穿医生的整个行医生涯。

(2)做一名医生要有高尚的医德、精湛的医术,同时还必须取得患者的信任。

26. 吴孟超

(1)看病是人文医学,是人与人之间的沟通。一定要关心患者,爱护患者,热情接待患者。患者没有高低贵贱,医生要定好位,对患者要有信心、耐心、爱心、细心。医生没有挑选和应付患者的权利,只有为他们解除病痛的义务。

(2)医本仁术,医学是一门以心灵温暖心灵的科学,医生之于患者,其首要不在于手术做得如何流光溢彩,而在于如何向患者奉献天使般的温情。

27. 吴咸中

(1)在患者面前,我是个医生,医乃仁术,应施惠而莫图报。

(2)继承与发扬并重,科学与人文交融。

28. 吴以岭

一个医生的存在价值就是为处于痛苦中的患者解除病痛。

29. 萧龙友

以镜鉴人,不如以人鉴人。盖镜中影,衹自知无可比,而不如书中影,则使万世之人皆知也。伤寒诸书,仲景之影也。以之作鉴,则离神而取影,鉴中之影,皆非真影矣。学医者其鉴诸。

30. 颜正华

我有责任继续培养学生和医治患者,只要我的身体情况允许,就会继续工作下去。

31. 施今墨

我的经验都是从为病人治病中得来的,我要还给病人才对得起他们,才觉心安。

32. 岳美中

(1)做一名医生,有两条至为重要:一是治学,二是临证。治学,要忠诚于学术的真理,直至系之以命;临证,要真诚地对患者负责,此外绝无所求。只有这样,才能认真坦诚地对待患者,谦虚诚挚地对待同道,勇敢无畏地坚持真理,实事求是地对待成败。

(2)勤能补拙恒斯效,俭可养廉贞自清。

33. 张孝骞

(1)救死扶伤,解除患者痛苦,维护患者健康,是医务工作者的神圣职责。医务工作者除了要有过硬的业务技术外,更要有一颗全心全意为人民服务的心。这是基本的必备的条件。

(2)患者和医生,是战友,是同志,要善于向患者学习。

(3)仪表端庄、和蔼可亲、主动周到,不仅是一般服务态度问题,而且是临床工作的需要。因为良好的医德是赢得患者信任和协作的必要条件。

34. 钟南山

(1)医德最重要的是解决问题,而不仅仅是服务态度,只有服务意识,没有服务能力,体现不了良好的医德。

(2)医者负有操人命、决生死之重责,医德修养十分重要。

(3)战胜疫情,依靠的是实事求是、尊重事实的科学精神,依靠的是通力协作的团队精神,依靠的是医务人员忠于职守的创业精神。

35. 张学文

医生要敢于治病,善于辨病,全心全意尽心尽力对待患者。

36. 瞿文楼

治病求本,详诊细参,辨色看舌,务在精细。

37. 周礼荣

我时刻警告自己,第一想到的,假如我是患者,自己有病,希望医生如何做;第二想到的,假如患者是我的亲人,他们身患病痛,我将怎么做。因此,凡是对抢救患者有利的,即使要冒极大的风险,也坚决要做;凡是对自己有利而对患者不利的,就坚决不做。

38. 章次公

(1)儿女性情,英雄肝胆,神仙手眼,菩萨心肠。

(2)为医者,仲景之书固不可不读,而于历代名家医集,晚近中外科技书籍,以及其他笔记小说之类,凡有关医道者,胥应浏览,识见广邃,而后临床辨证论治,自可左右逢源,得心应手。

39. 赵炳南

医生掌握的是患者的生命,要以济世救人为主旨,尽自己所能及的技术,想方设法解除患者的痛苦,是医生的天职。

40. 周国平

(1)上天给了每个人一条命,一颗心,把命照看好,把心安顿好人生即是圆满。

(2)生命和精神是人身上最宝贵的东西,幸福和道德都要据此衡量。我得出结论是,幸福在于生命的单纯和精神的丰富,道德在于生命的善良和精神的高贵。

(3)女人分娩,患者求医,老人临终,都是生命中最脆弱的时刻,最需要人性的温暖。

(4)一个问题使我困惑良久,以拯救生命为使命的医学为什么如此缺少抚慰生命的善意?没有抚慰的善意,能有拯救的诚意吗?

(收集整理:代辰媛　黄　巍　张　芳　韩丽君)

附录3 古今中外励志名言警句

（1）爱因斯坦：在一个崇高的目的支持下，不停地工作，即使慢，也一定会获得成功。
有百折不挠的信念的所支持的人的意志，比那些似乎是无敌的物质力量有更强大的威力。

（2）加里宁：只有向自己提出伟大理想，并以自己全部的力量为之奋斗的人，才是最幸福的。

（3）安格尔：所有坚韧不拔的努力迟早会取得报酬的。

（4）李大钊：凡事都要脚踏实地去作，不驰于空想，不骛于虚声，而惟以求真的态度作踏实的工夫。以此态度求学，则真理可明，以此态度作事，则功业可就。

（5）高尔基：青春是一个普通的名称，它是幸福美好的，但它也充满着艰苦的磨炼。
把语言化为行动，比把行动化为语言困难得多。哪怕是自己的一点小小的克制，也会使人变得强而有力。

（6）纳尔逊：没有尝试，就没有成功；唯有面对困难或危险，才会激起更高一程的决心和勇气。

（7）斯大林：青年是我们的未来，是我们的希望。青年应当接替我们老年人。青年应当举起我们的旗帜直到胜利的终点。

（8）果戈里：青春之所以幸福，就因为它有前途。

（9）戴尔·卡耐基：多数人都拥有自己不了解的能力和机会，都有可能做到未曾梦想的事情。

（10）加里宁：无论哪个时代，青年的特点总是怀抱着名种理想和幻想。这并不是什么毛病，而是一种宝贵品质。

（11）居里夫人：咱们应有恒心，尤其要有自信心！咱们务必坚信，咱们的天赋是要用来做某种事情的。如果能追随理想而生活，本着正直自由的精神勇往直前的毅力诚实不自欺的思想而利，则定能臻于至美至善的境地。

（12）张闻天：人生要有意义只有发扬生命，快乐就是发扬生命的方法。

（13）雨果：进步，意味着目标不断前移，阶段不断更新，它的视野不断变化。一个有坚强心志的人，财产可以被人掠夺，勇气却不会被人剥夺的。

（14）茅以升：人的大脑和肢体一样，多用则灵，不用则废；困难只能吓倒懦夫懒汉，而胜利永远属于敢于攀登科学高峰的人。

（15）托·卡莱尔：青春是人生最快乐的时光，但这种快乐往往完全是因为它充满着希望，而不是因为得到了什么或逃避了什么。

（16）鲁迅：什么是路？就是从没路的地方践踏出来的，从只有荆棘的地方开辟出来的。
在生活的路上，将血一滴一滴地滴过去，去饲别人。虽自觉渐渐瘦弱，也以为快活。
时间就像海绵里的水，只要愿挤，总还是有的。

(17)伏契克:我们曾经为欢乐而斗争,我们将要为欢乐而死。因此,悲哀永远不要同我们的名字联在一起。

(18)伏尔泰:伟大的事业需要始终不渝的精神。

人生布满了荆棘,我们想的惟一办法是从那些荆棘上迅速跨过。

(19)塞内加:交好运令人羡慕,而战胜厄运令人敬佩。

(20)陈独秀:青春如初春,如朝日,如百卉之萌动,如利刃之新发于硎,人生最宝贵之时期也。

青年之于社会,犹新鲜活泼细胞之在身。

(21)车尔尼雪夫斯基:历史的道路不是涅瓦大街上的人行道,它完全是在田野中前进的,有时穿过尘埃,有时穿过泥泞,有时横渡沼泽,有时行经丛林。

(22)肖乾旭:有些事情不是难以做到才失去信心,而是因为失去信心才难以做到。

(23)卓别林:时间是一个伟大的作者,它会给每个人写出完美的结局来。

(24)莉莱:赢得好射手美名并非由于他的弓箭,而是由于他的目标。

(25)稻盛和夫:人生的道路都是由心来描绘的。所以,无论自己处于多么严酷的境遇之中,心头都不应为悲观的思想所萦绕。

(26)歌德:要成就大事业就要趁青年时代。

(27)卢梭:要使整个人生都过得舒适、愉快,这是不可能的,因为人类必须具备一种能应付逆境的态度。

(28)莎士比亚:一个最困苦、最卑贱、最为命运所屈辱的人,只要还抱有希望,便无所怨惧。不管饕餮的时间怎样吞噬着一切,我们要在这一息尚存的时候,努力博取我们的声誉,使时间的镰刀不能伤害我们。青春是块原料,迟早要制作成形。

(29)马尔顿:坚强的信心,能使平凡的人做出惊人的事业。

(30)郭沫若:一个人总是有些拂逆的遭遇才好,不然是会不知不觉地消沉下去的,人只怕自己倒,别人骂不倒。

(31)林肯:喷泉的高度不会超过它的源头;一个人的事业也是这样,他的成就绝不会超过自己的信念。黄金诚然是宝贵的,但是生气蓬勃勇敢的爱国者却比黄金更为宝贵。

(32)塞·约翰生:成大事不在于力量的大小,而在于能坚持多久。

(33)保罗:人生就像一本书,傻瓜们走马看花似地随手翻阅它,聪明的人用心地阅读它。因为他知道这本书只能读一次。

(34)宣永光:困难是欺软怕硬的。你越畏惧它,它愈威吓你。你愈不将它放在眼里,它愈对你表示恭顺。

(35)狄更斯:我想一切胸襟宽广的人都有雄心大志;但是我所器重的心怀大志的人,却是那些坚定而有信心地走这条道路的人,而不是那些企图一蹴而就浅尝辄止的人。顽强的毅力可以征服世界上任何一座高峰!

(36)拉罗什夫科:取得成就时坚持不懈,要比遭到失败时顽强不屈更重要。

(37)巴斯德:字典里最重要的三个词,就是意志工作等待。我将要在这三块基石上建立我成功的金字塔。

(38)白哲特:坚强的信念能赢得强者的心,并使他们变得更坚强。

(39)席德布郎:青年是生命之晨,是日之黎明,充满了纯净幻想及和谐。

(40)弗洛伊德:人生就像弈棋,一步失误,全盘皆输,这是令人悲哀之事;而且人生还不如弈棋,不可能再来一局,也不能悔棋。

(41)邓中夏:哪有斩不断的荆棘?哪有打不死的豺虎?哪有推不翻的山岳?你只需奋斗着,猛勇地奋斗着;持续着,永远的持续着,胜利就是你的了。

(42)郑秀芳:只要厄运打不垮信念,希望之光就会驱散绝望之云。

(43)富兰克林:失足可以很快弥补,失言却可能永远无法补救。

(44)贝弗里奇:青年的敏感和独创精神,一经与成熟科学家丰富的知识和经验相结合,就能相得益彰。

(45)司汤达:一个人只要强烈地坚持不懈地追求,他就能达到目的。

(46)刘墉:要有一颗很热的心,一双冷若冰霜的眼,一双很勤劳的手,两条很忙的腿和一种很自由的心情。

(47)拉法耶特夫人:要获得理智,须付出昂贵的代价,它必须以青春为代价。

(48)冯学峰:当一个人用工作去迎接光明,光明很快就会来照耀着他。

(49)库法耶夫:书不仅是生活,而且是现在过去和未来文化生活的源泉。

(50)大仲马:自信和希望是青年的特权。

(51)爱默生:在年轻人的颈项上,没有什么东西比事业心这颗灿烂的宝珠更迷人了。

(52)旋国章:丝染无复白,鬓白无重黑,努力爱青春,一失不再得。

(53)塞涅卡:真正的人生,只有在经过艰难卓绝的斗争之后才能实现。

(54)穆泰奈比:人们的毅力是衡量决心的尺度。

(55)莱辛:走得最慢的人,只要他不丧失目标,也比漫无目的地徘徊的人走得快。

(56)杰弗逊:从不浪费时间的人,没有工夫抱怨时间不够。

(57)大仲马:乐观是一首激昂优美的进行曲,时刻鼓舞着你向事业的大路勇猛前进。

(58)贝多芬:涓滴之水终可以磨损大石,不是由于它力量强大,而是由于昼夜不舍的滴坠。我要扼住命运的咽喉,它无法使我完全屈服。

(59)孔繁森:老是把自己当珍珠,就时常有怕被埋没的痛苦。把自己当泥土吧!让众人把你踩成路。

(60)金斯莱:永没没有人力可以击退一个坚决强毅的希望。

(61)华特·贝基霍:强烈的信仰会赢取坚强的人,然后又使他们更坚强。

(62)雷锋:青春啊,永远是美好的,可是真正的青春,只属于这些力争上游的人,永远忘我劳动的人,永远谦虚的人。

(63)奥斯特洛夫斯基:人的一生可能燃烧也可能腐朽。我不能腐朽,我愿意燃烧起来。

(64)伏尔泰:要在这个世界上获得成功,就必须坚持到底:至死都不能放手。

(65)车尔尼雪夫斯基:只有毅力才能使我们成功。而毅力是来源于毫不动摇,坚决采取为达到成功而需要的手段。

(66)傅佩荣:成功就像一座平衡的秤,一边是努力,一边是快乐;付出的多,收获的也多。

(67)陀思妥耶夫斯基:要正直地生活,别想入非非！要诚实地工作,才能前程远大。

(68)蒋勋:我的生命,如果有一个不可妥协、誓不两立的敌人,不会是别人,恰恰就是我自己呀！

(69)吕坤:把意念深潜得下,何理不可得,把志气奋发起,何事不可做。

(70)席慕蓉:人生像攀登一座山,而找寻出路,却是一种领悟的过程,咱们应当在这过程中,领悟稳定冷静,领悟如何从慌乱中找到生机。

(71)松下幸之助:自古以来的伟人,大多是抱着不屈不挠的精神,从逆境中挣扎奋斗过来的。

(72)屠格涅夫:啊,青春！青春！或许你美妙的全部奥秘不在于能够做出一切,而在于希望做出一切。

(73)佩恩:没有播种,何来收获;没有辛苦,何来成功;没有磨难,何来荣耀;没有挫折,何来辉煌。

(74)夏·勃朗特:在奉献的幸福之怀中,只要觉察到一点耻辱的渣滓或一丝悔恨的苦味,青春就会立即逝去。

(75)华罗庚:要循序渐进！我走过的路,就是一条循序渐进的道路。聪明出于勤奋,天才在于积累。面对悬崖峭壁,一百年也看不出一条缝来,但用斧凿,得进一寸进一寸,得进一尺进一尺,不断积累,飞跃必来,突破随之。

(76)别林斯基:青春在人的一生中只有一次,而青春时期比任何时期都盛美好。因此,千万不要使自己的精神僵化,而要把青春保持永远。

(77)乔治·桑:少年从不会抱怨自己如花似锦的青春,美丽的年华对他们来说是珍贵的,哪怕它带着各式各样的风暴。

(78)马克·吐温:人的思想是了不起的,只要专注于某一项事业,就一定会做出使自己感到吃惊的成绩来。

(79)马克思:生活就像海洋,只有意志坚强的人,才能到达彼岸。

(80)海伦·凯勒:乐观,是达到成功之路的信心;不怀希望,不论什么事情都做不出来。

(81)王杰:一堆沙子是松散的,可是它和水泥石子水混合后,比花岗岩还坚韧。

(82)朗费罗:不要老叹息过去,它是不再回来的;要明智地改善现在。要以不忧不惧的坚决意志投入扑朔迷离的未来。

(83)张海迪:即使跌倒一百次,也要一百零一次地站起来。

(84)西塞罗:春是自然界一年中的新生季节,而人生的新生季节,就是一生只有一度的青春。

(85)克雷洛夫:伟人只在事业上惊天动地,他时常不声不响地深思熟虑。

(86)丘吉尔:宁在事前心力交瘁的努力,事后悠然自得;不要在事前悠然自得,而在临事时无法适从。

(87)邹金宏:在工作的路上,也许我们的工作很平凡,只要你认真做好,平凡的工作也就不平凡。

(88)德莱塞:青春,这是无法挽回的。美丽,优美的灵魂像影子一般来了就去,然而这两个东西是火焰也是风暴啊。

(89)张九功:为学犹掘井,井愈深土愈难出,若不决心到底,岂得见泉源乎?

(90)里希特:苦难有如乌云,远望去但见墨黑一片,然而身临其下时不过是灰色而已。

(91)方志敏:不要悲观,不要畏馁,要奋斗!要持久的艰苦的奋斗!把各人所有的智慧才能,都提供于民族的拯救吧!

(92)杨朔:作为一个人,要是不经历过人世上的悲欢离合,不跟生活打过交手仗,就不可能真正懂得人生的意义。

(93)张瑞敏:把每一件简单的事做好就是不简单;把每一件平凡的事做好就是不平凡。

(94)余秋雨:阅读的理由是想摆脱平庸,早一天就多一份人生的精彩;迟一天就多一天平庸的困扰。

(95)汤姆逊:我坚持奋战五十余年,致力于科学的发展。用一个词可以道出我最艰辛的工作特点,这个词就是"失败"。

(96)叔本华:老年时的安慰莫过于意识到,已把全部青春的力量都献给了永不衰老的事业。

(收集整理:代辰媛 张 芳 韩丽君 黄 巍)

医学人文知识考核题及答案

参考文献

[1] 谷晓红. 医学生人文素质教育初探[M]. 北京:中国中医药出版社,2015.

[2] 王涵,李正赤. 医学人文导论[M]. 北京:人民卫生出版社,2019.

[3] 张廷建. 医学人文素养基础教程[M]. 上海:上海交通大学出版社,2019.

[4] 曹永福,医学伦理学[M]. 北京:清华大学出版社,2019.

[5] 龚玉秀,方珏. 医学伦理学[M]. 2版. 北京:清华大学出版社,2018.

[6] 苑杰. 医学心理学[M]. 北京:清华大学出版社,2013.

[7] 王新庆,康勇,柴瑞帅,等. 职业素养教程[M]. 北京:清华大学出版社,2019.

[8] 王岳. 医事法[M]. 3版. 北京:人民卫生出版社,2019.

[9] 张丽影,赵红,李丽华. 医学生人文素养培养新模式的探索[J]. 产业与科技论坛,2019,18(8):223-224.

[10] 刘倩,胡尔西旦·阿布都米吉提,夏依达·吐尔逊,等. 医学生人文素养培养的意义[J]. 时代论坛,2019(8):252-253.

[11] 李佳颖,哈斯也提·艾力. 医学人文素养与医学道德教育[J]. 卫生软科学. 2013,27(3):167-168.

[12] 袁伟,蒋晓君,郭旭尧,等. 临床实践期医学生人文素质特点与结构分析[J]. 西北医学教育,2012,20(3):552-553.

[13] 高胜利,戚昕,赵文科,等. 对医学生开展构建和谐医患关系教育的思考[J]. 中国多媒体与网络教学学报(上旬刊),2020(6):221-223.

[14] 郝雅立,黄耀文. 从对立冲突走向理性合作:新冠肺炎疫情背景下医患关系的转化[J]. 天津商业大学学报,2020,40(3):8-13+18.

[15] 陈琳. 培养语言素养的关键及实现路径[J]. 中学语文,2019(01):115-116.

[16] 冯小玮. 从语用学角度谈医学生语言沟通能力的培养[J]. 太原市城市职业技术学院学报,2019(3):146-148.

[17] 蔡雪玉. 医学生病历书写规范的培养[J]. 中医药管理杂志,2016,24(16):67-68.

[18] 崔彩梅. 医患沟通的语言艺术研究[J]. 科教文汇,2016(3):281-282.

[19] 吴秀云. 医学生法律素质培养途径之探讨[J]. 法制与经济(旬),2014(4):113-114+116.

[20] 王岳. 医事法的历史流变与展望[J]. 中国医学人文,2019,5(9):17-22.

[21] 王国宏,崔光成,王克娜. 思政课中医学生人文素质教育课内评价方法[J]. 中国继续医学教育,2019,11(10):86-88.

[22] 刘晓红,张翠萍. 医学生人文素质评价指标构建的初步研究[J]. 中国医学伦理学,2018,31(12):1600-1603.

[23] 梅林,翟建才,王云贵,等.医学生医学人文素养评价考试改革调查研究[J].医学与哲学,2015,36(7A):27-30.

[24] 吕祥威,赵位坤,彭丽,等.医学生人文素养的多视角评价研究[J].当代医学,2020,26(11):182-184.

[25] 石俊华,罗刚.现代医学科学发展对法律的挑战[J].医学与法学,2012,4(4):9-10.

[26] 德里克·摩根.现代英国普通法和医事法的兴起(1960—2010)[J].姜栋,邓陆阳,李祥杰,译.法律文化研究,2010:367-380.

[27] 胡佩诚,医学人文精要[M].北京:人民卫生出版社,2018.

[28] 郑宇波.法谚[M].北京.法律出版社,2007.

[29] 樊立华.卫生法规与监督学[M].北京:人民卫生出版社,2006.

[30] 朱金富,周军.医学心理与医患沟通[M].北京:人民军医出版社,2010.

[31] 赵淑芳,赵海静,杨玉鹏,医学生人文素养培养评价体系的构建[J].中国继续医学教育,2013,5(2):51.

[32] 张芙蓉.医疗体态语在医患沟通中的运用[J].中华医院管理杂志,2002.18(11):691-692

[33] 王星明.医学伦理学(案例版)[J].卫生职业教育,2020,38(4):70-72.

[34] 庄旭,倪文琼,林建华.遗传病患者生育限制案例的伦理探讨[J].中国医学伦理学.2019,32(2):231-234.

[35] 胡冰.论医学伦理学在临床实践教育中的难题与出路[J].医学与哲学(A),2016,37(3):76-78.

[36] 孔庆磊,魏红艳,史飞.健康中国视域下医学生医德教育目标优化研究[J].中国医学伦理学,2019,32(11):1451-1455.

[37] 魏宝侃,康永彬,李贵霞.论医学生职业道德的内涵与培育路径[J].当代教育实践与教学研究,2019(11):224-225.

[38] 朱金富,周军.医学心理与医患沟通[M].北京:人民军医出版社,2010.